꺼지고<채우고, 쳐지고<올리고, 거칠어지고<탱탱하게

페이스
리프팅
보고서

FACE LIFTING REPORT

페이스
리프팅
보고서

초판 1쇄 발행 2025. 5. 13.

지은이 김정석, 김진오, 도재운, 박영민, 배진만, 서경희, 신동진, 이영재
펴낸이 김병호
펴낸곳 주식회사 바른북스

책임편집 주식회사 바른북스 편집부

등록 2019년 4월 3일 제2019-000040호
주소 서울시 성동구 연무장5길 9-16, 301호 (성수동2가, 블루스톤타워)
대표전화 070-7857-9719 | **경영지원** 02-3409-9719 | **팩스** 070-7610-9820

•바른북스는 여러분의 다양한 아이디어와 원고 투고를 설레는 마음으로 기다리고 있습니다.
이메일 barunbooks21@naver.com | **원고투고** barunbooks21@naver.com
홈페이지 www.barunbooks.com | **공식 블로그** blog.naver.com/barunbooks7
공식 포스트 post.naver.com/barunbooks7 | **페이스북** facebook.com/barunbooks7

ⓒ 김정석, 김진오, 도재운, 박영민, 배진만, 서경희, 신동진, 이영재, 2025
ISBN 979-11-7263-352-3 03510

•파본이나 잘못된 책은 구입하신 곳에서 교환해드립니다.
•이 책은 저작권법에 따라 보호를 받는 저작물이므로 무단전재 및 복제를 금지하며,
이 책 내용의 전부 및 일부를 이용하려면 반드시 저작권자와 도서출판 바른북스의 서면동의를 받아야 합니다.

2025년 BEST GOOD DOCTOR

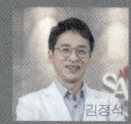
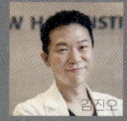

페이스 리프팅 보고서
FACE LIFTING REPORT

꺼지고 패이고 처지고 흘러 리고 거칠어지고 탱탱하게

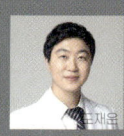
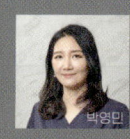
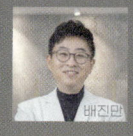

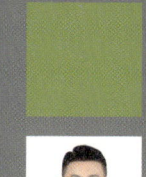
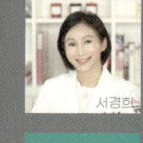
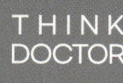
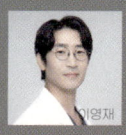

THINK DOCTOR

지은이: 김정석, 김진오, 도재운, 박영민, 배진만, 서경희, 신동진, 이영재

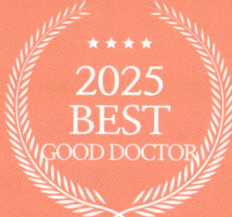
2025 BEST GOOD DOCTOR

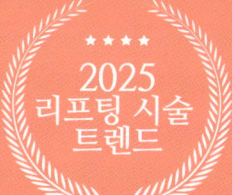
2025 리프팅 시술 트렌드

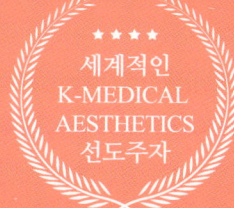
세계적인 K-MEDICAL AESTHETICS 선도주자

닥터생각

목차

[프롤로그] 아름다움을 디자인하는 과학의 시대　　　　　　11

안면거상술: 이영재 원장

안면거상술, 다시 젊음을 디자인하다　　　　　　　　　18
사례 1: 68세 여성, 전면적 거상을 통한 동안(童顔) 복귀　　20
사례 2: 60대 외국인 남성, 부부가 함께 받는 안면·목거상와 눈가 교정　25
사례 3: 30~40대 '두꺼비 목(double chin)' 고민, 부분 목거상과 지방 흡입　29

안면거상술, 현대인의 라이프스타일에 맞추다　　　　　33
얼굴의 조화와 비율을 살리는 '부분 거상술'의 인기　　　33
최신 안면거상술, 확실하고 즉각적인 리프팅을 원한다면　39
글로벌 고객을 사로잡는 K뷰티의 정밀 기술력　　　　　46

[인터뷰]
동안의 과학, K-뷰티 안면거상술의 진화　　　　　　　50

실리프팅: 서경희 원장

실리프팅, 절개 없이도 가능한 얼굴의 섬세한 리프팅   74

사례 1: 40대 후반 여성의 얼굴 전체 실리프팅   76

사례 2: 40대 중반 여성의 실리프팅을 통한 이중턱 및 턱선 교정   80

사례 3: 20대 후반 여성의 실리프팅을 통한 낮은 코와 매부리코 교정   84

사례 4: 60대 여성의 이마 실리프팅을 통한 이마 주름 개선   88

실리프팅, 단순함 속에 숨겨진 디테일   93

세대와 취향을 초월한 실리프팅, 왜 이토록 사랑받을까?   93

자연스러움의 미학, 과하지 않은 리프팅이 대세   102

나의 얼굴에 딱 맞는, 맞춤 시술이 필요하다면?   117

[인터뷰]
자연스러운 아름다움의 기술, 실리프팅의 오늘과 내일   123

초음파 고주파 리프팅 : 김정석, 배진만 원장

자연스러운 탄력과 윤곽을 위한 선택, 초음파 고주파 리프팅   145
사례 1: 20대 여성, 윤곽 수술 후 발생한 피부 처짐 해결   147
사례 2: 30대 여성, 다이어트 후 발생한 피부 탄력 저하와 볼륨 감소   151
사례 3: 40대 여성, 턱선 개선과 자연스러운 리프팅 요구   155

초음파와 고주파 리프팅으로 완성하는 자연미   160
자연스러운 리프팅의 결과, '티 나지 않는 시술'의 매력   160
복합 리프팅의 성장, 초음파와 고주파를 한 번에!   167
지속 가능한 동안 피부, 정기적 리프팅 관리의 중요성   176

[인터뷰]
비수술적 리프팅의 매력, 초음파와 고주파로 새롭게 태어나다   185

안티에이징: 도재운 원장

안티에이징, 이제는 원인을 치료하는 시대　　　　　　　　　　　204

사례 1: 만성 알레르기(염증)로 인한 빠른 노화 & 피부 트러블　　　206

사례 2: 윤곽 수술 후 볼륨 소실 & 처짐, 콜라겐 시술로 극복하기　　213

사례 3: 비만 & 급격한 다이어트 이후, 안티에이징이 절실해진 이유　219

내 피부를 위한 작은 혁명, 안티에이징　　　　　　　　　　　　226

보톡스와 필러, 이제는 '얼굴 비율'을 디자인하다　　　　　　　　226

미용과 건강을 한 번에! 피부 재생의 과학　　　　　　　　　　　233

작은 변화가 큰 차이를 만든다　　　　　　　　　　　　　　　　238

[인터뷰]
통합적 노화 관리, 만성 염증과 노화를 함께 잡다　　　　　　　243

줄기세포 가슴성형: 신동진 원장

줄기세포 가슴성형, 자연스러움을 디자인하다   264

사례 1: 출산 후 체형이 변해버린 30대 여성   266

사례 2: 기존 보형물 부작용으로 고민하는 40대 여성   271

사례 3: 체질적으로 마른 20대 여성   276

가슴성형도 이제는 줄기세포가 대세   281

더 자연스럽게, 더 건강하게! '줄기세포'가 바꾼 가슴성형의 패러다임   281

보형물을 넘어서다, 줄기세포 가슴성형의 특장점   287

줄기세포 기술의 진화, 높은 생착률과 조직 재생의 비밀   293

[인터뷰]
줄기세포로 완성하는 아름다움, 가슴성형의 새로운 기준   298

지방흡입술: 박영민 원장

지방흡입, 체형의 균형을 되찾다 … 312
사례 1: 40대 여성, 복부 지방흡입과 체형 교정 … 314
사례 2: 40대 남성, 복부 지방흡입과 건강한 체형 복원 … 319
사례 3: 30대 여성, 힙딥 교정과 허벅지 라인 개선 … 325

지방흡입, 단순 제거에서 체형 조각술로 진화하다 … 330
맞춤형 체형 교정, 나만의 몸매를 디자인하다 … 330
미세 지방흡입의 시대, 정교하고 자연스러운 체형 교정 … 342
빠른 회복과 관리 프로그램, 다운타임을 줄이는 혁신 … 347

[인터뷰]
현대인의 체형 관리, 지방흡입에서 답을 찾다 … 354

탈모치료/모발이식: 김진오 원장

모발이식, 자신감을 새롭게 디자인하다	380
사례 1: 20대 초반 남성의 모발이식+모낭주사 병행 치료	383
사례 2: 20대 후반 여성의 헤어라인 교정	389
사례 3: 50대 초반 남성의 거상 흉터 모발이식	393
탈모치료의 혁명, 모발이식에서 비수술적 치료까지	397
여성과 젊은 층의 수요 증가, 맞춤형 솔루션이 필요하다!	397
무삭발 이식의 인기, 자연스러운 결과와 짧은 회복 시간	403
헤어라인 디자인, 얼굴형에 맞춘 자연스러움의 추구	408
[인터뷰]	
자신감을 되찾는 모발이식, 자연스러운 헤어라인을 완성하다	413

[프롤로그] 아름다움을 디자인하는 과학의 시대

인류는 언제나 아름다움을 꿈꾸어 왔습니다. 아름다움은 자신감이고 자존감이며, 타인과 세상을 만나는 첫 번째 언어입니다. 그러나 아름다움이 단순히 타고나는 시대는 지났습니다. 이제는 과학과 의학을 통해 아름다움을 섬세하게 다듬고 재창조하는 시대입니다.

사람들은 저마다 다른 아름다움을 꿈꿉니다. 누군가는 나이 듦의 흔적을 지우고 싶어하고, 또 누군가는 자신만의 얼굴 비율과 섬세한 균형을 추구합니다. 어떤 이들은 몸매를 아름답게 조각하고 싶고, 다른 이들은 머릿결 사이로 자신감을 되찾고 싶어 합니다. 이렇게 다양한 욕구 속에서 성형과 미용 의학은 놀라운 발전을 이루었습니다.

얼굴의 시간을 되돌리고 싶다는 열망은 안면거상술의 진화를 가져왔습니다. 전면적이고 깊이 있는 접근부터 최소한의 절개만으로도 자연스럽고 젊은 인상을 만드는 부분 거상술까지, 오늘날 안면거상술은 삶의 방식과 취향에 따라 맞춤형으로 진화했습니다. 수술의 즉각적이고 확실한 효과를 원하는 사람부터 섬세한 리프팅만으로도 젊음을 유지하고 싶은 사람까지, 이 모두를 위한 다양한 해법이 준비되어 있습니다.

메스가 두려운 사람들에게는 실리프팅과 초음파 고주파 리프팅이 새로운 희망으로 떠오릅니다. 절개 없이도 섬세한 교정을 가능하게 한 실리프팅은 이제 세대와 성별을 초월해 사랑받고 있습니다. 초음파와 고주파가 결합된 비수술적 리프팅은 수술 후 피부 처짐이나 다이어트 후 탄력 저하와 같은 고민에 대한 최적의 솔루션으로 자리 잡았습니다. 미세한 변화가 만드는 큰 차이를 실감할 수 있는 시대가 온 것입니다.

안티에이징은 단순한 미용의 영역을 넘어 건강과 삶의 질을 높이는 통합적 관리가 되었습니다. 피부 노화의 원인은 나이만이 아닙니다. 만성 염증, 급격한 체중 변화, 수술 이후의 볼륨 감소와 같은 다양한 요인이 노화를 가속화합니다. 원인을 정확히 진단하고 맞춤형 접근을 통해 콜라겐과 피부 탄력을 회복하는 일은 이제 필수가 되었습니다. 안티에이징은 오늘날 모든 연령대의 삶 속에 깊숙이 자리잡은, 작지만 위대한 혁명입니다.

몸매와 가슴, 모발까지 성형과 미용은 인간의 신체를 아름답게 조각하는 예술이 되었습니다. 줄기세포 기술을 활용한 가슴성형은 단순한 볼륨 증대가 아닌 건강과 자연스러움을 동시에 추구합니다. 지방흡입술은 이제 '지방 제거'를 넘어, 정교하게 몸매를 디자인하는 체형 조각술로 발전했습니다. 탈모로 고민하는 이들에게 모발이식은 자신감을 심어주는 효과적인 해답이 되고 있습니다. 자연스러운 헤어라인부터 무삭발 방식까지, 기술의 진보는 우리의 삶을 한 단계 더 끌어올리고 있습니다.

결국 아름다움을 향한 인간의 여정은 끝나지 않을 것입니다. 〈페이스 리프팅 보고서〉는 최신의 의학 기술과 다양한 사례를 통해 우리가 꿈꾸는 아름다움이 얼마나 다채롭고 깊이 있는 분야인지 보여줍니다. 단순한 변화가 아니라, 삶의 질을 높이고 자신감을 회복하며 더욱 건강하고 행복한 삶을 사는 방법까지 제시합니다. 이제 이 여정을 함께 떠나보십시오. 당신의 아름다움이 새롭게 탄생할 준비가 이미 되어 있습니다.

의료미디어 닥터생각
발행인 채성길

CURRICULUM VITAE

이영재 / Young Jae Lee M.D., PhD
성형외과 전문의

1. 경력 및 이력
- 신상성형외과의원 대표원장

- 고려대학교 의과대학 의학전문대학원 졸업
- 고려대학교 의료원 인턴 수료
- 미국 University of Texas SouthWestern(UTSW) 연수

- 삼성서울병원 성형외과 전공의 수료
- 성균관대학교 의과대학 외래교수

- 대한성형외과학회 정회원
- 대한미용성형외과학회 정회원
- 대한성형외과학회 눈성형연구회 정회원
- 대한성형외과학회 코성형연구회 정회원
- 대한성형외과학회 항노화연구회 정회원
- 대한성형외과학회 지방성형 '지방줄기세포연구회' 정회원
- 미국성형외과학회 ASPS 정회원
- 국제미용성형외과학회 ISAPS 정회원

2. 진료철학
저는 단순한 미용 시술을 넘어 환자의 삶의 질까지 개선하는 의료를 추구합니다. 환자의 삶 속에서 아름다움이란 단지 겉모습의 변화에 그치지 않고, 내적인 자신감과 행복감을 높여주는 중요한 요소입니다. 진료 과정에서 결과는 철저하게 과학적인 근거와 엄격한 기준에 따라 이루어지되, 접근 방식만큼은 언제나 환자의 입장에서 생각하고 이해하는 것이 중요합니다. 바로 이 과학적 엄밀함과 공감 능력의 균형이야말로 진정한 아름다움의 시작이라고 믿습니다.

- 홈페이지: https://www.shinsangps.com/
- 인스타그램: @sinsangprs
- 카카오톡채널: http://pf.kakao.com/_elDBK
- 유튜브(신상성형외과): www.youtube.com/@sinsang_ps
- 네이버블로그: https://blog.naver.com/shinsangps1

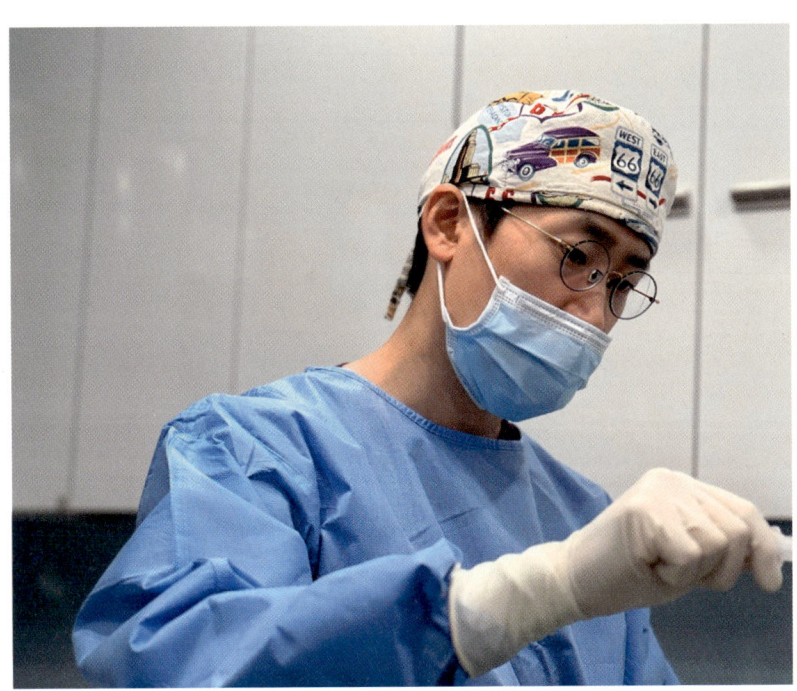

신상성형외과 이영재 원장

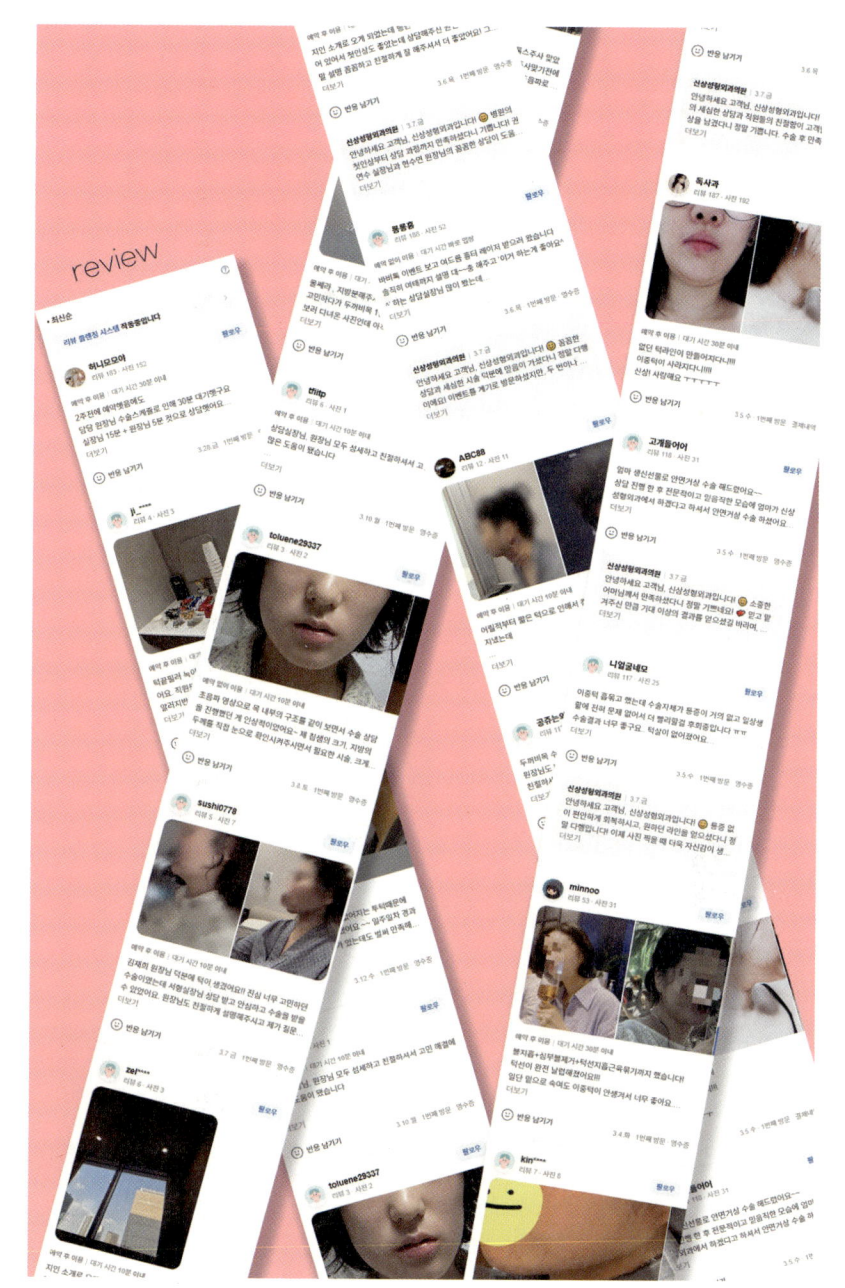

안면거상술, 다시 젊음을 디자인하다

안면거상술에 대한 관심이 꾸준히 증가하고 있습니다. 예전에는 중·고령층이 크게 처진 얼굴을 어쩔 수 없이 수술로 해결하는 방법으로 여겨지곤 했지만, 최근에는 30~40대 상대적으로 젊은 층에서도 턱선이나 목 라인을 자연스럽게 교정하고자 부분 거상을 선택하는 사례가 늘어나고 있습니다. 신상성형외과 이영재 원장은 오랜 임상 경험과 상담 데이터를 토대로, '개인의 나이와 노화 양상에 맞춘 맞춤형 거상술'이 무엇보다 중요하다고 강조합니다.

그동안 안면거상술을 고민하던 이들은 전체를 한 번에 당길지, 아니면 필요한 부위만 부분적으로 교정할지를 가장 큰 숙제로 여겨왔습니다. 60~70대 환자는 주로 이마·관자·중안면·목을 동시에 교정해야 효과가 크지만, 아직 주름이나 볼 처짐이 심하지 않은 30~40대 초반이라면 목거상 같은 부분 거상만으로도 충분히 만족스러운 결과를 얻을 수 있습니다. 결국 사람마다 처짐이 시작되는 시점과 진행 양상이 달라, 노화 속도와 체질을 고루 살핀 뒤 알맞은 수술 기법을 적용해야 한다는 것이 이 원장의 설명입니다.

최근에는 해외 고객들도 거상술을 받기 위해 한국을 찾는 추세가 뚜렷해지고 있습니다. 60대 부부가 함께 와서 안면·목거상을 동시에 받거나 젊은 해외 고객이 턱선 개선 목적으로만 수술을 받는 일도 흔합니다. 이들은 '정교하고 안전한' K-성형의 노하우를 믿고 방문하며, 짧은 휴가나 출장 기간을 활용해 수술을 끝내려는 경우가 많습니다. 따라서 고압산소 치료나 LED 관리처럼 회복을 가속하는 프로그램이 충분히 갖춰져 있어야 고객의 만족도를 높일 수 있습니다.

이렇듯 나이·국적·고민 부위·기대치가 제각각인 고객들을 수용하기 위해서는 얼굴 해부학적 특징과 지방·피부·근육의 유착 상태를 세밀하게 파악해야 합니다. 예를 들어 스마스(SMAS)층을 어디까지 박리할지, 활경근을 묶어야 할지, 지방 제거나 이식이 필요한지 등은 고객마다 다릅니다. 어떤 고객은 전면 거상이 꼭 필요하지만, 다른 이에게는 목거상만 해도 충분하거나 눈 주변 처짐을 해결하면서 부분 거상을 병행하면 더 효과적일 수 있습니다. 여기서 중요한 것은 정석적인 수술 원칙을 지키되, 피부와 근육을 철저히 정리해 오래 유지되는 결과를 만드는 것입니다. 과도하게 당기거나 반대로 표면만 살짝 봉합해 두면 좋은 효과를 오래 지속하기 어렵습니다.

많은 사람이 얼굴을 한 번에 쭉 당기면 모든 주름이 일시에 해결된다고 생각하기 쉽지만, 실제로는 얼굴 전체 구조와 노화 양상에 따라 시술 범위와 강도가 달라야 합니다. 무리하게 당기면 신경 손상이나 부자연스러운 당김이 생길 수 있고, 반대로 적절한 설계를 거치지 않으면 수술 후 원상태로 빨리 돌아갈 위험이 높습니다. 목거상·안면거상·이마거상 등 여러 옵션 중 어떤 조합이 가장 좋은지 역시, 풍부한 경험을 지닌 의료진과 긴밀히 상의해야 합니다. 결국, 개인의 얼굴 해부학적 특성과 고민 부위, 라이프스타일을 모두 고려하는 맞춤형 접근이야말로 안전하고 오래 지속되는 거상술로 가는 길이라는 것이 이영재 원장의 결론입니다.

뒤이어 소개될 세 가지 사례는 이러한 '맞춤형 거상술'이 실제로 어떻게 적용되는지 보여주고, 부위별로 놓치지 말아야 할 디테일과 회복 관리의 핵심을 구체적으로 짚어줄 것입니다.

사례 1 : 68세 여성, 전면적 거상을 통한 동안(童顔) 복귀

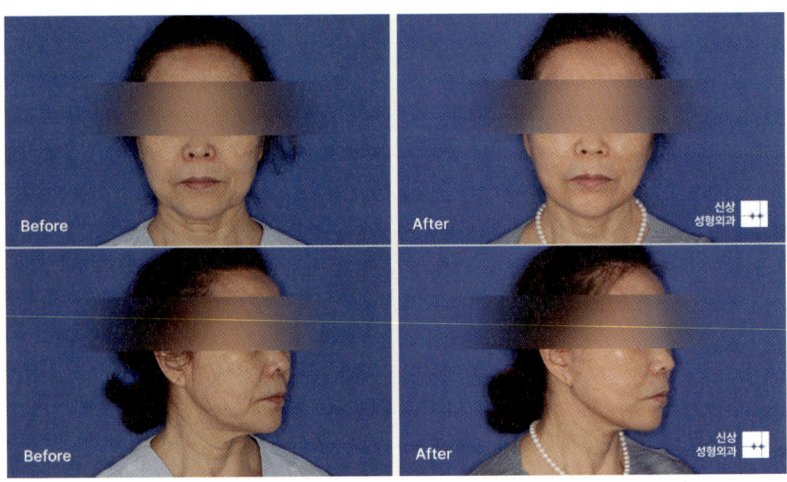

[고객 고민]

김지수 씨(가명, 68세)는 몇 해 전 이미 눈 수술(상안검·하안검)을 받아 눈가 주름을 일정 부분 개선했지만, 정작 볼 주름·입가 주름·목 주름까지 한 번에 해결되지 않아 계속 고민을 해왔습니다. 특히 60대 후반으로 넘어가면서 피부 탄력이 급격히 떨어져 거울만 봐도 '얼굴이 쭈글쭈글해졌다'는 생각에 우울감마저 느꼈다고 합니다.

가장 크게 신경 쓰인 부위는 마리오네트 라인과 입가 주름, 턱선과 목 부위의 처짐, 그리고 전체적인 볼륨 부족이었습니다. 눈가만 수술하는 것은 이미 해봤지만, 목과 턱, 입가까지 함께 개선하는 방법이 필요하다고 판단해 안면거상술 전문 병원인 신상성형외과를 찾았습니다.

[전문가 진단]

신상성형외과에서는 지수 씨의 케이스를 '고령층 전체 안면 노화'로 진단했습니다. 구체적으로는 다음과 같은 분석이 이뤄졌습니다.

(1) 피부가 얇고 탄력이 거의 없는 상태: 피부 탄력이 없을수록 잔주름이 많이 생기지만, 반대로 수술 후 당겼을 때 드라마틱한 개선이 가능하다는 특징이 있습니다.
(2) 관자부터 목까지 '복합 거상'이 필요한 상황: 팔자 주름, 마리오네트 라인, 턱선, 목 주름 등 여러 부위가 연쇄적으로 영향을 주고 있으므

로, 관자거상 + 안면거상 + 목거상을 한 번에 진행할 것을 권장했습니다.
(3) 스마스(SMAS)층 + 목 근육(활경근) 교정이 핵심: 단순 피부 절개로는 일시적 효과에 그치지만, 근막층(스마스층)과 목 근육을 함께 당겨줘야 탄탄하고 오래가는 결과를 기대할 수 있습니다.

[수술 과정]

수술 전, 지수 씨의 얼굴을 360도 다각도로 촬영해 잔주름·지방 분포·피부 탄력을 정밀 분석했습니다. 관자거상(눈 옆~관자놀이 라인), 귀 주변 안면거상(볼과 턱선 중심), 목거상(턱 밑·귀 뒤 절개) 세 영역을 동시에 계획하고, 지방이식 또는 줄기세포 주입 등을 병행할 여지를 두었습니다.

(1) 관자거상
눈가 바깥쪽과 관자 부위를 살짝 절개해 늘어진 살을 위로 당기는 과정입니다. 광대·옆볼 부위 처짐을 개선하고, 눈가 주변에 생긴 주름도 함께 완화할 수 있습니다.

(2) 안면거상(볼·턱선 중심)
귀 앞뒤로 절개선을 만든 뒤, 피부를 들어올려 스마스(SMAS)층을 박리해 당깁니다. 볼살이 처져 만든 팔자 주름, 마리오네트 라인을 개선하기 위해 스마스층의 위치와 각도를 꼼꼼히 체크한 뒤 당겼습니다.

(3) 목거상(활경근 교정)
　목의 활경근이 쳐져있는 부분을 귀뒤쪽을 통해서 당겨서 묶어줍니다. 가로·세로 주름이 심한 경우, 지방 흡입이나 근육 고정 과정을 병행해 턱 밑이 탄탄해지도록 했습니다.

　근육층(스마스+활경근)을 잡아준 뒤, 그 위에 텐트 치듯 피부를 덮어 자연스러운 라인을 형성했습니다. 볼륨이 특히 부족한 편이어서 줄기세포 주사를 약간 주입해 피부 재생을 높이는 방법도 함께 진행했습니다. 봉합 후 얼굴 전체에 긴장감이 분산되지 않도록 적당한 압박과 안정적 고정을 거쳤습니다.

[후관리 및 추가적인 관리]

(1) 초반 회복
　1주 이내는 큰 부기가 점차 빠지는 시기로 목 부위가 상대적으로 부기와 멍이 더 도드라질 수 있어 압박 밴드 착용과 냉찜질이 중요한 단계입니다. 실밥 제거는 대체로 2주 안에 완료되고 실밥 제거 후부터는 고압산소, LED 레이저, 흉터 레이저 등의 병원 후관리 프로그램을 권장받아 점차 일상으로 복귀했습니다.

(2) 중장기 관리
　흉터 레이저, 연고(흉터 방지용), 보습 케어를 꾸준히 진행했습니다. 고령층 피부는 재생력이 떨어질 수 있으므로, 병원에서 제공하는 정기 검진일에 맞춰 추가 조치를 취하기도 했습니다. 볼륨 보완을 위해 지방 이식 또는 필러를 추가할 수도 있으나, 현주 씨는 줄기세포 주사가 충분히 효과를 보였다고 합니다.

[결과 및 만족도]

수술 직후에는 줄기세포 주입으로 부분적으로 피부가 붉어 보였지만, 1주 차부터 얼굴선이 확연히 올라갔고 목 주름도 눈에 띄게 줄었습니다. 주변 지인들은 물론, 본인도 거울을 볼 때마다 '이게 정말 내 목이 맞나?' 싶을 정도로 큰 변화를 실감했다고 합니다. 팔자 주름과 마리오네트 라인도 완화되었는데, 이전에는 손으로 얼굴을 잡아당겨야만 팔자 주름이 펴졌던 것과 달리, 이제는 별다른 표정 없이도 입 주변이 훨씬 부드러워졌습니다.

결과적으로 지수 씨의 사례는 나이가 많아도 스마스층·활경근 교정 등을 정석적으로 시행할 경우 얼마나 드라마틱한 결과를 얻을 수 있는지 보여주는 대표적인 예시라 할 수 있습니다. 물론 회복 기간과 흉터 관리가 젊은 층보다 다소 길어질 수 있지만, '한 번의 수술로 가능한 한 많이 개선하겠다'는 의지가 확고한 분이라면 이처럼 전면적 거상을 고려해볼 만합니다.

사례 2: 60대 외국인 남성, 부부가 함께 받는 안면·목거상와 눈가 교정

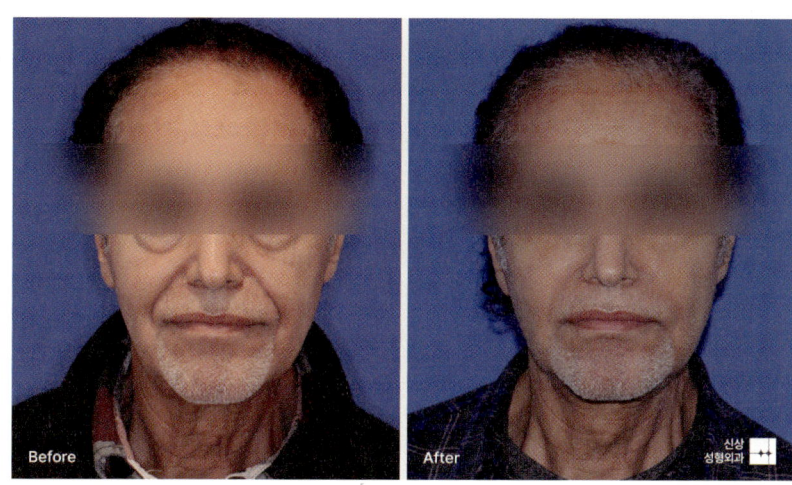

[고객 고민]

레오나르도 씨(가명, 60대 초중반)는 해외 국적의 남성으로, 한국에서 근무 중이었습니다. 이 분의 부인은 먼저 신상성형외과에서 안면거상과 목거상을 받았고, 그 전후 변화를 본 뒤 곧바로 수술을 결심하게 되었다고 합니다.

레오나르도 씨는 윗눈꺼풀이 많이 내려와 시야가 답답해 보이고, 하안검 부위도 지방이 불룩해 보이는 상태였습니다. 볼이 처지며 팔자 주름이 깊어졌고 턱밑(목 부위)에도 가로·세로 주름이 생겨 실제 나이보다 5~10살 더 들어 보인다는 이야기를 자주 들었다고 합니다. 부인은 이미

안면거상에 성공해 10년은 젊어 보인다는 주변 반응을 얻었고, 레오나르도 씨도 한 번에 여러 부위를 개선해서 이왕이면 가장 좋은 효과를 보고 싶다고 생각했습니다.

[전문가 진단]

신상성형외과에서는 '눈가와 목 처짐이 동시에 진행된 복합 노화 형태'라고 진단했습니다. 남성의 경우, 헤어 스타일이나 수염 라인 때문에 절개 부위를 어디로 잡느냐가 관건이었고, 환자 본인은 오래 휴가를 낼 수 없어 짧은 기간 내 집중 수술과 회복을 원했습니다.

(1) 안면거상 + 목거상: 팔자 주름과 턱선, 목 라인을 동시에 잡으려면, 스마스(SMAS)층을 깊숙이 박리해 당기는 전형적 거상술이 필수라고 판단했습니다.
(2) 상안검·하안검 교정: 처진 윗눈꺼풀과 불룩한 눈밑 지방을 동시에 해결하기 위해 상·하안검 수술 병행을 권장했습니다.
(3) 절개 부위 최소화, 흉터 노출 방지: 남성은 이발할 때 절개선이 드러날 가능성이 크므로, 헤어라인과 귀 주변 라인을 최대한 살리는 섬세한 봉합 방법을 적용하기로 했습니다.

[수술 과정]

(1) 상·하안검 수술
　상안검: 처진 윗눈꺼풀 피부를 절제해 시원한 눈매로 만들고, 필요 시 이마 근육이 과도하게 당겨지는 것을 방지했습니다.

　하안검: 불룩하게 돌출된 눈밑 지방을 재배치하고, 잔주름을 제거해 아래눈꺼풀 라인을 매끈하게 정돈했습니다.

(2) 안면거상 + 목거상
　귀 앞뒤로 절개선을 만든 후 볼·턱선·목까지 연결되는 스마스층을 박리해 위로 당겼습니다. 팔자 주름, 마리오네트 라인 등 중안면 영역의 노화를 전반적으로 개선하는 핵심 단계입니다.

(3) 목 부위 활경근 정리
　목에 가로·세로 주름이 섞여 있었으므로, 귀 뒤쪽에서 활경근(platysma)을 묶어주는 과정을 거쳤습니다.

(4) 봉합 및 마무리
　머리카락과 수염 라인을 최대한 활용하여 흉터가 노출되지 않도록 섬세하게 봉합했습니다. 환자가 원한다면 코나 입술 등 다른 부위도 함께 교정할 수 있었지만, 우선 눈과 거상술을 우선시하는 것으로 마무리되었습니다.

[후관리 및 추가적인 관리]

(1) 초기 회복

　눈 수술 부위는 멍·부기가 얼굴 중에서도 가장 도드라지기 쉽습니다. 압둘라테프 씨는 3~4일간 냉찜질과 숙면(머리를 약간 높게)을 유지해 회복 속도를 높였습니다. 목거상 부위는 압박 밴드를 착용해 수술 부위가 흔들리지 않도록 주의했습니다.

(2) 중장기 관리

　고압산소·LED 치료: 부기와 멍이 빠르게 가라앉고 흉터가 최소화되도록 2주간 집중 케어를 받았습니다.

　간단한 흉터 레이저: 2~3주 후부터 절개 부위가 옅어지도록 흉터 레이저나 주사를 병행하기도 했습니다.

[결과 및 만족도]

　부인이 먼저 수술을 받았던 덕분에 비교가 쉬웠는데, 레오나르도 씨 역시 눈가 주름이 현저히 줄고 목선이 또렷해져 주변에서 "하룻밤 새 다른 사람 됐다"라는 말을 자주 들었다고 합니다. 직업 특성상 장기 휴가를 내기 어려웠지만, 다행히 2주 이내 집중 관리를 통해 부기를 빠르게 빼고 해외 출장이나 업무에 복귀할 수 있었다고 합니다.

이 사례는 중년 부부가 함께 거상술을 받아 대대적으로 어려지는 효과를 본 케이스로, 특히 남성 환자라 할지라도 턱선·목선 문제를 스마스층과 함께 해결하면 만족도가 상당히 높아진다는 점을 잘 보여줍니다.

사례 3: 30~40대 '두꺼비 목(double chin)' 고민, 부분 목거상과 지방 흡입

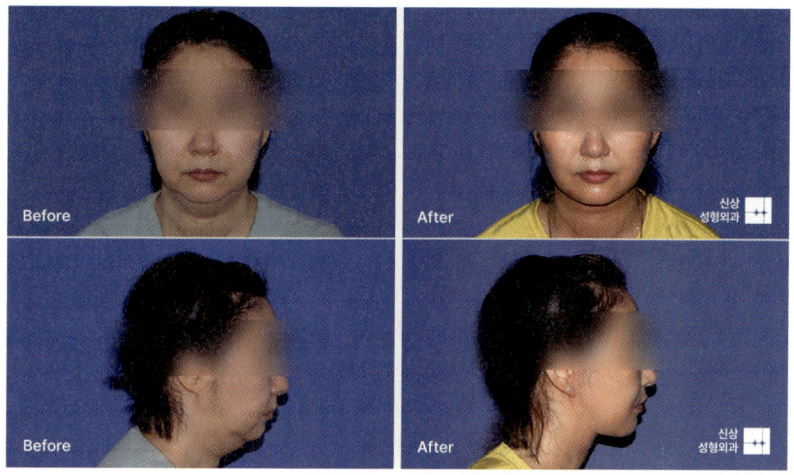

[고객 고민]

박수연 씨(가명, 37세)는 몸 전체 체중은 정상이지만, 턱 아래와 목 주위에 지방이 집중되어 '두꺼비 목'이라 불릴 정도로 콤플렉스가 심했습니다. 특별히 나이 많은 편이 아님에도 이중턱이 눈에 띄어 주변 사람들에게 "살 좀 빼라"는 말을 자주 들었고, 정작 체중 감량을 해도 턱밑 살

이영재 원장

만 잘 빠지지 않아 고민이 깊었습니다. 이전에 비수술적 리프팅(실리프팅, 울쎄라 등)을 이미 해봤지만, 근본적인 해결책은 되지 못했습니다.

[전문가 진단]

　신상성형외과는 박수연 씨의 경우 안면거상이 반드시 필요한 상황은 아니라고 판단하였습니다.

(1) 젊은 층 = 피부 탄력 여전히 좋음: 피부 자체는 아직 얇거나 탄력이 상실된 상태는 아니었기에 전반적 스마스 박리까지는 오버트리트먼트가 될 수 있습니다.
(2) 목거상 + 지방 흡입 + 활경근 묶기: 이중턱이 형성된 주요 원인은 과도한 지방과 벌어진 활경근(platysma)입니다. 부분 거상을 통해 목선을 올리고, 지방을 제거하면 큰 수술 없이도 드라마틱한 개선이 가능하다고 보았습니다.
(3) 불필요하게 '안면'까지 절개할 필요 없음: 볼, 광대, 입가 주름에 큰 문제 없으므로 목에 초점을 맞춘 수술 설계를 진행했습니다.

[수술 과정]

1. 지방흡입: 턱밑의 작은 절개선을 통해 초음파 프로브를 이용하여 지방 조직을 유연하게 만든 뒤 캐뉼라로 흡입합니다.
2. 활경근하 속지방의 제거와 활경근 묶기 : 턱밑 절개선을 통해 활경근에 절개선을 가하여 활경근 속에 있는 속지방을 전기소작을 통하여 매뉴얼로 제거합니다. 그이후 헐렁한 활경근을 타이트하게 목을 감싸게 줄이고 봉합하여 줍니다.
3. 목거상과 하안면부거상 설계: 귀뒤에서 목으로 이어지는 절개선을 통해 하안면부와 목 부분의 박리를 하고, 하안면부의 SMAS층과 목 부분의 활경근을 당겨서 입체적이면서도 타이트하게 보이도록 고정합니다. 그 이후에 피부도 탄력있게 당겨주고, 남는 피부를 절제 후 봉합합니다.

　턱 부분의 절개선은 세밀하게 봉합후 턱밑으로 숨어 잘 보이지않는 경우가 많고, 귀뒤쪽 절개선은 귀에, 목쪽 절개선은 머리카락으로 가려집니다.

[후관리 및 추가적인 관리]

(1) 압박 밴드 착용: 지방 흡입 부위는 멍·부종이 생길 수 있어 2주간 정도는 압박 밴드를 착용해 목선을 안정적으로 잡습니다.

(2) 고주파·초음파 관리: 수술 후 흡입 부위가 균일하게 아물 수 있도록 고주파나 초음파 기기를 이용한 관리가 권장됩니다. 피부 탄력 유지에도 효과적입니다.

(3) 흉터 및 피부 케어: 절개 부위는 소형이라 흉터 노출이 크게 문제되지 않지만, 초기 한두 달 동안 흉터 레이저나 흉터 전용 연고를 사용하면 더욱 깔끔하게 마무리될 수 있습니다.

[결과 및 만족도]

수술 전과 달리, 측면 사진에서 뭉툭했던 이중턱이 사라져 목이 길어 보이고 턱선이 뚜렷해졌습니다. 안면거상에 비해 수술 범위가 작고 흉터도 적어 통증·부기 등이 크지 않았습니다. 약 일주일 만에 회사에 복귀해 크게 불편함을 못 느꼈다고 합니다. 원래 목 부위에 지방이 많았던 경우, 나이가 더 들면 주름이 심해질 가능성이 컸습니다. 이번 기회에 목거상과 지방 흡입을 병행하며, 앞으로 10년 정도는 큰 시술 없이도 탄력 유지를 기대할 수 있게 되었습니다.

이 사례는 안면거상술 전체가 부담스러운 젊은 층이라도, 목거상과 두꺼비목(앞목수술), 그리고 하안면부 일부의 거상만으로도 충분히 만족스러운 변화를 얻을 수 있다는 점을 잘 보여줍니다. 무작정 얼굴 전체 거상을 고민하기보다 문제 부위를 정확히 진단해 부분 거상이나 지방 흡입 등의 솔루션을 활용하는 것이 현명하다는 메시지가 담겨 있습니다.

안면거상술, 현대인의 라이프스타일에 맞추다

얼굴의 조화와 비율을 살리는 '부분 거상술'의 인기

최근 안면거상술에 대해 관심을 갖는 사람들이 늘면서 '부분 거상술'이라는 말을 자주 접하게 됩니다. 안면거상술은 말 그대로 얼굴을 '거상(리프팅)'하는 수술인데, 과거에는 이마에서 턱선까지 한 번에 크게 당기는 전면 거상술이 주로 이뤄졌어죠. 그러나 요즘에는 이마, 관자, 중안면, 목 등 '특정 부위'만 정교하게 올리는 부분 거상술이 큰 인기를 끌고 있습니다.

[부분 거상술이 떠오르는 이유]

먼저, 부분 거상술이 각광받는 이유는 수술 결과가 보다 자연스럽다는 점에 있습니다. 전체적인 얼굴 형태와 연령, 그리고 주름이 집중된 부위를 종합적으로 고려해 지금 가장 필요한 곳만 선택적으로 개선할 수 있기 때문입니다. 예컨대 이마 주름이 심하거나 눈썹이 과도하게 내려온 경우에는 이마거상을 먼저 진행하고, 반대로 팔자 주름과 마리오네트 라인이 신경 쓰이는 사람들은 중안면거상에 집중할 수 있습니다. 이러한 맞춤형 접근은 불필요한 부위를 건드리지 않아도 되므로 회복 기간이 상대적으로 짧고 부담도 줄어듭니다.

또한 중년 이후에는 주름과 처짐이 부위별로 제각각 진행되는 경우가 많습니다. 어떤 사람은 목 주변의 처짐이 먼저 두드러지고, 또 어떤 사람은 눈가와 이마 라인이 급격히 무너질 수 있습니다. 따라서 '내가 가장 고민하는 부위를 우선적으로 개선하겠다'는 니즈가 강해지면서 부위별 부분 거상술이 탄력을 받고 있는 것이죠.

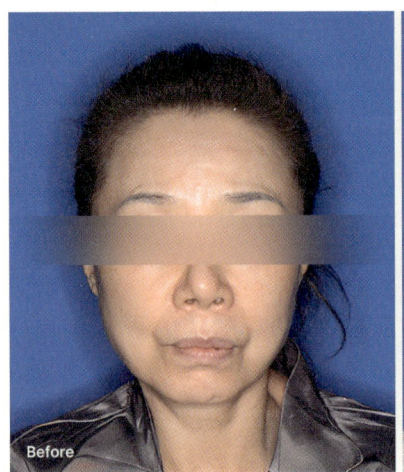 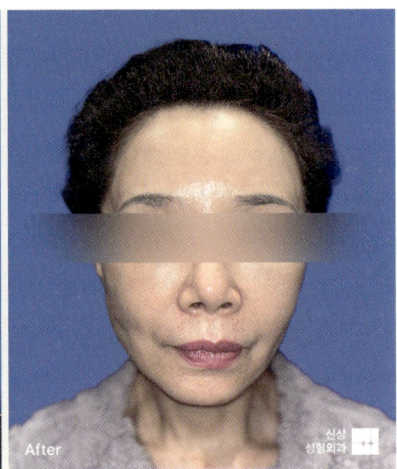

이마거상 + 중안면거상

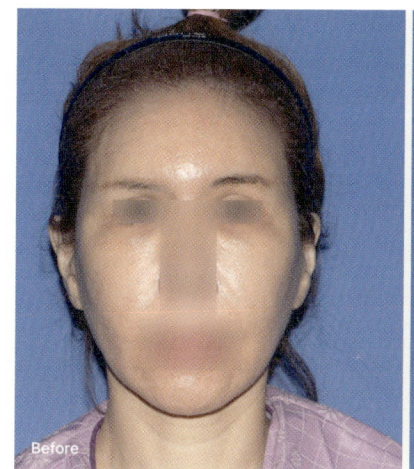
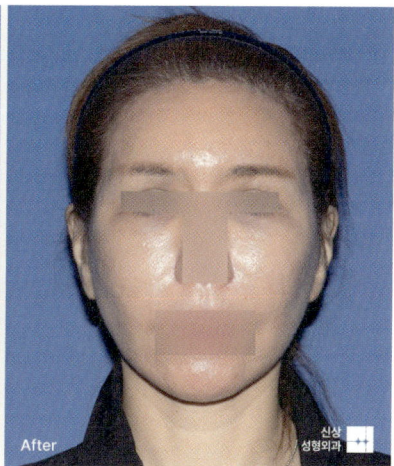

이마거상 + 중안면거상

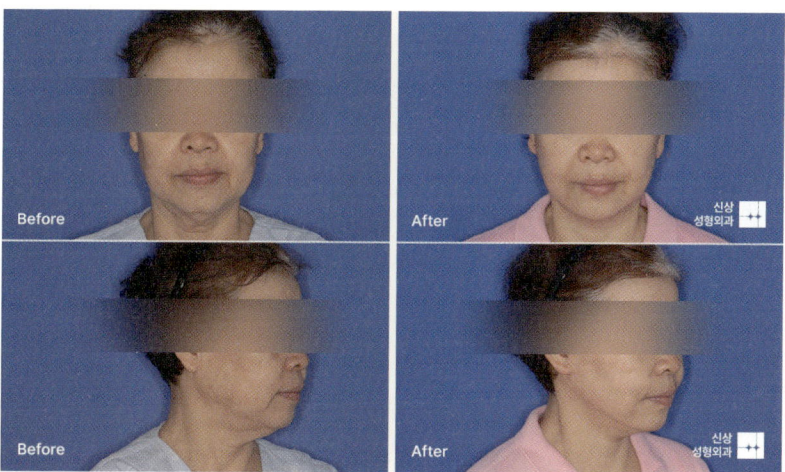

안면거상 + 목거상

이영재 원장 35

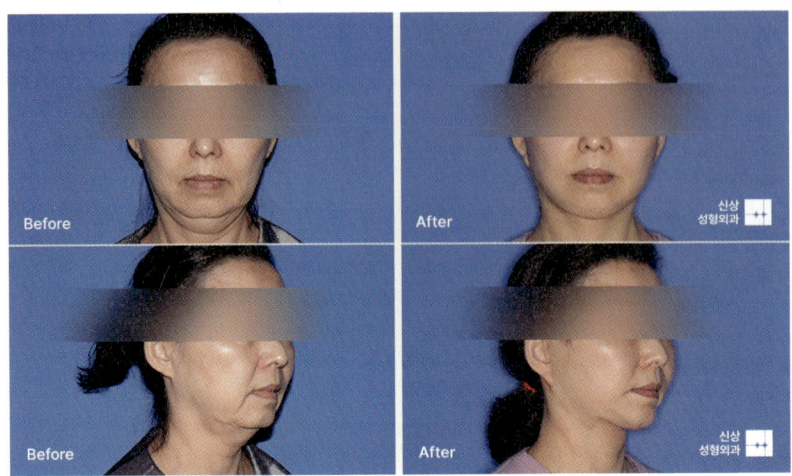

안면거상 + 목거상

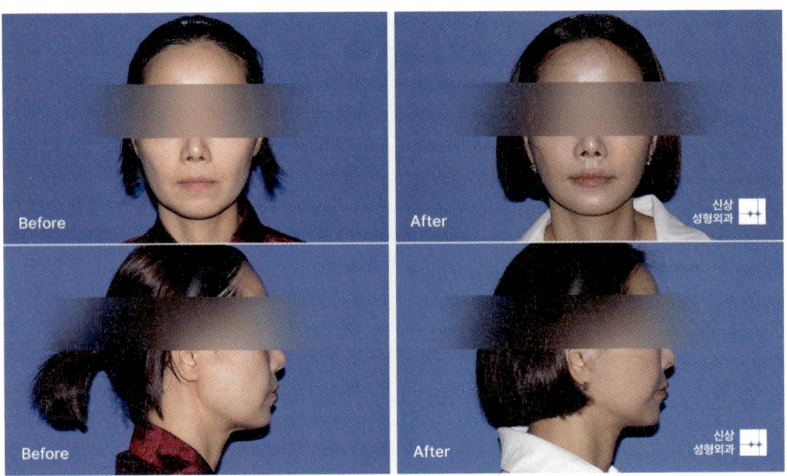

미니거상(상+중) + 풀페이스 지방이식

[부위별 세분화: 이마·관자·중안면·목]

부분 거상술은 크게 이마거상, 관자거상, 중안면거상, 목거상 등으로 나눌 수 있습니다. 이마거상은 헤어라인 부근이나 두피 안쪽을 절개해 이마의 주름을 펴주고, 눈썹을 올리는 방식입니다. 눈썹이 심하게 내려와서 시야가 답답해지는 사람, 이마 주름이 너무 깊어 보톡스나 레이저만으로는 한계가 있는 사람들에게 적합합니다. 만약 이마가 유독 넓어서 콤플렉스를 겪는 경우라면 절개선을 이마 쪽에 두고 헤어라인 자체를 앞으로 끌어오는 '이마 축소 거상'이 가능합니다.

관자거상은 눈가와 관자놀이 부위의 처짐을 개선하는 수술로, 눈가 주름이나 광대 주변의 탄력이 떨어진 사람들에게 효과가 큽니다. 흔히 '관자거상'을 함께 진행하면 눈썹 바깥쪽 라인까지 시원하게 올라가고 광대 주변의 늘어진 피부도 한층 탱탱해집니다.

가장 고민이 많은 부위 중 하나가 바로 중안면 영역입니다. 중안면거상은 팔자 주름이나 볼 부위 처짐을 집중적으로 해결하기 위해 시행됩니다. 볼륨이 처진 부위를 당겨 올리면서 지방층이나 스마스(SMAS)층을 재배치해 자연스러운 볼륨감을 형성할 수 있습니다.

마지막으로 목거상은 턱 아래와 목 라인을 날렵하게 만드는 데 초점을 둡니다. 나이가 들수록 생기는 목주름(가로주름, 세로주름)이나 이중 턱, 턱 밑 지방 등을 해소하기 위해 선택합니다. 특히 턱선과 목이 매끈하게 정돈되면 전체적으로 젊어 보이는 인상을 줄 수 있어 많은 분이 선호합니다.

[부분 거상술의 디테일과 디자인]

부분 거상술은 부위별로 '얼마나, 어느 방향으로, 어느 층을' 당기는지가 핵심입니다. 사람마다 얼굴뼈의 각도와 지방·피부 두께가 달라 일률적인 방향으로 당기는 것은 오히려 부작용을 야기할 수 있습니다. 수술 전 디자인 단계에서 '내가 올리고 싶은 부위'와 '실제로 올려야 할 부위'가 다를 수 있다는 점도 고려해야 합니다. 예컨대 팔자 주름이 고민이라고 해서 단순히 그 주름 바로 옆만 당기는 게 아니라, 뺨 쪽 골격이나 광대의 형태, 지방층의 위치를 종합적으로 판단해 더 적합한 수술 방향을 잡아야 하죠.

이러한 정교한 디자인 덕에 부분 거상술은 필요한 곳만 정밀하게 당길 수 있으며, 전체 거상술에 비해 절개 범위도 줄어들어 흉터 부담이 적습니다. 물론 수술 직후 부기나 멍, 통증 등이 발생하겠지만, 국소적 절개이므로 일상 복귀가 훨씬 수월합니다.

[회복과 사후 관리]

부분 거상술이라고 해서 전혀 부담이 없는 것은 아닙니다. 그래도 귀 앞이나 헤어라인을 크게 절개하는 전체 안면거상술과 비교하면 회복 기간이 단축되고 흉터도 상대적으로 감춰집니다. 병원에 따라서는 수술 직후 부기와 멍을 줄여주는 고압산소 치료를 제공하거나 전문 인력이 샴푸를 도와주는 프로그램을 운영하기도 합니다. 이런 세심한 사후 관리는 고객이 초기에 느끼는 불편감을 덜어주고 흉터 관리에도 큰 도움을 줍니다.

부분 거상술을 통해 해결하고자 하는 고민은 사람마다 천차만별입니다. 어떤 사람은 눈가 처짐만 심각하고, 또 어떤 사람은 목과 턱선이 먼저 무너질 수도 있습니다. 따라서 안면거상술을 고려할 때는 어떤 수술이 내 얼굴에 진짜 필요한가를 꼼꼼히 따져보는 것이 중요합니다. 이러한 니즈에 맞춰 최근의 안면거상술 시장은 부분 거상술을 훨씬 세밀하게 발전시키는 추세라고 할 수 있습니다.

최신 안면거상술, 확실하고 즉각적인 리프팅을 원한다면

안면거상술은 다양한 미용 수술 가운데에서도 확실한 효과를 보여주는 대표적인 방법입니다. 노화로 인해 생긴 처짐과 주름을 한 번에 해결할 수 있으며, 효과가 몇 달 만에 사라지는 간단 시술과 달리 길게는 10~15년까지 유지된다는 점에서 큰 장점이 있습니다.

[안면거상술의 핵심, 스마스(SMAS)층]

우리가 흔히 말하는 리프팅 효과는 단순히 피부 겉면만 당긴다고 오래 지속되지 않습니다. 피부 아래층에는 근육과 지방, 그리고 스마스(SMAS)라는 근막층이 존재하는데, 이 스마스층이 탄력을 잃어 처지면 얼굴 선이 전체적으로 무너지기 시작합니다. 안면거상술이 강력한 이유는 바로 이 스마스층까지 직접적으로 교정하기 때문이죠.

스마스층을 얼마나 정교하게 박리하고 당겨 고정하느냐에 따라 수술 결과가 극명하게 달라집니다. 예전에는 스마스층을 과감하게 들어올리다가 신경 손상이 발생하는 사례도 있었지만, 최근에는 과하게 깊게 들어가지 않고, 신경 손상이 생기지않게 안전하게 박리하는 기법이 보편화되었습니다. 덕분에 신경 손상이나 비대칭 같은 부작용의 위험이 현저히 낮아졌고 더 정확하게 원하는 부위를 올릴 수 있게 되었습니다.

[더 알아보기] 스마스(SMAS)층

스마스(SMAS, Superficial Musculoaponeurotic System)층은 얼굴의 표면층과 깊은 층을 연결하는 중요한 구조로, 피부 아래 위치한 근막층입니다. 쉽게 말하자면, 피부와 얼굴 근육 사이에서 탄력을 유지하는 일종의 '지지대' 역할을 하는 층입니다. 얼굴의 표정을 만들 때 근육이 움직이면서 피부가 자연스럽게 따라 움직일 수 있는 것도 이 스마스층 덕분입니다. 하지만 나이가 들면서 스마스층이 점차 약해지고 늘어지게 되면서 얼굴 전체가 처지는 현상이 발생합니다. 단순히 피부만 늘어나는 것이 아니라 이 근막층까지 함께 처지기 때문에 노화로 인해 볼이 처지거나 팔자주름이 깊어지는 것입니다.

안면거상술에서는 스마스층이 매우 중요한 역할을 합니다. 과거에는 피부만 당겨주는 방식이 일반적이었으나 이는 시간이 지나면서 다시 처질 가능성이 높았습니다. 하지만 최근에는 스마스층까지 함께 리프팅하는 수술법이 발전하면서 보다 자연스럽고 오랫동안 지속되는 효과를 기대할 수 있게 되었습니다. 스마스층을 조정하면 단순히 주름을 펴는 것이 아니라 얼굴 전체의 구조를 개선하고 자연스러운 볼륨을 되살리는 것이 가능합니다. 따라서 안면거상술에서 스마스층을 적절하게 다루는 것이 수술의 성공을 결정짓는 중요한 요소라고 할 수 있습니다.

[내시경 거상술과 복합 시술의 시대]

과거에는 귀 주변이나 헤어라인 뒤쪽을 크게 절개한 뒤, 스마스층을 직접 끌어당겨 봉합하는 방식이 일반적이었습니다. 지금은 여기에 내시경 거상술이라는 첨단 기법이 가세해 절개선을 최소화하면서도 원하는 부위를 정밀하게 당길 수 있게 되었습니다. 내시경 거상술은 피부를 작게 절개한 뒤, 내시경을 넣어 내부 조직을 모니터로 보며 박리하는 방식입니다. 수술 중 시야가 확보되므로 신경이나 혈관 손상의 위험이 줄어드는 것은 물론, 불필요한 절개가 줄어 흉터도 작아지는 것이죠.

여기에 엔도타인이나 픽스타인 같은 플라스틱 소재의 고정물을 사용하면 박리된 조직을 '딱' 걸어 올려 쉽게 떨어지지 않도록 유지할 수 있습니다. 다만, 이 고정물이 몇 년 뒤 녹으면서 약간의 처짐이 재발할 수 있다는 점은 염두에 두어야 합니다. 그래서 최근에는 단순히 '고정'만 하는 것이 아니라, 지방과 근육 조직을 조절해 턱선이나 목까지 날렵하게 만들어주는 '복합 시술'을 병행하는 추세입니다.

예컨대 목거상을 할 때, 단순히 귀 뒤나 헤어라인 절개로 피부만 당기는 것이 아니라, 목 앞쪽 볼록한 지방이나 과도한 조직을 제거해주는 것입니다. 이 과정을 거치면 턱선이 한층 또렷해지고, 결과적으로 20~30대와 비슷한 라인을 되찾을 수 있습니다.

고압산소치료 등 후관리에 쓰이는 장비

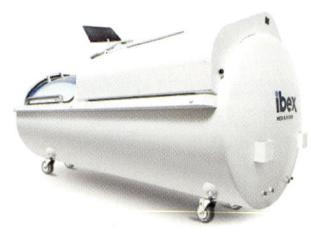
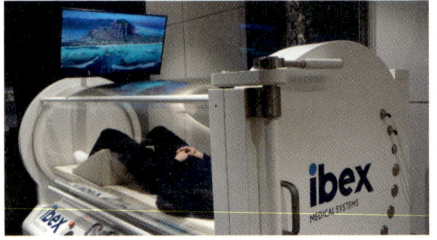

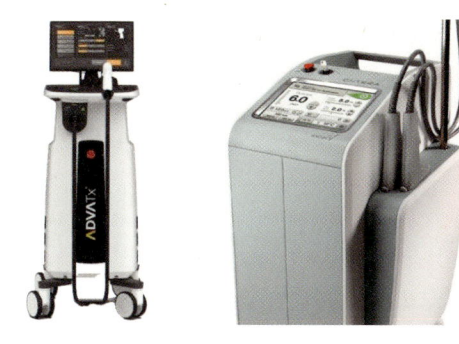
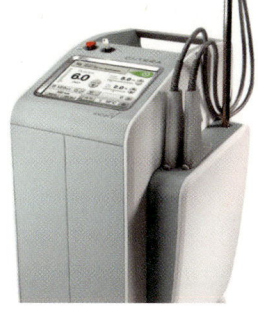
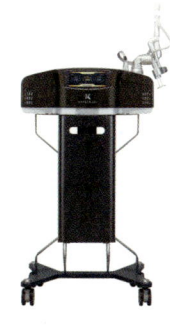

흉터레이저-아드바티엑스   흉터레이저-엑셀브이   흉터레이저-카이저

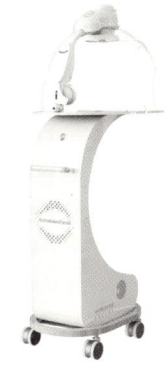
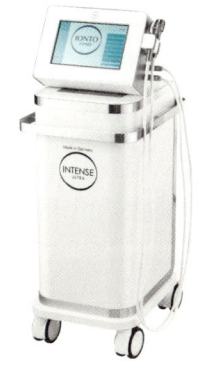
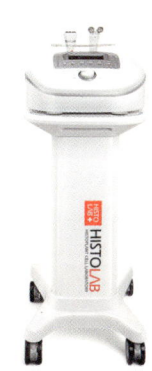

후관리장비-아스트로돔   후관리장비-인텐스울트라   후관리장비-히스토랩크라이오

[부작용과 회복 관리]

안면거상술은 당연히 수술 규모가 큰 편에 속합니다. 그러나 실제로는 "크게 두려워해야 할 정도는 아니다"라는 말도 있습니다. 수술 과정이 복잡해 보이지만, 전문의가 정해진 해부학적 지침을 철저히 지키고 안전 장비를 활용해 스마스층을 올리면 과거와 달리 심각한 부작용은

거의 일어나지 않습니다. 신경 손상이나 비대칭, 흉터 등이 우려되는 것은 사실이지만, 요즘에는 너무 깊이 파고드는 '무리한 박리'를 피하고, 절개선을 최대한 미세하게 조절해 리스크를 크게 줄였습니다.

수술 후에는 2주 정도면 대부분의 멍과 부기가 빠지며, 3~4일째부터 가벼운 일상생활을 하는 사람들도 많습니다. 병원에서는 고압산소 치료나 LED 치료를 제공해 부기와 멍을 더 빨리 가라앉히거나 흉터를 옅게 만들고자 노력합니다. 또, 신상성형외과처럼 아예 병원 내에 전문 샴푸 시설을 마련해두기도 하는데, 절개 부위를 건드리지 않고 머리를 감길 수 있어 고객들이 무척 편리해합니다. 이런 디테일한 사후 관리가 쌓여서 결과적으로 만족도를 높이는 것이죠.

안면거상술의 효과는 길게 보면 10~15년 정도 유지될 수 있습니다. 물론 이는 개인의 노화 속도나 체질, 생활습관에 따라 달라질 수 있으며 재수술을 고려하는 사람들도 있습니다. 그렇지만 비수술적 리프팅보다 훨씬 강력하고 오래간다는 것은 분명하기에 확실한 변화를 원하는 사람들에게는 안면거상술이 꾸준히 선호되는 추세입니다.

[더 알아보기] 엔도타인과 픽스타인

엔도타인(Endotine)과 픽스타인(Fixtine)등은 안면거상술이나 이마거상술에서 피부와 조직을 효과적으로 고정하는 역할을 하는 의료용 장치입니다.

이 장치는 피부 아래 조직에 삽입된 후 일정 기간 동안 유지되며, 시간이 지나면서 체내에서 자연스럽게 분해됩니다. 따라서 영구적인 이물감이 남지 않고 조직이 자리 잡을 동안만 역할을 수행하는 것이 특징입니다.

엔도타인(Endotine)은 작은 갈고리 모양을 하고 있어 피부와 근막층(SMAS)을 단단히 고정할 수 있으며, 이를 통해 리프팅 효과를 보다 오랫동안 지속할 수 있도록 도와줍니다. 특히 절개를 최소화하면서도 강력한 리프팅 효과를 원하는 분들에게 적합한 방법으로 사용됩니다.

엔도타인(Endotine)과 픽스타인(Fixtine)과 동일한 재질과 구조를 가지고 있으며, 동일한 방식으로 작용합니다. 두 제품 모두 생체흡수성 고정 장치로서, 일정 기간 후 체내에서 자연스럽게 분해되어 제거할 필요가 없습니다. 따라서, 환자의 피부 상태와 원하는 리프팅 효과에 따라 두 제품 중 하나를 선택할 수 있습니다.

글로벌 고객을 사로잡는 K뷰티의 정밀 기술력

안면거상술은 단순히 국내 수요만 증가한 것이 아니라, 해외 고객들에게도 큰 호응을 얻고 있습니다. K-뷰티라는 말이 이제 전 세계적으로 통용될 정도로, 한국의 뷰티 · 의료 산업은 빠르게 성장해왔습니다. 그 중심에는 '섬세함과 정교함'으로 대표되는 한국의 수술 노하우가 자리 잡고 있죠.

[K 뷰티가 주목받는 배경, 흉터 관리와 자연스러움]

흔히 해외 학회에서 한국 의료진이 주목받는 이유 중 하나로, '황인종 특유의 흉터 체질을 극복하기 위한 세심한 수술 방식'을 꼽습니다. 백인들은 흉터가 비교적 잘 아물고, 흑인들은 또 다른 특성을 지니지만, 한국을 비롯한 황인종은 흉터가 쉽게 붉어지거나 튀어나오는 경향이 있어 수술 후 관리가 까다롭습니다. 이런 환경에서 발전된 한국의 안면거상술은 흉터를 최소화하기 위해 절개선 위치와 봉합법, 사후 관리 방식을 굉장히 정교하게 개발해왔습니다.

또한, 많은 한국 환자들이 자연스러운 결과를 원한다는 점도 기술 발전에 크게 기여했습니다. 수술한 티가 나지 않는 리프팅이 목표이다 보니, 단순히 억지로 '쭉' 당기는 것이 아니라, 얼굴 근막과 지방층을 조절해 부드럽게 '갸름해 보이도록' 만드는 접근법이 다양하게 연구되었습니다. 그 결과 한국의 안면거상술은 미세 조정 능력이 뛰어나다는 평가를 받고 있는 것이죠..

[해외 고객의 증가와 국가별 특징]

실제로 몽골, 인도네시아, 태국 등 동남아시아권 고객이 한국을 많이 찾고 있습니다. 이들은 본국보다 더 발전된 장비와 노하우, 그리고 무엇보다 '합리적인 가격'을 선호하는 경우가 많습니다. 일본 고객들도 전통적으로 한국에서 미용 수술을 받는 경우가 꽤 있었고, 최근에는 다시 증가 추세를 보이고 있습니다.

중국 고객의 경우, 한때 한국에서 안면거상술을 대거 받다가 코로나 시기에 중국의 의료 수준이 높아지면서 상황이 조금 달라졌습니다. 예전처럼 대거 몰려오지는 않지만, 여전히 한국 시술 장비와 의료 환경을 믿고 찾아오는 사람들이 있습니다. 특히 중국 내에서도 수술 가격이 꽤 올라서 시술(레이저나 초음파 리프팅 등)만 받으러 오는 경우도 많습니다. 한국이 가진 첨단 장비나 사후 관리 노하우, 그리고 외과적 완성도에 대한 신뢰가 여전히 존재하기 때문입니다.

[정밀 기술력과 사후 관리의 중요성]

한국 병원들이 내세우는 가장 큰 경쟁력 중 하나는 수술 전후로 모든 과정을 원스톱으로 제공한다는 점입니다. 예컨대 상담 단계에서부터 고객의 얼굴 상태를 철저히 스캔하고, 스마스층과 지방 분포, 노화 패턴을 구체적으로 분석합니다. 이후 수술이 결정되면 봉합 과정에서 흉터가 잘 남지 않도록 가능한 한 미세 절개 기술과 봉합법을 적용합니다.

수술 후에도 부기나 멍을 줄이기 위한 고압산소, LED, 흉터 레이저 치료, 샴푸 케어 등 각종 서비스를 체계적으로 지원합니다. 특히 해외에서 방문한 고객들은 본국으로 돌아가기 전까지 이런 사후 관리를 집중적으로 받고 나면 회복 속도가 빨라져서 일상 복귀도 훨씬 수월해집니다. 이처럼 한국의 병원들은 디테일한 후속 케어에도 많은 공을 들이며, 이것이 'K-뷰티는 결과만 좋게 만드는 것이 아니라, 과정도 편리하게 해준다'는 인상을 심어줍니다.

또한, 한국 안면거상술이 경쟁력을 갖게 된 또 다른 요인은 다양한 사례를 접했다는 점입니다. 한국에는 강한 광대나 사각턱, 혹은 지방이 많은 얼굴형 등 여러 유형의 얼굴을 가진 고객들이 많습니다. 이 다양한 케이스를 경험하며 노하우가 쌓였고, 그만큼 외국인들의 다양한 얼굴형에도 유연하게 대응할 수 있게 된 것입니다.

앞으로 안면거상술은 더 세분화되고, 개개인의 얼굴 구조나 주름 타입에 맞춰 더욱 정밀하게 이루어질 것으로 보입니다. 단순히 '당기는'

개념을 넘어서, 지방이나 뼈, 근막을 모두 고려해 얼굴의 심부 구조를 어떻게 재배치할 것인가가 핵심이 되는 셈입니다. 그리고 이러한 흐름에서 한국의 K뷰티 기술력이 글로벌 무대에서 계속해서 각광받을 것이라는 전망이 이어지고 있습니다.

[인터뷰]
동안의 과학, K-뷰티 안면거상술의 진화

중장년의 전유물에서 전 세대 솔루션으로

안면거상술은 흔히 50대 이상의 중장년층만 받는 수술로 알려져 있었습니다. 하지만 이번 인터뷰 내용을 자세히 살펴보면, 나이와 상관없이 목 부위의 과도한 볼륨을 줄이고 싶은 30대부터 전면적인 노화 개선을 원하는 60~70대까지 다양한 연령층에서 안면거상술을 선택한다는 사실을 확인할 수 있습니다. 특히 목거상의 경우, 절개 범위가 비교적 적으면서도 드라마틱하게 턱선을 개선할 수 있어 젊은 층도 관심을 갖는다는 점이 흥미롭습니다. 이는 곧 '안면거상술 = 중장년만의 전유물'이라는 기존 인식을 깨고, 전 연령대가 고려할 만한 솔루션으로 자리 잡고 있음을 보여줍니다.

국내외 다양한 케이스는 하나의 목표, 자연스러운 동안(童顔)

앞서 심층 사례 분석에서 살펴봤듯이 김현주 씨(60대 후반)나 외국인 부부(압둘라테프 부부)처럼 한국 안면거상술을 찾는 환자들은 그 배경이 제각각입니다. 그러나 이들이 궁극적으로 원하는 목표는 모두 동일합니다. '얼굴 전체의 조화를 해치지 않으면서도, 젊어 보이고 탄력 있는 인상을 얻고 싶다'입니다.

특히 60~70대 고객들은 목 주름이나 마리오네트 라인 등 복합적인 처짐을 한꺼번에 개선해야 하는데, 이때 관자거상·안면거상·목거상을 한 번에 진행하기도 합니다. 또, 두꺼운 지방층을 가진 환자는 안면거상과 함께 지방 흡입이나 활경근(platysma) 교정이 병행되어 실루엣 자체가 달라졌다는 후기를 남깁니다. 흥미로운 점은 한국 병원의 섬세하고 개인 맞춤형 접근을 경험한 외국인 고객들이 가족이나 지인을 데리고 다시 찾아오는 사례도 많다는 것입니다. 이는 K-뷰티의 정교함이 세계적으로도 인정받고 있음을 방증합니다.

맞춤형 기술과 노하우, 안면거상술의 핵심

인터뷰를 통해 다시 확인된 사실은 안면거상술의 결과는 결국 의료진의 경험과 수술 기법에 달려 있다는 점입니다. 단순히 피부 표면을 많이 당긴다가 아니라, 스마스(SMAS)층 박리·활경근 묶기·지방 재배치 등 여러 기법을 어떻게 조합하고 적용하느냐가 성공의 열쇠입니다. 스마스층을 제대로 당기지 않으면 수술 효과가 짧게 끝나지만, 무리하게 당기면 흉터나 비대칭 등의 부작용이 발생할 수 있기 때문에 적절한 범위 내에서 최적의 각도와 강도를 조절하는 것이 중요합니다.

또, 환자 상태에 따라 '부분 거상'을 진행할지, '안면·목·관자거상을 한 번에 할지' 결정하는 과정도 심도 있는 상담과 노하우가 필요합니다. 70대라고 해도 피부가 얇은 고객은 탄력적으로 당겨주기가 오히려 수월하고, 반대로 30~40대라도 지방층이 두껍거나 유착이 심하다면 박리 범위와 수술 시간을 더 확보해야 합니다. 결국 안면거상술의 핵심은 정교한 맞춤형 접근이라고 할 수 있습니다.

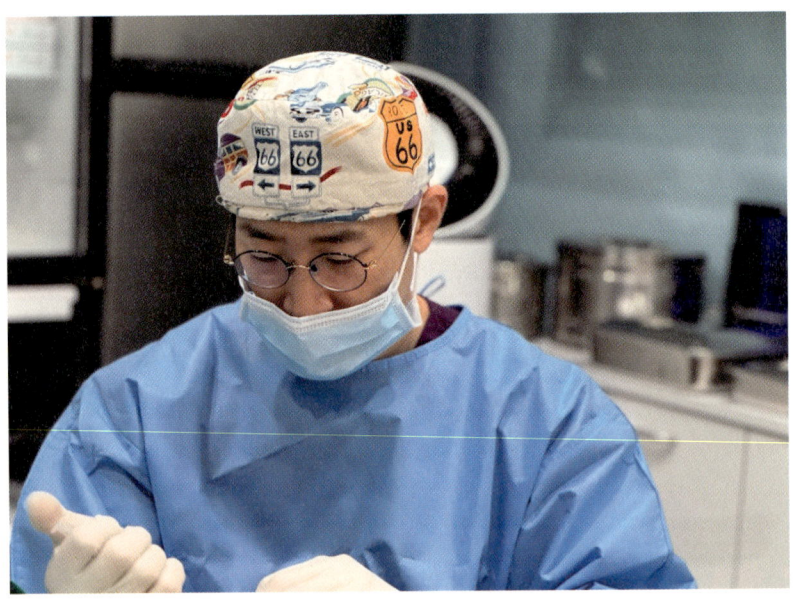

원장님께서는 원래 눈·코 수술이 주력이었다고 들었습니다. 특별히 안면거상술 분야에 집중하게 된 특별한 계기가 있었나요?

사실 저 역시 처음에는 많은 성형외과 전문의들이 그렇듯 눈 수술과 코 수술을 위주로 해왔습니다. 그런데 제가 이전에 근무하던 병원에서 안면거상을 주로 맡으면서 일주일에 7건, 심할 때는 하루에도 3건씩 수술할 정도로 경험을 쌓았습니다. 이런 기회가 흔치 않거든요. 상대적으로 젊은 원장님들 중에서 안면거상을 그렇게 많이 해본 분들은 적습니다.

덕분에 자연스럽게 이 분야에 자신감이 생겼고, 개원을 준비할 때 시장 환경도 분석하게 되었습니다. 이미 눈·코 수술 시장은 포화 상태였고, 출산율 감소로 젊은 층 환자 수요가 점점 줄어드는 추세였습니다. 반면 안티에이징, 즉 50~60대 이상의 연령대에서 좀 더 젊어 보이고 싶다는 욕구는 오히려 커지고 있음을 확인했죠. 마침 제가 거상 수술을 많이 다뤄본 경험이 있으니, 이걸 전문으로 발전시키면 경쟁력이 있겠다는 판단이 섰습니다. 그래서 본격적으로 안면거상술을 메인으로 하는 병원을 개원하게 됐습니다.

눈·코 수술이 이미 시장 포화 상태라고 하셨는데, 안면거상술에 시장성이 있다고 보신 근거와 확신은 무엇이었나요?

우선, 인구 구조 변화를 살펴보면 평균 수명이 계속 늘어나고 있습니다. 50대, 60대 이후에도 '내 인생은 이제부터 시작'이라고 생각하는 분들이 많아졌죠. 그리고 이분들은 경제적 여력도 충분히 갖추신 경우가 흔합니다.

또한, 중장년층이 아닌 30~40대조차도 과거보다 훨씬 젊은 외모를 유지하고 싶어 합니다. 윤곽 수술이나 실리프팅, 레이저 시술을 여러 번 했는데도 '충분히 개선되지 않는다'고 느끼면 최종적으로 안면거상술을 고려하곤 하시죠.

눈·코 수술처럼 이미 경쟁이 치열하고 가격이 하향 안정화된 시장과 달리, 안면거상술 시장은 아직 확실한 강자를 찾기 어려웠고, 의사들의 숙련도도 천차만별이었습니다. 그래서 저는 이미 내 손에 쌓인 풍부한 거상술 경험을 살리면 충분히 경쟁력이 있을 것이라고 확신하게 되었습니다.

신상성형외과의 가장 큰 강점은 무엇이라고 생각하시나요? 혹은 다른 병원과 비교했을 때 차별화 포인트가 있다면요?

사실 우리 병원만 유일하게 잘한다라고 단정 지을 수는 없겠지만, 제가 스스로 장점이라 생각하는 부분은 크게 두 가지입니다.

첫째, 집요하게 '이상적인 결과'를 찾아내려는 태도입니다. 가령, 목거상을 할 때 단순히 옆으로만 당기는 것이 아니라, 앞쪽 지방과 조직을 과감히 제거·조정하면 훨씬 날렵한 라인을 만들 수 있습니다. 이런 세세한 부분을 놓치지 않고 끊임없이 연구·개발하는 것이 저희 병원의 차별점입니다.

둘째, 정확한 상담과 디자인입니다. 안면거상술을 '그냥 쭉 당기는 수술'로만 생각하다 보면, 환자의 골격이나 지방층·스마스(SMAS)층 상태를 충분히 고려하지 못하는 경우가 생깁니다. 저희는 어떤 방향으로 얼마만큼 당겨야 자연스러운지를 섬세하게 설계하고, 고객들에게 미리 설명하는 과정을 중시합니다.

보통 안면거상술은 '피부를 단순히 당긴다'고 알고 있는데, 원장님이 말씀하신 '스마스층'이나 '지방 재배치' 같은 세부적인 부분은 어떻게 접근하시는지 궁금합니다.

우리가 흔히 얼굴 피부 아래에는 지방이 있고, 그 아래 근육이 있는 것으로 생각하기 쉬운데 실제로는 스마스(SMAS)층이라는 특수한 막(근막층)이 그 사이를 지지하고 있습니다. 이 스마스층이 탄력을 잃으면 얼굴선이 무너지고 볼이 처지는 거죠. 그래서 안면거상술을 제대로 하려면 피부만 당기는 게 아니라 스마스층을 함께 박리해 올리고 고정해야 효과가 오래갑니다. 여기에 더해 어느 부위 지방을 줄여야 하고, 어느 부위는 볼륨이 부족하니 보강이 필요하다는 부분까지 종합적으로 판단합니다.

예컨대 목거상술을 할 때 그냥 귀 뒤만 절개해서 당기는 것이 아니라, 목 앞쪽의 지방과 조직을 분명히 줄여야 이중턱이 제대로 개선됩니다.

또, 중안면거상을 할 때 팔자 주름 부위를 확실히 해결하려면 단순히 '귀 주변을 절개한다' 수준을 넘어, 얼굴 중앙부까지 충분히 박리하는 기술이 필수적입니다.

안면거상술 하면 전체적으로 '쭉' 올리는 효과를 기대하지만, 팔자 주름이나 마리오네트 부위가 기대만큼 안 올라간다고 하셨습니다. 실제로 고객들이 가장 불만족스러워하는 지점은 어디인가요?

고객들이 "손으로 이렇게 당겨 보면 팔자 주름이 싹 펴지는데, 왜 수술 후에는 그만큼 안 올라가냐"라고 말씀하실 때가 종종 있습니다. 이게 단순히 표면을 잡아당기는 것과 안쪽 스마스층을 안전 범위 내에서 박리·거상하는 것은 다르기 때문입니다.

팔자 주름은 해부학적으로도 굉장히 깊고, 코 옆 구조물과 근육들이 밀집돼 있습니다. 귀 주변과 헤어라인 쪽에서 절개해 당기는 방식으로는 어느 정도 한계가 존재합니다. 물론 개선은 되지만, 손가락으로 직접 쭉 당겨서 보는 그 정도까지는 아니죠.

그 밖에 좀 더 당겼으면 좋겠다는 고객들도 있는데, 너무 무리하게 당기면 오히려 흉터가 넓어지거나 자연스럽지 않은 결과가 나타날 수 있으니 저희 입장에서도 신중할 수밖에 없습니다.

그렇다면 더 타이트하게 당기고 싶어 하는 고객들을 어떻게 설득하시나요? 무리하게 당겼을 때 생길 수 있는 문제는 어떤 게 있나요?

우선 고객분이 얼마만큼의 변화를 바라는지 솔직히 말씀해 주시면, 저는 실제 가능한 범위를 알려드립니다. "손으로 잡아당기는 정도와 수술 가능한 정도는 분명 차이가 있다. 무리하면 신경 손상이나 흉터 문제, 비대칭 등이 생길 수 있다"고 설명하죠.

많은 고객들이 상담 초반에는 확 당겨달라고 하지만, 수술 후 자연스럽지 않으면 결국 후회하는 경우가 훨씬 많습니다. 피부와 조직은 사람마다 탄성이 다르고 노화 속도도 다릅니다. 따라서 과도하게 당기면 그만큼 피부가 당겨지는 방향으로 긴장도가 커지고, 시간이 지나면 되레 흉이 더 튀어나올 수 있습니다. 전문의와 충분히 상의해 안전과 자연스러움을 우선시하는 게 가장 중요합니다.

요즘 부분 거상술이나 미니 거상술도 유행인데, '미니 리프팅'은 실제 효과가 제한적이라고 하셨습니다. 어떤 한계가 있나요?

미니 리프팅이라는 명칭이 굉장히 매력적으로 들릴 수 있습니다. 작게 절개하고 간단히 끝낸다라는 인상을 주니까요. 그런데 실제로 많은 경우에는 '귀 앞쪽을 살짝 절개한 후 실만 넣어 당기는 방식'에 그치는 경우가 많습니다. 정식으로 스마스층을 깊이 박리하지 않으면 당겨지는 범위가 제한적이고 지속 기간도 짧아질 수밖에 없습니다.

이처럼 일부 병원들은 공격적인 마케팅으로 미니 리프팅을 대대적으로 홍보하면서 실제로는 실리프팅 수준에 그치는 수술을 진행했습니다. 고객들은 거상 수술을 받았다고 생각하지만, 몇 달~1년 안에 다시 처지기도 하죠. 결국 재수술이나 정식 거상술을 알아보게 되는 겁니다. 그래서 '미니'라는 말에 현혹되기보다 정말 스마스층까지 접근하는지, 얼마나 박리 범위를 확보하는지를 꼼꼼히 따져봐야 합니다.

부분 거상과 전체 거상 중에서 고객에게 어느 시점에 어떤 방법이 적합한지를 판단할 때 원장님이 가장 중요하게 보는 요소는 무엇입니까?

우선은 얼굴 전체의 노화 양상을 봅니다. 예를 들어 이마·눈썹 부위가 심하게 내려온 고객이라면 이마거상을 우선 선택할 수 있고, 팔자 주름이나 마리오네트 라인이 주요 고민이면 중안면거상, 혹은 귀 주위 절개를 통한 풀 페이스 리프트를 고려할 수 있습니다.

두 번째로 골격·피부 두께·지방 분포 같은 해부학적 요소를 꼼꼼히 확인합니다. 같은 나이라도 누군가는 윤곽 수술을 해서 이미 피부가 헐렁해졌을 수 있고, 누군가는 지방이 많아서 중안면이 무겁게 처졌을 수 있죠. 이런 케이스마다 접근이 달라집니다.

마지막으로 환자의 생활 패턴과 심리적 준비도도 중요합니다. 절개 범위가 큰 수술일수록 회복 기간과 흉터 관리가 필요하므로 일상 복귀

시점이나 감추고 싶은 정도, 본인이 수술에 들이는 노력과 비용에 대한 감수도가 어느 정도인지 확인하고 결정합니다.

안면거상술 트렌드가 '간단한 미니 리프팅'으로 넘어갔다가, 다시 '교과서적인 안면거상술'로 회귀했다고 하셨습니다. 이 변화가 시장이나 환자 인식에 어떤 영향을 주었나요?

특정 시기에 '미니 리프팅'이라는 이름이 대중적으로 알려져서 거상술이 생각보다 간단하고 쉬울 것이라는 인식이 퍼졌습니다. 그때 정말 많은 고객들이 한 군데만 살짝 째면 전체 얼굴이 확 당겨지겠지라고 기대하며 수술받았죠.

그런데 시간이 지나면서 실효성이 떨어지거나 1년도 안 돼 다시 처지는 사례들이 속속 나타났습니다. 자연스럽게 '역시 안면거상을 제대로 하려면 충분한 절개와 스마스층 박리가 필수'라는 진짜 교과서적 방법으로 돌아오는 분위기가 형성됐습니다.

또 한편으로는 이 과정에서 안면거상술 자체에 대한 문턱이 낮아졌다는 역효과(?)도 있었습니다. 미니 리프팅을 경험한 뒤 얼마 지나지 않아 다시 했으면 좋겠다면서 교정 범위가 더 넓은 정식 거상술로 넘어오는 환자들이 늘었죠. 결국 지금은 미니 리프팅의 허상이 많이 드러났기에 정식 거상술로 제대로된 효과를 보려는 고객이 크게 늘었습니다.

요즘에는 내시경 거상술이나 목거상, 중안면거상 등 세분화된 수술도 많습니다. 원장님께서는 그런 것들을 어떻게 받아들이고 적용하고 있으신지 궁금합니다.

수술 기술은 계속 발전하고 있습니다. 특히 내시경 거상술의 경우, 기존보다 작은 절개로도 안쪽 조직을 모니터로 확인하며 박리할 수 있어서 회복이 빠르고 흉터가 줄어드는 장점이 있습니다. 다만 내시경 거상술에서도 고정물(엔도타인, 픽스타인 등)을 사용하는 경우, 4~5년 뒤 녹으면서 재처짐이 올 수 있음을 염두에 둬야 합니다.

목거상이나 중안면거상은 이미 많은 고객들이 관심을 갖고 있는 분야죠. 특히 중안면거상은 팔자 주름, 마리오네트 라인 등을 집중적으로 개선하고, 볼 혹은 광대 부근을 탄력 있게 올려줄 수 있어서 만족도가 높은 편입니다. 다만 부위가 세밀한 만큼 수술 난이도가 높고, 수술 경험과 해부학적 이해도가 충분한 의사를 찾는 게 중요합니다. 결국 저는 새로운 기법이 있다면 적극적으로 학습하고 검증하되, 교과서적인 원리에 충실하면서 선택적으로 활용하는 편입니다. 신기술이라 해도 장점과 한계가 분명히 존재하거든요.

연령대가 높은 고객일수록 처짐이 심하니 수술 난이도가 올라간다고 볼 수도 있을 것 같은데, 실제로는 이전에 시술이나 실리프팅을 많이 한 사람의 얼굴이 더 복잡하다고 하셨습니다. 어떤 점이 어려워지나요?

실리프팅, 초음파 리프팅(울세라 등), 고주파 리프팅(써마지 등)을 여러 번 받은 분들의 경우, 피부와 조직이 유착돼 있을 수 있습니다. 또, 레이저나 장비 시술 과정에서 지방이 부분적으로 소실되거나 변형되어 막상 안면거상을 하려 할 때 균일하게 박리하기 어려운 지점이 생기죠.

게다가 실리프팅으로 이미 실이 들어가 있어 그게 염증을 일으켰거나 조직이 딱딱하게 굳어 있는 경우도 있습니다. 수술 중에 예기치 못한 출혈이나 박리 장애가 생길 가능성이 커지니까, 수술 전에 환자 상태를 최대한 꼼꼼히 파악해야 합니다. 연령보다도 얼마나 많은 시술을 거쳤느냐가 실제 수술 난이도에 더 큰 영향을 준다고 볼 수 있습니다.

윤곽 수술 후에 얼굴이 처져서 거상을 고민하는 사람들도 늘어난다고 들었습니다. 이런 고객 케이스는 어떤 점에 주의해야 하나요?

윤곽 수술이라는 게, 예를 들어 사각턱이나 광대를 깎아서 작게 만드는 수술이잖아요. 뼈가 작아지면 그 위에 덮인 피부와 지방층이 그만큼 남게 됩니다. 20대 초반이라면 탄력이 좋아서 스르륵 달라붙을 수 있지만, 30대 중반 이후거나 원래 피부가 조금 두꺼운 편이라면 그 남는 피부가 처지게 되죠.

이때 조금 처져도 괜찮겠지 했다가 나중에 거상술을 알아보면 이미 이중턱이나 볼살이 크게 내려온 상태가 되어 있는 경우가 많습니다. 또, 윤곽 수술 자체가 큼직한 수술이라 이미 조직에 유착이 생겼을 가능성도 있죠. 그래서 윤곽 수술 후 거상을 고민하시는 사람들은 얼마나 지방이 남아 있는지, 윤곽 수술 흉터나 유착은 있는지를 미리 체크해야 합니다. 저는 보통 윤곽 수술 직후엔 어느 정도 회복 기간을 두고, 조직이 안정화된 뒤에 거상술을 권합니다. 그래야 결과가 더 예쁘고, 흉터나 부작용도 최소화할 수 있습니다.

남성 고객들도 성형에 대한 수요가 높아졌습니다. 보통 어떤 계기로 오는 경우가 많고, 여성 고객과 다른 점이 있다면 무엇인가요?

예전에는 안면거상술 하면 주로 여성 고객들만 생각하셨지만, 최근에는 남성들도 어려지고 싶다는 욕구가 점점 늘고 있습니다. 특히 사모님이 먼저 수술해서 젊어진 모습을 보시고, 옆에 있는 남편이 나보다 나이 들어 보이면 곤란하다며 함께 모시고 오는 경우가 꽤 흔합니다. 반대로, 남편이 먼저 거상을 받고 어려진 모습을 보자 사모님이 부러워서 따라오는 케이스도 있죠.

남성들은 여성들에 비해 흉터 노출을 더 부담스러워하는 편입니다. 아무래도 머리가 짧거나 이발할 때 절개선이 드러날 수도 있기 때문입니다. 그래서 남성들에게는 절개 부위를 최대한 헤어라인 근처에 숨기거나 흉터가 크게 보이지 않도록 디자인하는 것이 더 중요해집니다. 또,

수염 라인이나 두상 모양 등도 고려해야 해서 여성들과는 다른 방식으로 세밀하게 수술 계획을 세우곤 합니다.

거상을 강력하게 원하지만, 절개 범위와 흉터 문제 때문에 부담을 느끼는 사람들도 많습니다. 고객 상담 시 어떤 방식으로 수술 범위나 흉터에 대해 안내하는지 궁금합니다.

고객들이 가장 걱정하는 것 중 하나가 '귀 주변이나 헤어라인을 절개한 흔적이 눈에 띄지 않을까?' 하는 점입니다. 우선, 절개 범위는 고객의 고민 부위와 처짐의 정도에 따라 결정됩니다. 똑같이 50대라고 해도 목 쪽이 심하게 처진 사람과 중안면이 주로 내려간 사람은 절개 위치가 달라질 수밖에 없지요. 저는 1차 상담 시 고객의 사진과 실제 윤곽을 보면서 "이 부위를 당기려면 이 정도 절개가 필요합니다"라고 구체적으로 설명합니다.

흉터 문제에 대해서는 과거와 달리 봉합 기술과 흉터 관리가 많이 발전했습니다. 수술 후 고압산소 치료나 LED 치료, 흉터 레이저 등을 병행하면 2~3주 내에 붉은 기가 상당 부분 가라앉고, 6개월 정도 지나면 일상적으로는 거의 눈에 띄지 않을 정도까지 회복되기도 합니다. 다만, 개인 체질상 켈로이드나 과다 흉터가 발생할 수 있는 사람들은 더 주의해야 하기 때문에 미리 의료진과 충분히 상담하시면 좋습니다.

안면거상술을 고민하는 사람 중에는 '지금 할까, 나중에 할까'를 놓고 고민이 많습니다. 고객에게 언제쯤이 적절한 시점이라고 조언하나요?

시기에 대한 문제는 여러 요소를 봐야 합니다. 우선 본인이 거울을 봤을 때 처짐이 상당히 스트레스로 다가온다면 그 시점이 거상술 고려 시점이라고 말하곤 합니다. 50세니까 60세가 되면 더 처질 테니 그때 하겠다고 생각할 수도 있지만, 어차피 10년 뒤에 수술을 한다면 그 전까지 스트레스를 안고 사셔야 하잖아요.

또, 일찍 거상술을 했을 때 이미 당겨놓은 상태이므로 나이가 들어도 이전만큼 심하게 처지지 않는다는 장점이 있습니다. 물론 수술은 개인 선택이지만, 이미 얼굴에 처짐이 심각하게 눈에 띈다고 느낄 정도면 미리 교정해두는 것도 좋은 방법입니다.

반대로, 처짐이 경미하고 레이저나 간단한 시술로도 개선이 가능한 상태라면 전문의와 상의하여 조금 더 지켜볼 수도 있습니다. 즉, 가장 중요한 것은 현재 상태가 수술할 만한 정도인지를 객관적으로 파악하는 것이겠지요.

거상술을 결심한 사람들이 '알아봐야 할 키포인트'가 있다면 무엇일까요? 예컨대 병원 선택, 전문의 경력, 사후 관리 시스템 등 어떤 부분을 꼭 체크해야 하나요?

첫째, 수술을 집도하는 의사가 성형외과 전문의인지 확인하는 것이 필수입니다. 안면거상술은 해부학적 지식과 경험이 풍부해야 부작용 위험이 줄어들고 결과도 안정적이거든요.

둘째, 수술 전후 관리 시스템을 꼼꼼히 보셔야 합니다. 거상술은 회복 과정에서 흉터를 어떻게 관리하느냐가 매우 중요합니다. 예컨대 고압산소 치료, LED, 흉터 레이저, 전문 샴푸 시설 등이 잘 갖춰져 있는지, 수술 후 장기적으로 케어해 주는 프로그램이 있는지를 살펴보면 좋습니다.

셋째, 본인의 상태나 니즈를 자세히 들어주고 솔직히 한계를 설명해 주는지도 중요한 판단 기준입니다. '무조건 확 당겨드립니다'라고만 하는 병원보다는 '이 부분은 이렇게 진행하면 가능하지만, 이 부분은 한계가 있다'고 명확히 안내해 주는 곳이 더 신뢰할 만하다고 봅니다.

수술 후 '실밥은 언제 뽑고', '언제부터 사람을 만날 수 있을지', '흉터는 얼마나 남는지'를 가장 많이 물어본다고 하셨습니다. 평균적인 회복 과정과 관리 방법을 조금 더 구체적으로 듣고 싶습니다.

일반적으로 실밥은 2주 이내에 대부분 제거합니다. 일주일 무렵에 1차 실밥 일부를 제거하고, 2주 정도에 최종적으로 다 뽑게 되지요. 3~4일 정도만 지나면 큰 부기는 대부분 가라앉기 시작하고, 멍이 들었다면 2주 내에 상당히 호전됩니다.

사람을 만나는 시점은 보통 일주일에서 열흘 후 정도면 어느 정도 일상 외출이 가능합니다. 물론 가까이서 보면 절개선에 약간 붉은 기가 남아 있을 수 있지만, 머리카락이나 옷차림으로 어느 정도 가릴 수 있습니다. 남자들은 조금 더 신중하게 계획을 잡아야 하죠.

흉터 관리를 위해서는 고압산소 치료나 LED, 흉터 레이저 등을 적극 권해드립니다. 절개 부위를 세심하게 청결 유지하고, 샴푸 시설을 활용해 감염을 예방하는 것도 중요합니다. 2~3개월 뒤면 흉터가 꽤 옅어지고, 6개월 정도 지나면 대부분 일상적인 거리에서 눈에 잘 띄지 않을 정도로 차분해집니다.

내원하기 전에 고객 스스로 미리 준비하면 좋은 것들이 있을까요? 예를 들면 금연·금주·약 복용 중단, 혹은 사진 자료 등이 필요한지요?

제일 중요한 건 금연과 금주입니다. 수술 전 적어도 2주에서 한 달 전에는 줄이거나 끊으시는 게 좋습니다. 흡연은 혈관 수축을 일으켜 회복력을 떨어뜨리고, 음주도 염증 가능성을 높이기 때문입니다. 또, 특정 약물(혈액순환제나 항응고제 등)을 복용 중이면 상담 시 꼭 알려주셔야 합니다. 필요하다면 일정 기간 복용을 중단하거나 처방을 조정할 수 있습니다.

사진 자료도 도움이 됩니다. 젊었을 때 내 얼굴 사진이나, 나는 이런 라인을 원한다는 레퍼런스 이미지를 가지고 오시면 수술 디자인을 더욱 명확히 공유할 수 있습니다. 다만, 본인의 해부학적 한계도 있기 때문에 사진대로 100% 동일한 결과를 낼 수는 없으니, 참고용으로 제시해 주면 좋습니다.

실리프팅은 1년 정도밖에 안 간다고 하셨는데, 그래도 부담이 적어서 선택하는 사람들이 많습니다. 만약 실리프팅만으로는 부족한 경우, 어떤 보완책이나 대안을 권유하나요?

실리프팅의 장점은 큰 절개 없이 비교적 간단히 리프팅 효과를 얻을 수 있다는 점입니다. 하지만 그 효과가 길어봐야 1~2년이고, 특히 피부 처짐이 심한 사람들에게는 한계가 분명하죠. 만약 연령대가 아직 젊고,

처짐 정도가 심각하지 않다고 판단되면, 한두 번은 실리프팅으로 커버하는 것도 나쁘지 않습니다. 대신 여러 번 반복하다 보면 피부가 유착되거나 내부조직 손상을 입을 수 있어 장기적으로 안면거상을 고려해야 하는 시기가 분명히 옵니다.

제 개인적인 권유는 처짐이 분명해지기 시작했다면 실리프팅보다는 안정적이고 오래 가는 안면거상술을 고려해보는 게 궁극적으로 경제적이고 만족도도 높다는 겁니다. 물론 최종 결정은 고객이 부담 없는 쪽을 선택하실 수도 있지만, 저는 상담 과정에서 장단점을 솔직히 알려드립니다.

전체적으로 고객들이 성형외과 전문의를 꼭 찾아야 한다는 걸 잘 모르기도 합니다. 원장님 보시기에 안면거상술만큼은 특히 전문의와 상담해야 하는 이유가 있을까요?

안면거상술은 얼굴 전체 해부학을 이해해야 하고, 피부·지방·근막층·신경·혈관 등 민감한 구조를 다룹니다. 조금만 무리하면 신경 손상이나 심각한 비대칭, 흉터 문제가 생길 수 있는 수술이죠. 그렇기 때문에 전문적인 해부학 지식과 오랜 경험이 필수적입니다.

또, 수술 후 회복 과정에서도 정확한 판단으로 흉터 관리·부작용 대처를 해야 하는데, 전문의라면 이런 부분을 체계적으로 지원할 수 있습니다. 안면거상술은 의료진 실력 차이가 크게 느껴지는 분야라고 해도 과언이 아닙니다. 그래서 저는 당연히 성형외과 전문의와 꼭 상의하라고 강조합니다.

요약하자면, 안면거상술은 단순한 리프팅이 아니고, 얼굴과 목, 스마스층을 포괄하는 큰 수술입니다. 오랜 시간 공들여 배우고 실제 임상에서 수백·수천 건을 해본 의료진이 집도해야 기대하는 결과와 안정성을 모두 잡을 수 있습니다.

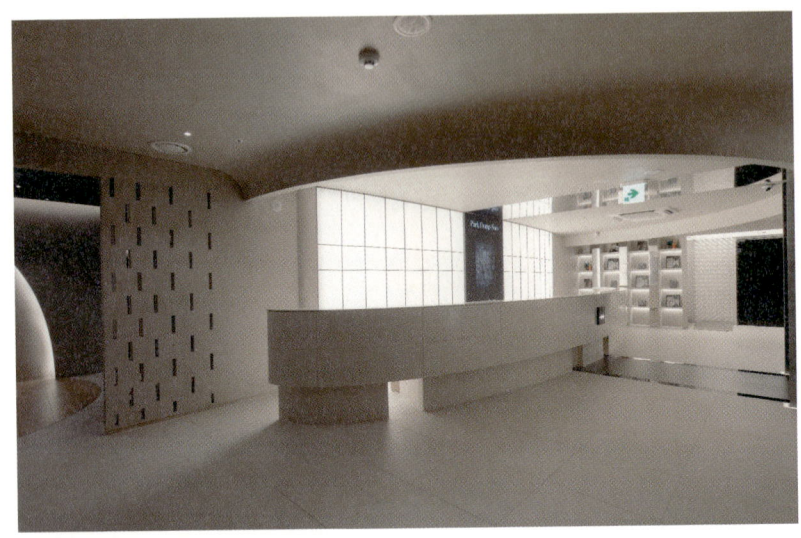

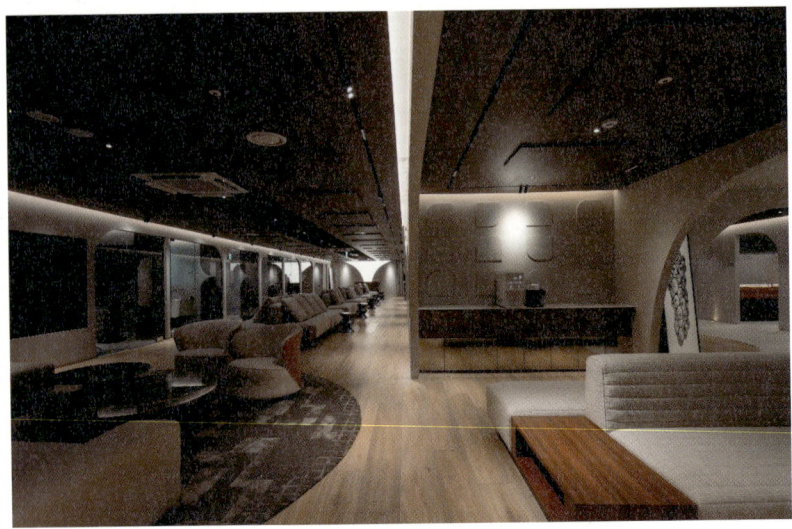

신상성형외과 내부

CURRICULUM VITAE

서경희 / Seo, KyeongHee M.D., PhD
전문의

1. 경력 및 이력
- 아이러브강남의원 대표원장

- 저서: 티 나지 않게 예뻐지는 그녀들의 비밀

- 대한비만미용학회 정회원
- 대한비만연구의사회 정회원
- 대한미용성형레이저의학회 정회원
- 국제미용성형외과학회 정회원
- 국제모발이식학회 정회원
- 대한 항노화학회 정회원
- 한국태반의료연구회 정회원

2. 진료철학
고객이 아름답게 변화된 모습을 보며 행복해하는 순간이 저에게 가장 큰 기쁨과 보람입니다. 오늘도 아름다움을 꿈꾸며 병원을 찾으시는 분들에게 행복을 전할 수 있음에 진심으로 감사하며, 그 소중한 순간에 함께할 수 있는 것 자체를 큰 축복이라 생각합니다. 아름다움이란 각자 다르게 정의될 수 있지만, 그것이 가져오는 미소와 자신감, 그리고 일상의 행복은 누구에게나 공통적입니다. 제가 이 일을 사랑하고 자부심을 느끼는 이유는 바로 그 행복한 변화를 함께 만들어 갈 수 있기 때문입니다.

- 홈페이지: https://ilovegangnam.com
- 인스타그램: instagram.com/ilove_gangnam
- 카카오톡채널: @아이러브강남
- 유튜브(감성닥터 서경희): www.youtube.com/@ilovegangnam_
- 네이버블로그: https://blog.naver.com/ilovegangnam1

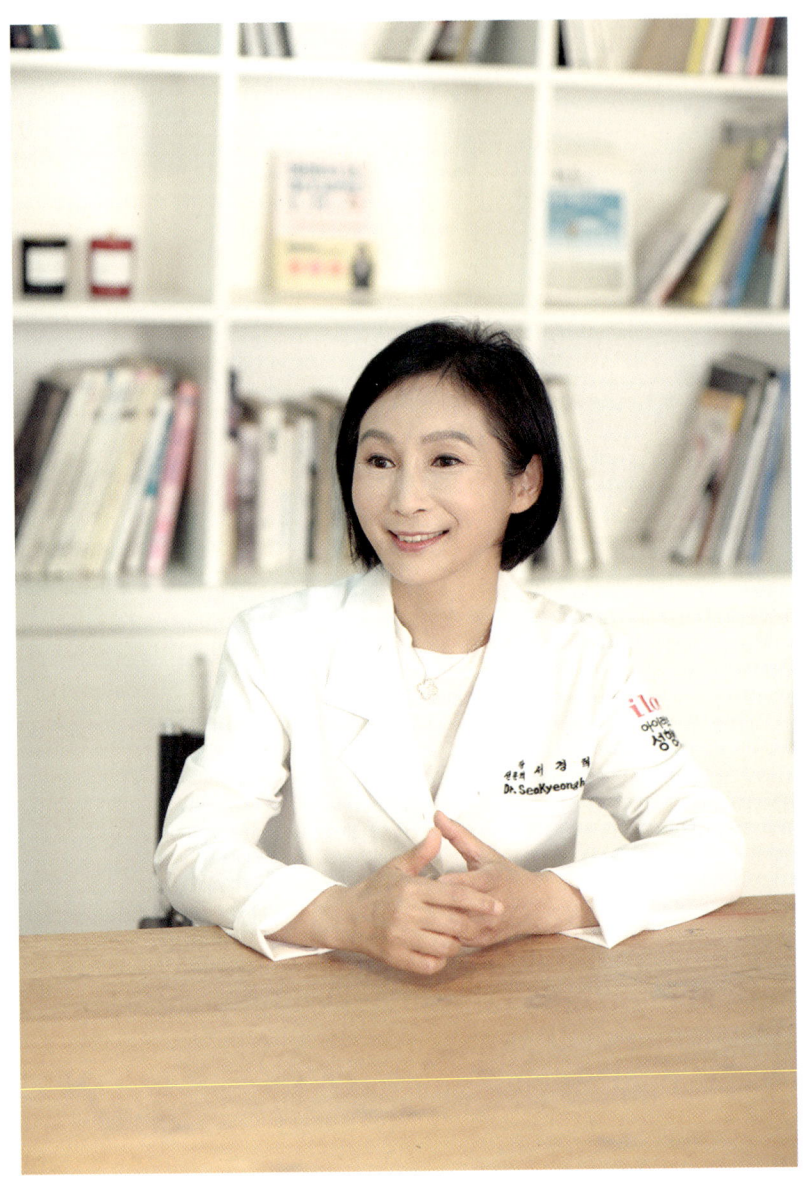

아이러브강남의원 서경희 원장

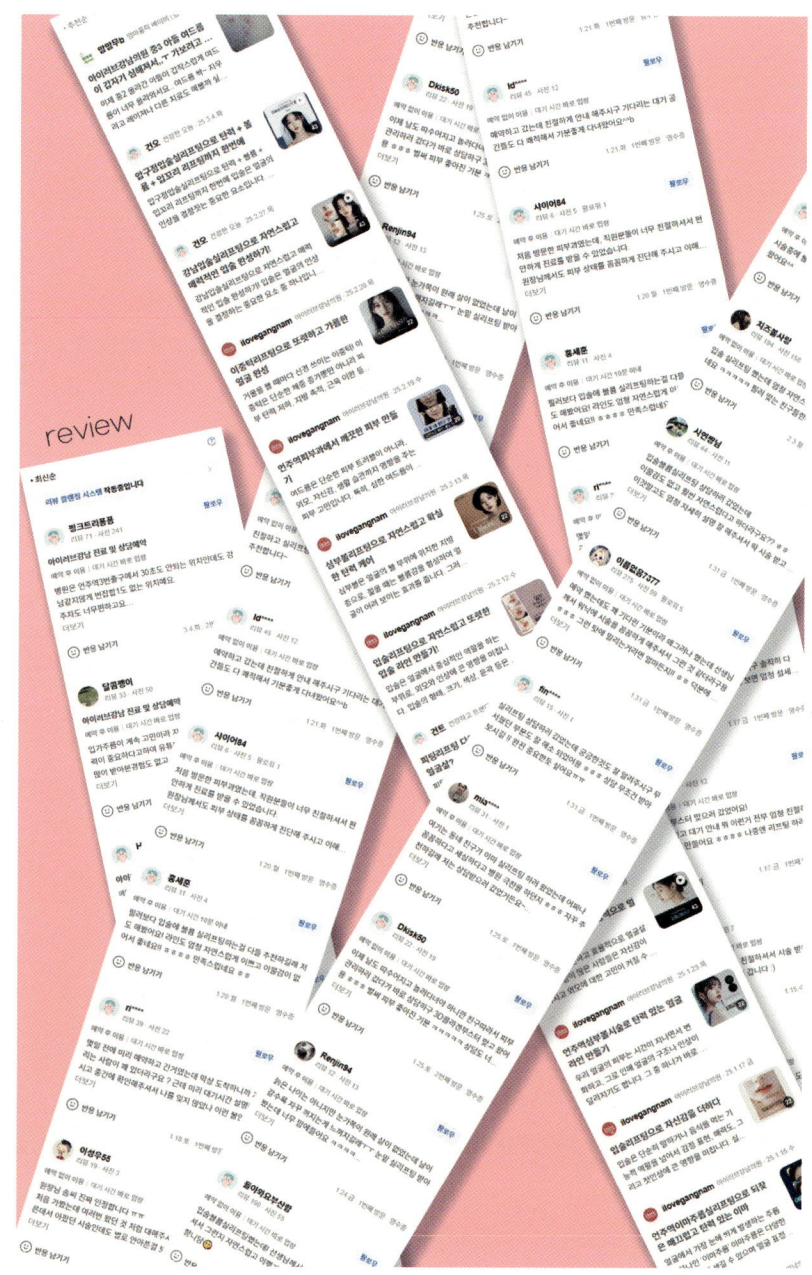

review

서경희 원장

실리프팅, 절개 없이도 가능한 얼굴의 섬세한 리프팅

최근 들어 얼굴의 처짐이나 주름을 개선하는 방법으로 비수술적인 '실리프팅'이 큰 인기를 끌고 있습니다. 이전에는 얼굴이 처지거나 윤곽이 무너지면 대부분 수술적 방법을 먼저 떠올렸지만, 요즘은 일상생활로 빠르게 복귀할 수 있고 자연스러운 결과를 얻을 수 있는 비수술적 방법을 더 선호하는 추세입니다.

아이러브강남의원 서경희 원장은 "고객 개개인의 피부 상태, 처짐의 정도, 고민 부위에 따라 최적화된 실리프팅 디자인을 하는 것이 가장 중요하다"고 강조합니다. 무조건적으로 실을 많이 넣거나 지나치게 당기기보다는 연령대별 피부 노화의 특성과 얼굴의 해부학적 구조를 꼼꼼히 파악하여 자연스럽고 아름다운 결과를 만드는 것이 핵심이라는 설명입니다.

특히 최근에는 연령과 무관하게 20대부터 60대 이상까지 다양한 연령층이 실리프팅을 통해 얼굴의 세부적인 문제들을 해결하고 있습니다. 예를 들어, 20~30대의 젊은 층에서도 매부리코 교정이나 낮은 콧대를 높이는 코 실리프팅을 적극적으로 찾는가 하면, 40대 이후부터는 처진 턱선, 이중턱, 심술보를 교정하여 얼굴선을 정리하는 목적으로 실리프팅을 선택하는 고객들이 많아졌습니다. 또한 60대 이상의 고객은 눈꺼풀 처짐으로 인해 생긴 이마의 주름 개선까지도 실리프팅으로 간편하게 해결하는 사례가 늘고 있습니다.

실리프팅이 가진 가장 큰 장점 중 하나는 바로 '맞춤형 시술'입니다. 실의 종류와 길이, 삽입 부위 등을 세밀하게 디자인 할 수 있어 개인별 특성과 필요에 정확하게 맞출 수 있습니다. 또한 피부 처짐의 정도나 두께, 얼굴의 해부학적 특성에 따라 필러, 보톡스 등 다양한 추가 시술과 병행하면 더욱 만족스러운 결과를 얻을 수 있습니다. 수술을 원하지 않거나 긴 회복기간이 부담스러운 고객들도 짧은 시술 시간과 자연스러운 변화라는 장점 덕분에 만족도가 높습니다.

그러나 실리프팅은 무조건 많은 양의 실을 삽입한다고 해서 좋은 결과를 얻는 것은 아닙니다. 서경희 원장은 "적절한 피부층과 방향으로 정확하게 실을 넣어야 자연스러운 리프팅 효과가 오래 지속된다"며 "해부학적 이해와 숙련된 테크닉을 갖춘 전문 의료진의 섬세한 시술이 매우 중요하다"고 강조합니다.

다음에 소개될 네 가지 사례는 실제로 서경희 원장이 직접 시술한 사례들로, 연령대와 고민 부위가 서로 다른 고객들이 어떻게 실리프팅을 통해 피부 고민을 해결하고 만족감을 얻었는지 구체적으로 보여줄 것입니다. 다양한 연령대의 얼굴 고민을 해결할 수 있는 실리프팅의 실제 효과와 장점을 확인해 보시기 바랍니다.

사례 1 : 40대 후반 여성의 얼굴 전체 실리프팅

[고민] 깊어지는 팔자주름과 무너지는 얼굴선에 대한 스트레스

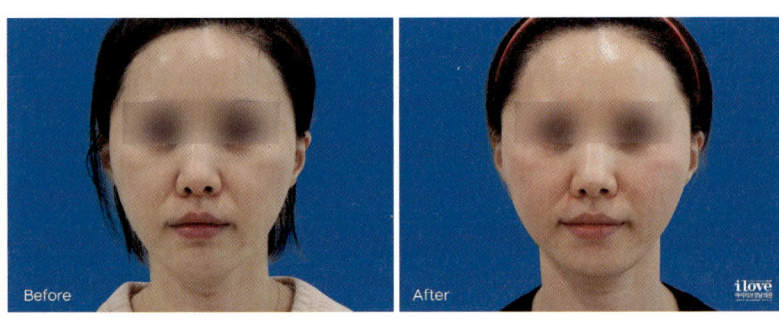

　40대 후반의 김지영(가명, 49세) 씨는 최근 들어 점점 깊어지는 팔자주름과 턱 아래에 나타난 심술보, 그리고 얼굴선이 전체적으로 무너져 내려 고민이 컸습니다. 이전에는 피부 탄력이나 주름이 눈에 띄지 않아 크게 신경 쓰지 않았지만, 나이가 들면서 얼굴 윤곽이 무너지고 전체적으로 얼굴이 커 보인다는 느낌이 들어 자신감이 떨어졌다고 합니다. 특히 주변 지인들과 찍은 사진에서 자신의 처진 얼굴선이 유독 두드러져 보여 스트레스가 더욱 커졌다고 이야기했습니다. 평소 기초 화장품 관리나 간단한 피부과 관리를 꾸준히 해왔지만, 근본적으로 처진 얼굴선을 회복하는 데는 한계를 느껴 적극적인 개선 방법을 찾고자 병원을 방문하게 되었습니다.

[진단] 전반적인 피부 처짐과 윤곽 무너짐이 나타난 상태

김지영 씨의 피부 상태를 면밀히 진단한 결과, 전형적인 중년기의 노화 현상인 피부 탄력 저하와 얼굴 전체적인 처짐이 나타났습니다. 특히 팔자주름 부위와 턱 라인 아래 심술보 부위에 피부 처짐이 심했고, 얼굴 윤곽 라인 자체가 흐트러져 있었습니다.

(1) 피부 탄력 저하: 나이가 들며 콜라겐과 엘라스틴 감소로 피부 전체의 탄력이 떨어져 있었습니다.
(2) 팔자주름 심화: 입 주변 팔자주름이 깊어지며 얼굴의 인상이 더 나이 들어 보이고 피곤해 보이는 효과를 주고 있었습니다.
(3) 심술보 및 턱 라인 처짐: 볼살과 턱살이 처지며 얼굴의 하부가 더욱 무겁고 둔탁해 보였습니다.

서경희 원장은 이러한 고민을 해결하기 위해 PDO와 PCL 19G 100mm를 활용한 실리프팅으로 심술보 및 턱 라인을 교정하고, Jamber 23G 60mm를 사용해 팔자주름 부위를 효과적으로 리프팅하는 복합적인 시술 계획을 세웠습니다.

[시술 과정] PDO·PCL 실을 이용한 맞춤형 리프팅

(1) 시술 디자인과 준비

처진 피부의 방향과 상태를 고려하여 얼굴 전체를 자연스럽게 리프팅할 수 있도록 맞춤형 디자인을 진행했습니다. 특히 팔자주름과 턱 라인 개선에 중점을 두었으며, 개개인의 얼굴형과 피부 상태에 최적화된 실의 길이와 종류를 선정했습니다.

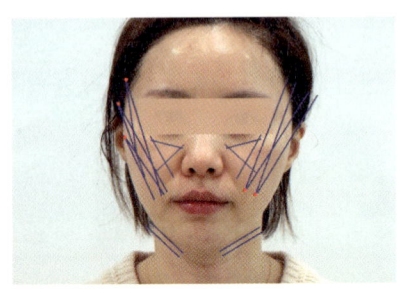

(2) 시술 절차

심술보 및 턱 라인 교정: PDO와 PCL 19G 100mm 실을 이용하여 처진 피부를 당겨 올리고, 턱선의 명확한 윤곽을 회복했습니다.

팔자주름 개선: Jamber 23G 60mm를 활용해 깊어진 팔자주름 부위를 집중적으로 당겨 피부를 고정하고, 콜라겐 생성을 유도하여 탄력 개선 효과를 높였습니다.

(3) 시술 시간 및 통증 관리

전체 시술 시간은 1시간 내외였으며 국소 마취를 통해 통증과 불편함을 최소화하여 고객이 편안하게 시술받을 수 있도록 했습니다.

[후관리] 지속적 피부 관리를 통한 장기적인 유지 효과

김지영 씨에게 시술 후 지속적인 피부 관리의 중요성을 안내했습니다. 피부의 탄력과 시술 효과를 장기간 유지하기 위해 스킨부스터와 같은 피부 영양 공급 시술이나 고주파(RF)·초음파(HIFU) 등 EBD(에너지 기반 장비) 치료를 매달 혹은 3개월 주기로 꾸준히 받을 것을 권장했습니다. 피부 관리를 지속적으로 하면 콜라겐 재생 촉진과 탄력 유지에 도움을 줘 시술 효과를 더욱 오래 유지할 수 있기 때문입니다.

[결과] 처진 얼굴 라인의 뚜렷한 개선과 자신감 회복

시술 후 김지영 씨는 가장 고민했던 팔자주름과 처진 심술보 부위가 확연히 개선된 것을 직접 눈으로 확인할 수 있었습니다. 무너졌던 턱선 역시 깔끔하게 정리되어 얼굴 전체적으로 더욱 어려 보이고 선명한 인상을 가지게 되었습니다. 지영 씨는 자신감을 회복하고 주변 사람들에게서도 "피부가 좋아졌다", "더 어려 보인다"는 긍정적인 평가를 받으며 높은 만족감을 표현했습니다. 특히 사진을 찍을 때 이전처럼 스트레스를 느끼지 않고 자연스럽게 웃을 수 있게 되었다며 큰 기쁨을 전했습니다.

이 사례는 단순히 피부 표면 관리만으로 해결되지 않았던 얼굴의 처짐 현상을 실리프팅을 통해 효과적으로 개선한 대표적인 예로 평가됩니다. 초기 시술과 장기적인 피부 관리가 함께 이루어졌을 때, 나이에 상관없이 생기 있는 얼굴을 유지할 수 있다는 사실을 잘 보여줍니다.

사례 2: 40대 중반 여성의 실리프팅을 통한 이중턱 및 턱선 교정

[고민] 40대 들어 가속화된 이중턱과 무너진 턱 라인에 대한 고민

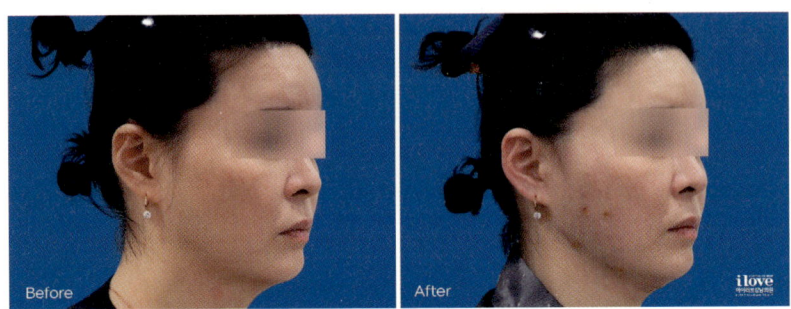

　유영아(가명, 45세) 씨는 평소 피부에 관심이 많아 필러, 보톡스, 스킨부스터 등의 피부과 시술을 꾸준히 받아왔습니다. 하지만 30대 후반부터 조금씩 고민이었던 이중턱과 처진 턱선이 40대가 되면서 더욱 심해져 큰 스트레스를 받고 있었습니다. 특히 옆모습을 보았을 때 턱과 목의 경계가 거의 사라지고 얼굴 하부의 처짐이 두드러지면서 전체적인 인상이 나이 들어 보이고 무거워 보여 자신감이 떨어졌다고 합니다. 지방흡입이나 수술적인 방법은 피하고 싶었고, 최소한의 비수술적 방법으로 자연스러우면서도 확실한 개선을 원해 실리프팅 시술을 선택하게 되었습니다.

[진단] 처짐이 가속화된 하관 피부와 심화된 이중턱

　영아 씨의 피부 상태와 얼굴 윤곽을 진단한 결과, 전형적인 40대 중반의 피부 처짐 증상이 나타나 있었습니다. 특히 얼굴 아래쪽으로의 피부 처짐이 뚜렷했으며, 턱선과 목선의 경계가 무너져 이중턱이 더욱 부각된 상태였습니다.

(1) 하관 처짐: 피부 탄력 저하로 인해 턱 아래 피부가 처지고 무너져 윤곽이 흐려졌습니다.
(2) 이중턱 심화: 지방층과 피부가 함께 처져 목과 턱의 경계가 불분명해졌으며, 목이 두꺼워 보이는 효과를 주고 있었습니다.
(3) 심술보 강조: 피부가 처지면서 입가와 턱 주변의 심술보가 더욱 부각되어 얼굴의 균형감과 전체적 인상이 무너졌습니다.

서경희 원장은 고객의 요청대로 수술적 방법을 제외하고, 비수술적 실리프팅만을 이용하여 최대한의 개선 효과를 얻기로 하였습니다.

[시술 과정] 턱과 귀 뒤쪽을 연결하는 복합적 실리프팅

(1) 맞춤형 디자인

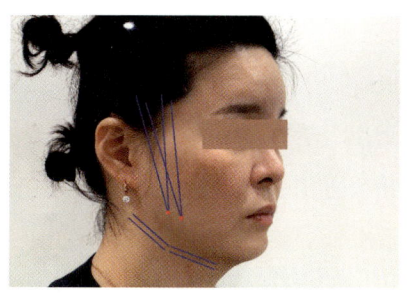

영아 씨의 처진 피부와 얼굴형을 고려하여 턱선 아래쪽에서 귀 뒤쪽까지 피부를 당겨 올리는 실리프팅 디자인을 세웠습니다. 특히 이중턱과 무너진 턱선을 교정하는 데 중점을 두고, 심술보 개선을 위한 추가적인 리프팅 실 사용하기로 하였습니다.

(2) 시술 절차

　턱 라인 및 이중턱 교정: PDO실을 이용하여 턱 아래에서부터 귀 뒤쪽까지 피부를 당겨 올려 턱과 목선의 경계를 뚜렷하게 만들었으며 측면에서의 턱선이 선명해지고 이중턱의 두드러짐이 감소하게 되었습니다.

　심술보 추가 교정: 측면에서는 턱선 개선만으로 만족스러웠으나 정면에서 볼 때 심술보가 눈에 거슬려, 추가적으로 심술보 전용 리프팅 실을 삽입해 얼굴의 앞모습까지 균형감을 잡아주었습니다.

(3) 시술 소요 시간과 회복

　전체 시술 시간은 40~50분 정도였으며, 비수술적 방법으로 시술 직후 일상생활 복귀가 가능하도록 국소마취와 세심한 관리가 이루어졌습니다.

[후관리] 추가 시술과 장기 관리 제안

　유영아 씨에게 실리프팅의 장기적인 효과 향상을 위해 시술 후 꾸준한 피부관리와 추가적인 시술를 안내했습니다. 특히 이중턱의 지방층이 두꺼운 경우, 향후 지방흡입이나 지방분해주사, 인모드, 고주파 리프팅 등과 같은 추가적 시술을 받는다면 더욱 극대화된 개선 효과를 기대할 수 있다고 조언했습니다. 또한, 실리프팅은 시술 직후에도 효과가 있지만, 시술 후 3개월까지 지속적으로 콜라겐 재생이 이루어져 시간이 지날수록 피부 탄력과 리프팅 효과가 더욱 선명해진다는 점을 안내하여 장기적인 관리의 중요성을 강조했습니다.

[결과] 매끈해진 턱 라인과 선명한 얼굴 윤곽

시술 후 1~3개월 동안 꾸준히 개선되는 자신의 턱선을 확인할 수 있었습니다. 이전에 불분명했던 턱과 목의 경계가 다시 선명하게 드러났고, 이중턱이 상당히 개선되어 전체적으로 얼굴이 더 작고 슬림해 보이는 효과를 얻었습니다. 유영아 씨는 특히 옆모습에서 이전보다 날렵한 턱선을 가지게 되어 큰 만족감을 표현했으며, 주변 사람들로부터 얼굴이 더 어려 보이고 생기 있어졌다는 긍정적인 평가를 받게 되어 매우 기뻐했습니다. 얼굴 윤곽 개선으로 자신감이 높아져 사람들과의 만남이나 사진 찍는 일이 더 이상 스트레스가 아닌 즐거운 일상으로 바뀌었다고 합니다.

이 사례는 비수술적 실리프팅만으로도 충분히 만족스러운 결과를 얻을 수 있음을 보여주며, 장기적인 관리와 추가 시술이 병행된다면 더욱 탁월한 개선 효과를 누릴 수 있다는 점에서 의미 있는 결과라 할 수 있습니다.

사례 3: 20대 후반 여성의 실리프팅을 통한 낮은 코와 매부리코 교정

[고민] 수술 없이 낮은 콧대와 매부리코를 개선하고 싶은 바람

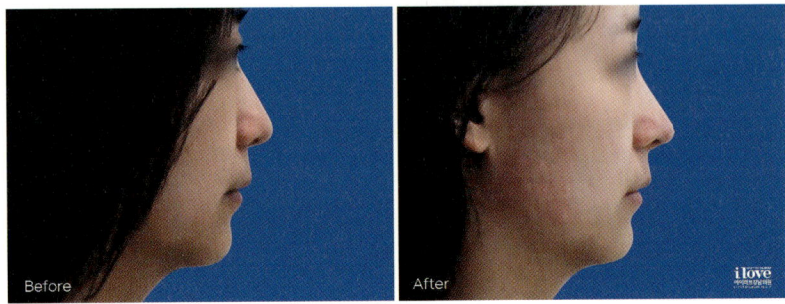

김소은(가명, 29세) 씨는 낮은 코와 매부리코, 그리고 얇은 콧등 피부 때문에 오랫동안 외모에 자신감을 가지지 못하고 있었습니다. 특히 정면뿐 아니라 옆모습에서도 콧대가 낮고 매부리가 도드라져 보이는 것이 큰 스트레스였다고 합니다. 수술적 교정은 부담스러워 꼭 필요한 경우가 아니라면 최대한 피하고 싶었고, 필러나 실과 같은 간단한 시술로 자연스럽게 개선될 수 있기를 원했습니다. 시술을 통해 콧대 라인이 선명해지고 자연스러운 볼륨이 생겼으면 하는 기대를 가지고 병원을 찾았습니다.

[진단] 낮고 울퉁불퉁한 콧대, 그리고 얇은 피부가 주는 제한점

진단한 결과, 김소은 씨는 일반적인 콧대 높임뿐 아니라 매부리코의 울퉁불퉁한 라인을 매끄럽게 정리하는 것이 중요했습니다. 그러나 얇은 콧등 피부 때문에 시술에 신중한 접근이 필요했습니다.

(1) 낮은 콧대와 매부리의 복합성

낮은 콧대를 높이려면 일반적으로 필러를 사용하지만, 필러를 과도하게 주입할 경우 옆으로 퍼지면서 '아바타 코'라 불리는 뭉툭한 느낌의 부자연스러운 콧대가 될 가능성이 있었습니다. 또한 매부리의 돌출을 지나치게 덮으려다가 자칫 과도하게 높은 콧대로 이어질 수도 있었습니다.

(2) 얇은 피부의 한계

피부가 얇은 콧등은 실을 삽입할 때 실의 윤곽이 비치거나 만져질 수 있는 단점이 있었습니다. 너무 선명하거나 날카로운 느낌을 줄 수 있어 자연스러운 결과를 얻기 위한 섬세한 디자인이 필요했습니다.

이와 같은 복합적 문제를 고려하여 필러만으로 교정하기보다는 실리프팅으로 먼저 모양을 잡고, 필요하면 필러를 소량 추가하는 복합적 시술을 제안했습니다.

[시술 과정] 실리프팅과 필러의 조합을 통한 맞춤형 코 교정

(1) 디자인과 준비

낮은 콧대를 높이는 동시에 매부리 부위를 최대한 자연스럽게 덮는 형태로 실리프팅 디자인을 결정했습니다. 특히 피부가 얇다는 점을 고려하여 PDO와 PCL 등 다양한 실을 조합하여 최대한 자연스러운 라인을 만들 수 있도록 했습니다.

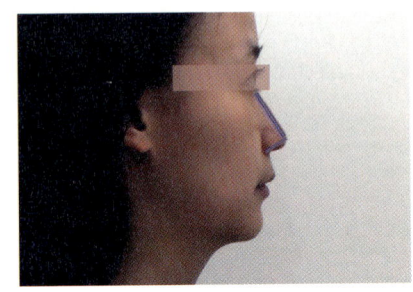

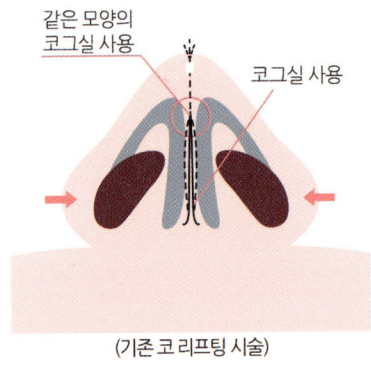

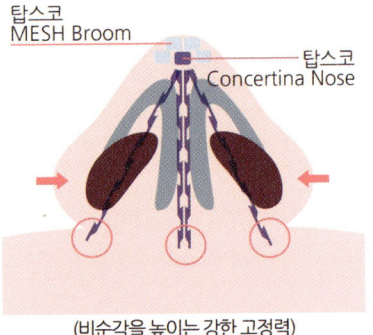

(2) 시술 절차

콧대 높임 및 매부리 교정: PDO와 PCL을 조합하여 테스리프트 ND 2줄과 탑스코 PCL 60mm 2줄을 콧대 부위에 삽입했습니다. 이를 통해 자연스러운 높이와 함께 매부리 부위가 매끈하게 덮이도록 했습니다.

코기둥 강화: 콧대뿐 아니라 코기둥이 낮아 전반적으로 코가 낮아 보이는 것을 개선하기 위해, NC 실 2줄과 탑스코 PCL 40mm 2줄을 추가하여 코끝과 코기둥 부위를 세워 코의 전체적인 균형을 잡았습니다.

(3) 피부 얇음으로 인한 추가 시술

시술 후 실이 육안으로 비치지는 않았지만, 피부가 얇아 만졌을 때 다소 이질적인 느낌이 있었습니다. 이에 추가로 엘란쎄 필러 0.5cc를 얇게 덧입혀 콧대의 촉감을 보다 자연스럽게 만들었으며, 이 과정에서 더욱 매끄럽고 완성도 높은 결과를 얻을 수 있었습니다.

[후관리] 꾸준한 관리와 선택적 추가 시술 안내

시술 후 관리의 중요성을 안내하며 시술 직후에도 만족스러운 결과가 나타나지만, 피부 상태에 따라 필러를 추가하거나 실을 추가로 삽입하는 등 단계적인 보완 시술이 가능하다고 설명했습니다. 특히 비수술적 시술의 장점으로 상태 변화에 따라 유연하게 후속 관리를 할 수 있다는 점을 강조했습니다.

[결과] 자연스럽고 매끈하게 교정된 콧대와 높아진 자신감

김소은 씨는 실리프팅과 필러를 병행한 시술 후 즉각적으로 콧대가 자연스럽게 높아지고, 고민하던 매부리 라인이 부드럽게 교정된 것을 확인했습니다. 특히 옆모습에서 이전과는 확연히 달라진 부드럽고 선명한 코 라인에 크게 만족했습니다. 피부가 얇아 걱정했던 문제는 엘란쎄 필러를 추가함으로써 자연스럽게 해결되었고, 촉감까지 개선되어 더 큰 만족감을 느꼈습니다. 주변에서도 "코가 예뻐졌다", "얼굴이 입체적으로 바뀌었다"는 긍정적인 평가가 이어졌고, 덕분에 외모 스트레스가 크게 줄어들고 자신감을 얻었다고 합니다.

이 사례는 비수술적 시술이 가진 장점인 개인 맞춤형 접근과 단계적 보완의 유연성을 잘 보여주는 예입니다. 특히 피부가 얇고 복합적인 문제가 있는 경우에도, 전문가의 정교한 진단과 맞춤형 시술 설계로 자연스러운 개선이 충분히 가능하다는 사실을 입증한 의미 있는 사례라고 평가할 수 있습니다.

사례 4: 60대 여성의 이마 실리프팅을 통한 이마 주름 개선

[고민] 심한 눈꺼풀 처짐과 이마 주름으로 인한 불편함

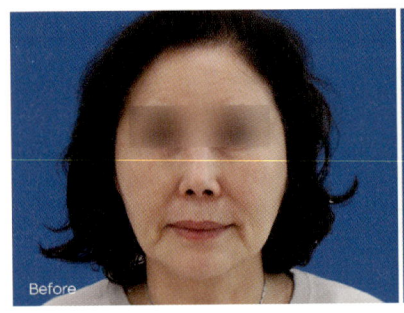
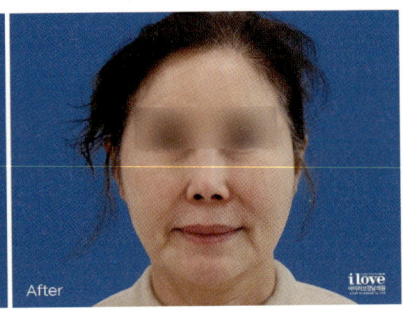

박혜진(가명, 61세) 씨는 과거 상안검 수술을 받았지만, 최근 나이가 들면서 피부의 노화가 급격히 진행되어 눈꺼풀이 다시 처지기 시작했습니다. 특히 처진 눈꺼풀로 인해 눈을 제대로 뜨기가 불편해지면서 눈썹을 습관적으로 위로 올리는 행동을 자주 하게 되었고, 그 결과 이마에 깊고 뚜렷한 가로주름이 생겨 큰 고민이 되었다고 합니다. 이러한 주름과 처짐은 박혜진 씨를 실제 나이보다 더 나이 들어 보이게 하고 피곤한 인상을 주었으며, 일상생활에서도 불편함을 느끼게 했습니다. 수술적인 방법보다는 가급적 간단한 시술로 자연스럽게 개선되기를 희망했습니다.

[진단] 심한 눈꺼풀 처짐으로 인한 보상 작용과 이마 주름

진단 결과, 혜진 씨의 주된 문제는 눈꺼풀 피부의 처짐으로 인해 눈을 뜰 때 눈썹을 과도하게 사용하는 '보상 작용'에서 비롯된 것이었습니다. 피부가 얇고 탄력을 잃어 눈꺼풀이 심하게 처지면, 이를 보상하려고 눈썹을 과도하게 들어 올리게 되고, 이러한 반복적인 행동이 결국 이마의 깊은 주름을 만드는 원인이었습니다.

(1) 눈꺼풀 처짐과 눈썹의 과도한 사용
눈꺼풀이 처지면 눈을 뜨기 위해 눈썹을 지속적으로 올리게 되어, 이마 근육이 과도하게 수축하면서 가로 주름이 심해지게 됩니다.

(2) 불균형한 눈썹 높이

　지속적인 보상 작용으로 눈썹을 들어 올리는 근육의 힘이 양쪽에서 균일하지 않아 시간이 갈수록 눈썹 높이가 비대칭적으로 바뀌게 되고, 심한 경우 얼굴 표정 자체가 어색하고 피곤해 보이는 인상을 줄 수 있습니다.

　이런 문제를 한 번에 개선하기 위해 눈썹에서부터 이마 헤어라인까지 실리프팅을 시행하여 눈꺼풀 처짐과 이마 주름을 동시에 개선하는 방법을 선택했습니다.

[시술 과정] 눈썹부터 헤어라인까지의 이마 실리프팅

(1) 맞춤형 디자인 설계

　눈썹과 눈꺼풀의 처짐을 개선하고 동시에 이마의 깊은 가로 주름을 완화하기 위해 눈썹 위에서부터 헤어라인까지 피부를 당겨 올리는 형태로 실리프팅 디자인을 세웠습니다.

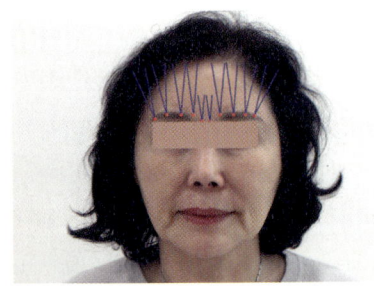

(2) 시술 절차

　이마 전체 리프팅: 19G 65mm double PDO 실을 한쪽당 4줄씩 눈썹 위에서 헤어라인 방향으로 삽입하여 처진 피부를 당기고 탄력을 복

원했습니다. 이를 통해 눈꺼풀의 처짐이 완화되고 눈썹 사용이 덜 필요하도록 했습니다.

미간 부위 추가 개선: 눈썹 주변과 미간 부위의 세밀한 주름과 피부 처짐을 개선하기 위해 탑스코 PCL 40mm 실을 미간에 2줄 추가로 사용하여 전체적인 인상을 부드럽고 자연스럽게 만들었습니다.

(3) 시술 소요 시간과 회복 관리

전체 시술은 1시간 내외로 진행되었으며, 국소 마취를 통해 통증을 최소화하여 시술 후 곧바로 일상생활로 복귀할 수 있도록 했습니다.

[결과] 눈꺼풀 처짐의 현저한 개선과 매끄러워진 이마

박혜진 씨는 시술 후 눈뜨기가 훨씬 편안해지고 눈썹을 들어 올리는 습관이 현저하게 줄었다고 합니다. 그 결과 고민이던 이마의 깊고 뚜렷한 가로 주름이 눈에 띄게 완화되었으며, 전체적인 얼굴 표정이 한결 밝아지고 부드러워졌습니다. 특히 눈썹 높이의 비대칭도 상당히 개선되어 얼굴의 균형이 좋아졌으며, 주변 지인들도 "얼굴이 밝아졌다", "표정이 편안해 보인다"는 긍정적인 반응을 보였습니다.

박혜진 씨는 기대했던 것 이상의 결과에 매우 만족했습니다. 수술 없이 간단한 시술만으로도 일상생활의 불편함을 덜어주고 심미적인 개선 효과까지 함께 가져온 것이 큰 장점으로 다가왔습니다.

이번 사례는 눈꺼풀 처짐으로 인해 발생한 '보상 작용(눈썹을 과도하게 들어 올리는 습관)'을 근본적으로 개선하여 이마 주름까지 효과적으로 완화한 의미 있는 사례입니다. 눈꺼풀과 이마를 동시에 개선한 실리프팅은 단순한 미용적 효과를 넘어, 근육의 습관적 사용을 줄이고 얼굴의 자연스러운 표정을 되찾게 해주는 결과를 가져왔습니다. 이 사례를 통해 수술적 방법 없이도 맞춤형 실리프팅을 통해 노화로 인한 복합적인 문제들을 성공적으로 해결할 수 있다는 점이 입증되었습니다.

실리프팅, 단순함 속에 숨겨진 디테일

세대와 취향을 초월한 실리프팅, 왜 이토록 사랑받을까?

[실리프팅의 강점, 수술 없이도 눈에 띄는 변화]

실리프팅은 의료용 실을 이용해 피부조직을 당기고, 그 과정에서 콜라겐 생성을 촉진하여 탄력을 부여하는 비교적 간단한 시술입니다. 이 시술이 대중의 관심을 받는 데에는 여러 이유가 있겠지만, 크게 세 가지로 요약할 수 있습니다. 우선, 절개가 필요한 큰 수술이 아니라는 점에서 부담이 훨씬 적고, 윤곽 수술이나 안면거상처럼 긴 회복 기간이나 높은 비용을 감당해야 하는 상황을 피할 수 있습니다. 또한, 시술 후 1~2주 정도면 멍이나 붓기가 대부분 호전되어 일상으로 복귀하기가 수월하다는 점도 매력적이죠. 그리고 볼이나 턱선, 목 같은 곳을 올리는 목적뿐 아니라 코나 미간 등 섬세한 부위까지 교정할 수 있어 다양한 세대가 관심을 갖게 되었습니다.

이처럼 실리프팅은 의외로 폭넓은 부위에 적용할 수 있는데, 그중에서 눈여겨볼 만한 것이 이마 실리프팅입니다. 나이가 들면서 눈이 처지면 상안검 수술을 생각하기도 하지만, 수술 후 인상이 바뀌거나 시간이 지나 다시 처지는 문제가 생길 수 있습니다. 이마에 실을 넣어 올려주는 방법은 눈썹에서 자입점을 잡아 헤어라인까지 실을 삽입해 자연스럽게 윗부분을 들어 올리는 방식인데, 상투를 틀었을 때처럼 이마가 시원하게 당겨지면서 눈매도 또렷해지는 효과를 기대할 수 있습니다. 흔히 40대 이상이 되면 상안검을 고민하는 분들이 많은데, 이마 실리프팅을 택하면 수술 없이도 처진 눈이 개선되고, 무의식적으로 눈썹을 치켜뜨는 습관이 줄어들어 이마에 생기는 가로주름까지 완화되는 사례가 자주 보고됩니다. 20~30대라도 약간의 안검하수나 처진 눈매가 신경 쓰일 경우, 굳이 수술을 고민하기보다 실리프팅으로 만족할 만한 결과를 얻는 예도 적지 않습니다.

눈가나 이마 외에 코를 교정하는 용도로 실을 활용하는 것도 흥미로운 부분입니다. 기존에는 수술이 아니면 코 모양을 바꾸기 어렵다고 여겨졌지만, 어느 정도 낮거나 휘어진 코라면 실리프팅으로도 꽤 만족스러운 결과를 얻을 수 있습니다. 길이가 짧은 코나 콧대가 살짝 꺾인 정도라면 수술이 아닌 실로 높이와 라인을 교정하는 방식이 상대적으로 부담도 적고 회복도 빠른 편입니다. 필러를 넣다가 염증이나 이물감 문제를 겪는 경우도 있는데, 이런 부작용을 우려하는 분들이 실리프팅을 고려하는 추세가 점점 늘어나는 분위기죠.

입술 역시 필러만 생각하는 경우가 많지만, 스프링실(잼버)을 활용하면 입술 라인을 또렷하게 하고 약간의 탄력을 부여해 자연스러운 볼륨감을 형성할 수 있습니다. 이 방법으로 라인이 정돈되면 입술 주변 잔주름이나 비대칭이 어느 정도 개선되는 이점도 얻을 수 있습니다. 게다가 볼이나 턱선, 무턱 교정에도 실을 적용하면 필러로만 해결했을 때보다 처짐 없이 깔끔하게 라인을 살리는 것이 가능해집니다. 필러는 일정 용량 이상 주입하면 부자연스럽거나 무겁게 보이기 쉬운데, 실은 적절한 각도와 위치를 디자인해 넣으면 오히려 더 견고하고 매끄러운 윤곽이 완성되곤 합니다.

이러한 다양한 시술 부위와 기법은 실의 종류가 계속 늘어나고, 재질과 구조가 발전하고 있다는 사실과도 관련이 깊습니다. PCL, PDO 같은 재질은 녹는 데 걸리는 기간과 피부 처짐 정도가 달라서 시술자의 노하우에 따라 여러 실을 병행하거나 다른 주사·장비 시술과 함께 활용하기도 합니다. 특히 수술이 꺼려지거나 수술 흉터를 두려워하는 사람들에게, 실리프팅은 상당히 현실적인 대안입니다. 수술급으로 극적인 변화를 원하는 경우에는 한계가 있을 수 있으나 피부 처짐이나 윤곽 개선을 적당한 수준에서 자연스럽게 추구한다면 기대 이상의 결과를 얻을 가능성이 큽니다.

결과적으로 실리프팅은 절개 없이도 분명히 눈에 띄는 변화를 만들어 내고, 회복 속도가 빨라서 현대인의 라이프스타일에 적합하다는 장점이 있습니다. 특히 이마나 눈가, 코처럼 수술 후 변화에 대한 부담이 큰 부위를 비교적 가볍게 교정할 수 있다는 점에서 인기가 높아지고 있습니다. 필요한 곳에만 정확히 실을 넣고, 추가로 필러나 보톡스, 초음파·고주파 시술 등을 병행하면 시너지 효과를 얻기도 쉽습니다. 물론 개인의 피부 상태나 개선 목표에 따라 적절한 계획을 세우고 시술 후 관리까지 챙겨야 최상의 결과에 가까워지지만, 시간이 지나도 자연스럽고 티가 잘 나지 않으면서도 확연한 변화를 원하는 사람들에게 실리프팅은 앞으로도 유효한 선택지가 될 것입니다.

[폭넓은 연령층과 부위를 아우르는 맞춤형 시술]

실리프팅은 20~30대 젊은 층부터 중장년층까지 폭넓은 계층에서 관심을 받고 있습니다. 먼저, 20~30대의 경우 얼굴 라인을 더욱 또렷하게 만들거나 코를 살짝 교정하려는 목적이 많습니다. 양악이나 광대 축소같이 뼈를 깎는 수술은 드라마틱한 효과가 있는 반면, 회복 기간이 길고 부작용 위험도 커 부담을 느끼는 이들이 적지 않습니다. 이에 비해 '실로 당기는 시술이라면 비용과 위험 부담이 훨씬 적지 않을까?'라는 인식이 확산되면서 젊은 층에서도 실리프팅에 대한 거부감이 크게 줄어들었습니다. 실제로 진료실에서는 20대 초중반 환자들이 "큰 수술 대신, 자연스럽게 살짝 교정하고 싶다"라고 상담하는 사례가 많이 늘고 있죠.

중장년층 이상에서는 안면거상 수술에 대한 고민이 많지만, 막상 수술로 이어지는 경우가 상대적으로 적은 편입니다. 수술 비용과 회복 기간이 만만치 않기 때문입니다. 하지만 실리프팅은 효과가 6개월에서 최대 1~2년까지 유지되는 편이어서 일단 살짝 올려본 뒤에 더 필요하면 추가 시술을 받는다는 식으로 단계적 조절이 가능합니다. 이는 한 번에 모든 것을 결정해야 하는 수술적 방법과 달리, 상황에 맞춰 얼굴의 변화를 모니터링하며 보강할 수 있다는 점에서 장점이 큽니다.

[더 알아보기] 실리프팅 FAQ

Q1. 실리프팅은 정확히 무엇을 하는 시술인가요?

A. 의료용 특수 실(주로 녹는 실)을 얼굴이나 목 등 원하는 부위에 삽입해 처진 조직을 당기는 동시에 콜라겐 생성을 촉진하는 시술입니다. 실이 피부 속에서 '지지대' 역할을 해주어 즉각적인 리프팅 효과가 나타나고, 실이 분해되면서 유도되는 콜라겐 덕분에 탄력 유지에도 도움을 받을 수 있죠.

Q2. 시술 시간은 얼마나 걸리고, 회복 기간은 어느 정도인가요?

A. 시술 부위나 난이도에 따라 다르지만, 보통 30분에서 1시간 정도가 소요됩니다. 일상 복귀까지 특별히 긴 시간이 필요하지는 않지만, 멍과 붓기가 생기면 대략 1~2주 이내에 가라앉는 편이죠. 빠른 경우에는 시술 직후 바로 일상생활을 하는 고객도 많습니다.

Q3. 시술받을 때 통증은 어느 정도인가요?

A. 국소마취(혹은 부분마취)와 도포마취 크림 등을 사용하기 때문에 시술 중 통증은 상대적으로 경미한 편입니다. 삽입 직후

몇 시간에서 며칠간 약간의 당기는 느낌이나 멍, 압통이 있을 수 있으나 대부분 참을 수 있는 정도로 보고됩니다. 통증에 민감한 편이라면 미리 의사와 상의해 충분한 마취 방법을 적용할 수 있습니다.

Q4. 실리프팅은 얼마나 오래 유지되며, 재시술은 언제 해야 하나요?

A. 사용된 실의 재질과 환자의 피부 상태, 생활 습관 등에 따라 다르지만, 보통 6개월에서 최대 1~2년까지 효과가 유지됩니다. 실이 체내에서 녹고 난 뒤에도 일정 기간 콜라겐 생성 효과가 이어지므로, 시술 직후처럼 뚜렷한 리프팅은 아니어도 탄력이 이전보다 개선된 상태가 유지되는 경우가 많죠. 재시술 시기는 개인차가 있으므로, 효과가 떨어졌다고 느끼면 의사와 상의해 결정하면 됩니다.

Q5. 실리프팅 시 주의해야 할 부작용이나 위험성은 무엇인가요?

A. 혈관을 막아서 괴사가 일어나는 등의 위험성은 필러나 다른 시술에 비해 낮은 편입니다. 그러나 시술자의 숙련도나 고객 체질에 따라 시술 부위가 울퉁불퉁하거나 실이 일부 노출되거나 미세한 감염이나 염증이 생길 가능성은 있습니다. 또한 멍, 부종, 뻐근함 등은 일반적인 회복 과정의 일부이므로 보통

1~2주 안에 호전됩니다. 예상치 못한 이상 증상이 길게 지속되면 반드시 병원에 내원해야 합니다.

Q6. 실이 체내에서 녹는다고 하는데, 안전한 재질인가요?

A. 대부분의 병원에서 사용하는 실은 흡수성(녹는) 재질로, PDO(Polydioxanone), PLLA(Poly L-Lactic Acid), PCL(Polycaprolactone) 등이 대표적입니다. 이는 의료용 봉합실로도 오랫동안 쓰이던 안전한 재료이며, 일정 기간이 지나면 자연스럽게 분해·배출되죠. 다만, 드물게 알레르기 반응이나 염증 반응이 생길 수 있으니 시술 전 병력이나 민감도를 꼼꼼히 확인하는 과정이 필요합니다.

Q7. 다른 시술(필러·보톡스·고주파 등)과 병행해도 되나요?

A. 병행 시술은 종종 '시너지 효과'를 낼 수 있습니다. 예컨대 콜라겐 생성을 높이는 주사나 초음파·고주파 장비(울쎄라, 인모드 등)를 병행하면 피부 탄력을 더 오래 유지하고 지방 축소를 유도해 얼굴 윤곽을 정리할 수 있습니다. 시술 순서나 간격은 의사마다 조금씩 다르니 병행 여부를 결정할 때는 반드시 주치의와 상의해야 합니다.

Q8. 실리프팅 후 관리법이 궁금합니다.

A. 시술 다음 날부터는 가벼운 세안이나 메이크업이 가능하나 첫 며칠은 과도한 압박이나 엎드려 자는 자세 등 실에 무리가 가는 행동을 피하는 편이 좋습니다. 또한 술·담배는 혈액순환을 저하시켜 회복을 늦출 수 있으므로 최소 1~2주는 자제하는 게 바람직합니다. 시술 부위에 미세한 통증이 남아 있거나 멍이 보이는 시기에는 온찜질보다는 냉찜질이 붓기 완화에 도움이 됩니다.

[실리프팅이 사랑받는 이유, '부담은 줄이고 효과는 높이는!']

실리프팅의 인기는 다양한 부위를 세밀하게 개선할 수 있는 기능성과 '자연스러운 결과'를 추구하는 현대인의 미적 욕구가 절묘하게 맞물린 결과로 볼 수 있습니다. 팔자 주름, 이마, 눈가, 목선은 물론 코 모양의 보정까지 가능하기 때문에 비교적 간단한 시술만으로도 만족도가 높고, 최근에는 남성 환자층도 꾸준히 증가하는 추세입니다. 30~40대 직장인 남성들 사이에서는 주말이나 점심시간을 활용해 턱선이나 얼굴 라인을 교정하고, 길어야 며칠 안에 멍과 붓기가 가라앉아 곧바로 업무에 복귀할 수 있다는 점이 특히 긍정적으로 받아들여지고 있습니다.

무엇보다 페이스 실리프팅 시술은 즉각적인 효과로 바쁜 현대인들에게 큰 매력으로 다가오고 있습니다. 시술 직후부터 눈에 띄게 리프팅된 모습을 확인할 수 있어, 일상 복귀 전까지 오래 기다릴 필요가 없습니다. 또한 결과가 자연스럽게 연출되기 때문에 과거처럼 수술 후 표정이 어색해지거나 인상이 확 달라지는 부담이 적습니다. 일상생활로 빠르게 돌아갈 수 있는 짧은 회복 시간 역시 큰 장점으로, 직장인이나 시간적 여유가 없는 사람들에게는 이상적인 시술 방식입니다. 가격적인 면에서도 전통적인 성형 수술보다 부담이 덜해, 다양한 경제적 배경을 가진 이들이 시술을 고려하게 됩니다.

안전성과 부작용 최소화 역시 페이스 실리프팅이 매력적으로 다가오는 이유 중 하나입니다. 요즘에는 생체 흡수성 실이 주로 쓰이는데, 시간이 지나면서 체내에서 자연스럽게 분해되므로 이물감이나 염증 같은 문제가 예전에 비해 현저히 줄어들었습니다. 이러한 안전성은 연령대에 상관없이 시술을 결정하는 데 있어 중요한 요소로 작용합니다. 게다가 개인의 얼굴 구조와 피부 상태에 맞춰 맞춤형 시술이 가능하기 때문에 사람마다 원하는 이미지와 개선 부위를 디테일하게 설정할 수 있습니다. 이는 세대와 취향을 초월해 더 많은 이들이 실리프팅 시술을 찾게 되는 이유가 되기도 하죠.

뿐만 아니라, 자연스러운 아름다움을 추구하는 미용 트렌드와도 잘 맞아떨어진다는 점도 빠질 수 없습니다. 셀럽과 인플루언서들이 수술보다 부담이 적고, 실제 표정이 어색하지 않은 실리프팅 시술을 받은 후의 모습을 공개하거나 소개하면서 대중의 관심이 더욱 높아졌습니다. 외모 개선이 가져다주는 심리적 안정감과 자신감 향상은 모든 연령대에서 중요한 요인인데, 실리프팅은 비교적 가볍게 이 혜택을 누릴 수 있는 방법으로 자리매김하고 있습니다.

결국 실리프팅이 폭넓게 사랑받는 이유는 수술 수준의 변화를 훨씬 적은 부담으로 기대할 수 있다는 점에 있습니다. 시술 후 붓기나 멍이 생긴다고 해도 대부분 1~2주 이내에 호전되는 편이라, 직장인들도 주말을 활용해 부담 없이 도전할 수 있습니다. 이미 외모에 대한 관심이 전 세대적으로 높아진 상황에서 자연스럽게 어려 보이거나 얼굴 라인을 살짝 다듬고 싶은 이들에게 실리프팅은 합리적인 비용 대비 만족도가 뛰어난 선택지로 인식되고 있습니다. 즉각적이면서도 자연스럽고, 회복이 빠른 편이며, 안전성과 맞춤형 설계가 가능하다는 점은 이 시술이 세대와 취향을 초월해 꾸준히 사랑받는 결정적인 이유가 되고 있습니다.

자연스러움의 미학, 과하지 않은 리프팅이 대세

최근 미용 트렌드의 핵심은 '어디가 달라졌는지 확실히 말하기 어렵지만, 분명히 좋아 보이는' 자연스러운 변화에 대한 선호입니다. 과거에는 눈에 띄게 확 달라지는 수술적 접근이 주류를 이뤘으나, 요즘은 주변인들이 알아차리지 못할 정도의 미묘한 개선이 이상적이라는 인식이 확산되고 있습니다. 실제로 상담 현장에서 "친구들이 '뭔가 예뻐졌네?'라고 느끼긴 하지만, 구체적으로 어디를 시술했는지는 모를 정도로 자연스럽게 변화를 주고 싶다"는 요청을 자주 받습니다.

이러한 흐름 속에서 실리프팅은 과하지 않은 리프팅을 구현하는 대표적 방법으로 주목받고 있습니다. 뼈를 깎거나 크게 절개하지 않으므로 수술 자국에 대한 부담이 적을 뿐 아니라, 살짝 얼굴이 올라간 느낌만 주면서도 인상 전체를 한층 또렷하고 젊어 보이게 만듭니다. 시술 직후에는 멍이나 부종이 발생할 수 있지만, 보통 일주일 정도 지나면 자연스러운 상태로 돌아와 주변인들은 "피부가 좋아졌네?" 혹은 "윤곽이 부드러워 보인다" 정도로만 인지하는 경우가 많습니다.

[기술적 발전과 안전성: 녹는 실부터 콜라겐 촉진까지]

실리프팅이 주목받는 또 다른 이유는 안전성에 있습니다. 예를 들어, 필러 시술은 드물지만 혈관 폐색으로 인한 괴사 등의 치명적 부작용이 보고될 수 있습니다. 반면, 실리프팅은 혈관 속에 주입하는 방식이 아니기 때문에 혈관 폐색과 같은 심각한 문제 발생률이 훨씬 낮습니다. 다만, 시술자의 숙련도가 떨어지거나 환자의 피부가 극도로 얇은 경우, 실 끝이 살짝 드러나거나 알레르기 반응이 생길 가능성이 있으므로, 고객 개개인의 상태와 의사의 기술 수준을 세심하게 고려해야 합니다.

오늘날 실리프팅의 기술적 발전은 그 효과를 한층 자연스럽고 오래가도록 돕고 있습니다. 예전에는 비(非)흡수성 실을 사용해 시술 후 제거가 어려운 사례가 적지 않았으나, 현재는 대부분 '녹는 실(흡수성 실)'을 사용하고 있습니다. 또한 단순히 가시처럼 돌기가 있는 실에서 더 나아가, 메쉬(그물) 형태나 여러 가닥을 꼬아 만든 실 등이 등장해 피부 접촉 면적을 넓히고 콜라겐 생성을 촉진하도록 설계되었죠. 이는 탄력과 지속성을 동시에 높여주어 이전보다 확실히 더 자연스럽고 오래 유지되는 리프팅 효과를 기대할 수 있습니다.

[맞춤형 시술의 미래, '티 나지 않는 개선'을 향해]

실리프팅은 단순히 '노화나 처짐을 해결하고 싶지만, 본인의 본모습이 크게 달라지는 건 부담스럽다'는 심리를 충족시키면서도 경제·심리·기술적 측면에서 모두 합리적인 해답을 제시합니다. 특히 반영구적 혹은 영구적 수술 대신 일정 기간마다 보완 시술을 통해 유지하는 방식을 선호하는 라이프스타일이 확산되면서 이러한 '티 나지 않는 개선'은 앞으로도 이어질 가능성이 매우 높습니다.

물론 간단한 시술처럼 보여도 전문의의 숙련된 기술과 세심한 설계가 필수적입니다. 개개인의 피부 상태와 탄력도, 목표하는 이미지 등을 충분히 고려해 어떤 부위를 어떻게 당길지, 어떤 종류의 실을 사용할지 결정해야 최적의 결과를 얻을 수 있습니다. "자신에게 정말 필요한 정도만 받되, 충분히 상담하고 계획을 잡아 시술하라"는 전문가 조언이 중요한 이유도 여기에 있습니다.

결국, 과하지 않으면서도 자연스럽고 만족스러운 리프팅 효과를 얻으려는 욕구는 인체 본연의 노화 과정을 부담 없이 개선하고자 하는 현대인의 바람을 잘 반영한 결과입니다. 실리프팅은 향후 기술적 완성도가 더욱 높아짐에 따라 안정성과 자연스러움을 한층 더 강화할 것으로 기대됩니다. 이처럼 진화하는 시술 환경 속에서 원하는 이미지를 얻고자 하는 많은 이들에게 실리프팅은 매력적이면서도 실효성 높은 선택지로 자리매김할 것입니다.

[더 알아보기] 리프팅 실 브랜드 종류

1) 블루로즈(BIUE ROSE)는 PDO(Polydioxanone) 성분으로 만들어진 몰딩 코그실로, 강력한 리프팅 효과와 피부 탄력 개선을 제공하는 실리프팅 제품입니다. 이 실은 특히 360도 입체 돌기가 있어 피부 조직을 강하게 당기고 고정하는 데 탁월합니다.

주요 특징
· 안전성: FDA와 KFDA 승인을 받은 제품으로, 체내에서 자연스럽게 흡수됩니다.
· 강력한 리프팅 효과: 몰딩 코그실 구조로 피부를 강하게 당기고 고정하여 처진 피부를 개선합니다.
· 유지 기간: 보통 6개월에서 12개월 정도 효과가 지속됩니다.
· 다양한 적용 부위: 얼굴 윤곽, 턱선, 팔자주름 등 다양한 부위에 사용 가능합니다.

2) **테스리프트(TESS LIFT)**는 세계 최초로 스캐폴드(Scaffold) 기술을 개발하여 상용화한 리프팅 실 브랜드입니다. 이 제품은 피부 리프팅과 재생을 동시에 목표로 하며, 최소 침습 방식으로 효과적인 결과를 제공합니다.

주요 특징
- 스캐폴드 기술: 피부 조직을 지지하고 리프팅 효과를 극대화하는 혁신적인 기술입니다.
- 재생 효과: 콜라겐 생성을 촉진하여 피부 탄력을 개선하고, 자연스러운 리프팅 효과를 제공합니다.
- 다양한 적용 부위: 얼굴뿐만 아니라 목, 턱선 등 다양한 부위에 사용 가능합니다.
- 글로벌 인증: CE 인증을 포함한 다양한 국제 인증을 보유하고 있어 안전성과 신뢰성을 보장합니다.

테스리프트는 특히 피부 재생과 리프팅을 동시에 원하는 분들에게 적합하며, 시술 후 회복 기간이 짧아 일상생활에 큰 지장을 주지 않는다는 장점이 있습니다.

3) **엘라스티(ELASTIQUE)**는 글로벌 메디컬 에스테틱 브랜드로, 주로 흡수성 봉합사와 히알루론산 필러를 제공하며, 피부 리프팅과 탄력 개선을 위한 다양한 제품을 보유하고 있습니다.

이 브랜드는 특히 PNET™ 기술을 사용하여 안전성과 효과를 극대화한 제품을 개발하는 것으로 알려져 있습니다.

주요 특징
· 흡수성 봉합사: PDO, PCL, PLCL 등 다양한 소재로 제작된 실을 제공하며, 시술 목적에 따라 최적의 제품을 선택할 수 있습니다.
· 히알루론산 필러: 피부 탄력과 볼륨을 개선하는 데 사용되며, FDA 및 CE 인증을 받은 안전한 제품입니다.
· 다양한 시술 기기: 캐뉼라, 니들 등 특수한 의료 기기를 통해 정밀한 시술이 가능합니다.

엘라스티는 특히 안전성과 효과를 중시하며, 국내 식약처와 미국 FDA, 유럽 CE 인증을 받은 제품을 통해 신뢰를 얻고 있습니다.

4) **실루엣 소프트(SILHOUETTE SOFT)**는 PLLA(Poly-L-Lactic Acid) 성분으로 만들어진 흡수성 실과 특허받은 3D 콘(Cone) 기술을 활용한 프리미엄 리프팅 제품입니다. 이 제품은 피부를 들어 올리고 고정하여 즉각적인 리프팅 효과를 제공하며, 동시에 콜라겐 생성을 촉진하여 피부 탄력과 볼륨을 개선합니다.

주요 특징

- 3D콘 기술: 피부 조직을 효과적으로 잡아당기고 고정하여 강력한 리프팅 효과를 제공합니다.
- 흡수성 실: 체내에서 자연스럽게 흡수되며, 유지 기간은 약 12~18개월입니다.
- 다양한 라인업: 8콘, 12콘, 16콘 등 다양한 옵션으로 시술 목적에 맞게 선택 가능합니다.
- 안전성: CE 인증 및 식약처 허가를 받은 의료기기로, 안전성과 신뢰성을 보장합니다.

실루엣 소프트는 특히 얼굴 윤곽 개선과 피부 처짐 완화에 효과적이며, 자연스러운 결과를 원하는 분들에게 적합합니다.

5) 민트 실(MINT THREAD)은 PDO(Polydioxanone) 성분으로 만들어진 흡수성 실로, 강력한 리프팅 효과와 안전성을 자랑합니다. 이 실은 특히 360도 입체 돌기가 있는 몰딩 코그실 형태로, 피부 조직을 강하게 당기고 고정하여 처진 피부를 개선하는 데 탁월합니다

주요 특징

- 강력한 리프팅 효과: 돌기의 구조 덕분에 피부를 강하게 당기고 고정할 수 있어 즉각적인 리프팅 효과를 제공합니다.

- 안전성: FDA 승인을 받은 제품으로, 피부에 삽입 후 자연스럽게 흡수됩니다.
- 다양한 적용 부위: 얼굴 윤곽, 턱선, 심부볼 등 다양한 부위에 사용 가능합니다.
- 유지 기간: 보통 6개월에서 1년 정도 효과가 지속됩니다

6) 잼버(JAMBER THREAD)는 최근 실리프팅 시장에서 주목받고 있는 차세대 리프팅 실로, 기존 리프팅 실과는 다른 독특한 스프링 형태로 설계되어 있으며, 리프팅뿐만 아니라 볼륨감과 콜라겐 생성 효과까지 제공합니다.

주요 특징

- 스프링 구조: 잼버실은 스프링 형태로 되어 있어 피부 조직과 자연스럽게 유착되며, 콜라겐 생성을 촉진합니다.
- 캐뉼라 사용: 일반 니들 대신 캐뉼라를 사용하여 피부 손상을 최소화하고, 시술 후 멍과 붓기를 줄입니다.
- 다양한 효과: 리프팅, 타이트닝, 볼륨 증대 효과를 동시에 기대할 수 있습니다.
- 특수 코팅: 실 표면에 열처리를 통해 부드럽게 삽입되며, 시술 중 실이 풀릴 가능성을 줄입니다.

잼버실 종류

잼버실은 시술 부위와 목적에 따라 다양한 종류로 제공됩니다:

· JAMBER I: 얇은 피부 부위(눈가, 눈밑 등)에 적합.

· JAMBER F: 볼륨 증대와 복합 시술에 사용.

· JAMBER T: 강한 탄성력으로 코끝 등 특정 부위에 적합.

잼버실은 기존의 코그실과 비교해 더 자연스러운 리프팅과 볼륨 효과를 제공하며, 특히 피부 조직 손상을 최소화하는 점에서 차별화됩니다.

7) **탑스코(TAPS KO)**는 PCL(Polycaprolactone) 성분으로 만들어진 흡수성 실로, 주로 코 리프팅에 사용됩니다. 이 실은 비수술적 방법으로 코의 윤곽을 개선하며, 콧대와 코끝을 세련되게 교정하는 데 효과적입니다.

주요 특징

· PCL 성분: 기존 PDO 실보다 유지 기간이 길고, 콜라겐 생성을 촉진하여 피부 탄력과 볼륨을 개선합니다.

· 비수술적 시술: 절개 없이 간단한 시술로 빠른 회복이 가능하며, 이물감이 적습니다.

· 짧은 시술 시간: 20분 내외로 시술이 완료되며, 일상생활로의 복귀가 빠릅니다.

· 다양한 적용 부위: 복코, 낮은 콧대, 들창코 등 다양한 코 라인 의 교정에 적합합니다.

탑스코 실은 특히 자연스러운 코 라인을 원하는 분들에게 적합하며, 시술 후 콜라겐 생성을 통해 장기적인 효과를 기대할 수 있습니다.

8) **울트라-V(ULTRA-V)**는 PDO(Polydioxanone) 성분의 흡수성 실을 사용하는 리프팅 시술로, 피부 탄력 개선과 처진 부위의 리프팅에 효과적입니다. 이 시술은 비수술적 방식으로 진행되며, 피부에 삽입된 실이 콜라겐 생성을 촉진하여 장기적으로 피부 상태를 개선합니다.

주요 특징

· 안전성: FDA 및 국내 식약처 인증을 받은 제품으로, 체내에서 자연스럽게 흡수됩니다.
· 다양한 적용 부위: 얼굴 윤곽, 턱선, 목 등 다양한 부위에 사용 가능하며, 피부 탄력과 윤곽 개선에 효과적입니다.
· 빠른 회복: 시술 후 멍과 붓기가 적어 일상생활로의 복귀가 빠릅니다.
· 유지 기간: 보통 6개월에서 1년 정도 효과가 지속되며, 개인의 피부 상태와 콜라겐 생성 능력에 따라 달라질 수 있습니다.

울트라 V는 특히 자연스러운 리프팅 효과를 원하는 분들에게 적합하며, 시술 후 시간이 지남에 따라 피부 탄력이 더욱 개선되는 장점이 있습니다.

9) 오메가-V(OMEGA-V) 는 특수한 돌기가 있는 PDO(Polydioxanone) 성분의 흡수성 실로, 피부 리프팅과 탄력 개선을 위해 사용됩니다. 이 실은 장미 가시와 같은 구조로 설계되어 피부 조직을 강하게 당기고 고정하여 즉각적인 리프팅 효과를 제공합니다.

주요 특징
· 강력한 리프팅 효과: 특수 돌기 구조로 피부를 단단히 고정하여 처진 부위를 개선합니다.

· 안전성: 식약처에서 허가받은 의료기기로, 체내에서 자연스럽게 흡수됩니다.
· 짧은 시술 시간: 30분 내외로 시술이 완료되며, 회복 기간이 짧아 일상생활에 지장이 없습니다.
· 다양한 적용 부위: 얼굴 윤곽, 턱선, 팔자주름 등 다양한 부위에 사용 가능합니다.
· 유지 기간: 보통 1년 이상 효과가 지속되며, 개인의 피부 상태에 따라 달라질 수 있습니다.

오메가 V실은 특히 자연스러운 리프팅 효과와 함께 시간이 지나면서 콜라겐 생성을 촉진하여 피부 탄력을 더욱 강화합니다.

10) 콘셀티나(CONCELTINA)는 PDO(Polydioxanone) 성분으로 만들어진 흡수성 실로, 강력한 리프팅 효과와 피부 탄력 개선을 제공하는 실리프팅 제품입니다. 이 실은 사슬 모양으로 설계되어 피부 조직과의 밀착력을 높이고, 처진 부위를 효과적으로 당겨주는 특징이 있습니다.

주요 특징
· 사슬 구조: 피부를 강하게 고정하고, 리프팅 효과를 극대화합니다.
· 콜라겐 생성 촉진: 실이 체내에서 녹으면서 콜라겐 생성을 유도하여 피부 탄력을 장기적으로 개선합니다.
· 유지 기간: 보통 1년 이상 효과가 지속되며, 개인의 피부 상태와 생활 습관에 따라 달라질 수 있습니다.
· 다양한 적용 부위: 팔자주름, 턱선, 볼 처짐 등 다양한 부위에 사용 가능합니다.

장점
· 강한 고정력과 긴 유지 기간.
· 피부 톤 개선 및 탄력 증진.
· 비수술적 시술로 회복 기간이 짧음.

콘셀티나는 특히 처진 피부를 개선하고 자연스러운 리프팅 효과를 원하는 분들에게 적합합니다

11) 에피티콘(EQITICON)은 특수 리프팅 실로, 듀얼 액션(Dual Action) 기술을 활용하여 리프팅과 고정을 동시에 수행하는 혁신적인 제품입니다. 이 실은 피부 조직을 당기고 고정하는 데 탁월하며, 자연스러운 리프팅 효과와 함께 피부 탄력 개선을 제공합니다.

주요 특징
· 듀얼 액션 기술: 실에 있는 돌기가 리프팅과 고정을 동시에 수행하여 지속적인 효과를 제공합니다.

· 멀티 리프팅 유닛: 단방향 또는 양방향 실과 달리, 각 돌기가 독립적으로 작용하여 조직을 안정적으로 고정합니다.
· 콜라겐 생성 촉진: 체내에서 실이 흡수되면서 콜라겐 생성을 유도하여 피부 탄력을 장기적으로 개선합니다.
· 다양한 적용 부위: 얼굴 윤곽, 팔자주름, 턱선 등 다양한 부위에 사용 가능하며, 볼륨 증대 효과도 기대할 수 있습니다.

장점
· 자연스러운 리프팅 효과와 긴 유지 기간.
· 피부 조직 손상을 최소화하여 회복이 빠름.
· 다양한 피부 상태와 노화 증상에 맞춤형 적용 가능.

에피티콘은 특히 처진 조직을 개선하고, 볼륨이 필요한 부위에 조직을 모아주는 데 효과적입니다.

리프팅 실 형태

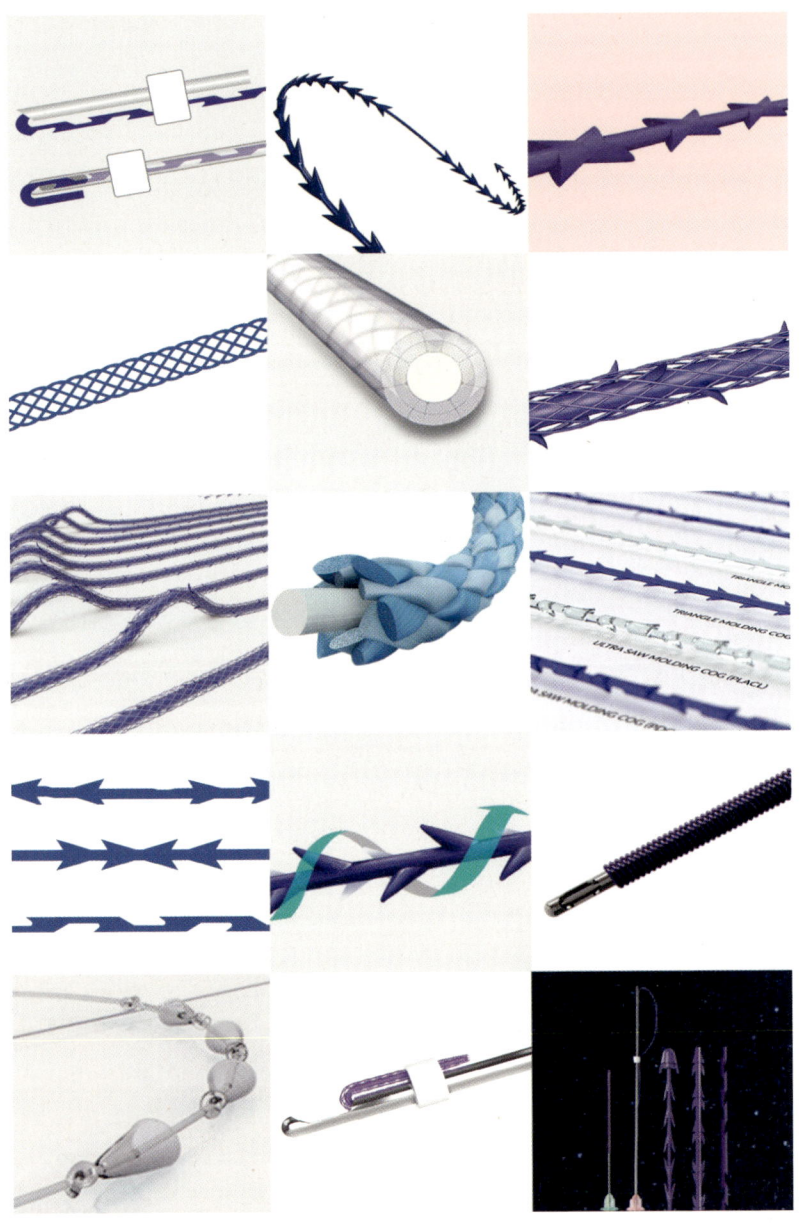

나의 얼굴에 딱 맞는, 맞춤 시술이 필요하다면?

[개인 맞춤 설계가 필수인 이유]

얼굴 리프팅 시술은 사람마다 원하는 이미지나 개선 포인트가 제각각이기에 단순히 몇 가닥의 실을 넣으면 된다는 공식으로는 만족스러운 결과를 얻기 어렵습니다. 특히 실리프팅은 의사의 디자인 능력과 섬세한 시술 기술이 매우 중요한 시술로 꼽히는데, 이는 곧 '개인화된 설계'의 중요성을 의미합니다.

사람의 얼굴은 뼈 구조, 근육 분포, 지방층의 두께, 피부 탄력도, 자주 짓는 표정까지 모두 달라, 같은 기법을 적용해도 개인마다 전혀 다른 결과가 나올 수밖에 없습니다. 예컨대 20~30대의 경우 비교적 탄력이 유지된 볼이나 코, 턱선 부위를 살짝만 당겨도 윤곽이 또렷해질 가능성이 높습니다. 반면 40~50대 이상에서는 볼 살이 처지거나 턱선 부근에 지방층이 늘어 있는 상황이 흔해 단순히 실을 몇 줄 넣는 것만으로는 기대치에 미치지 못할 수 있습니다. 이때는 콜라겐 합성을 활성화하는 추가 시술이나 초음파·고주파 장비를 활용해 지방량을 일부 줄이는 방안을 함께 고려해야 합니다.

[멀티 실리프팅과 부위별 맞춤 접근]

최근 실리프팅 분야는 '멀티(multi) 기법'의 시대에 접어들었습니다. 과거에는 일자형 실 혹은 단순 코그(cog) 형태의 실만 사용하는 경우가 많았지만, 이제는 메쉬(mesh) 형태나 여러 가닥을 꼬아 만든 복합 실, PCL(Polycaprolactone) 계열처럼 오래 유지되는 실 등 다양한 재료가 등장했습니다. 이를 적절히 조합하면 특정 부위에 최적화된 리프팅 효과를 극대화할 수 있죠.

예컨대 광대 주변에는 접촉 면적이 넓은 메쉬 실을 사용해 볼륨과 탄력을 함께 잡고, 턱선에는 갈고리 모양의 코그 실을 집중적으로 배치해 윤곽을 깔끔하게 정리하는 식입니다. 여기에 팔자 주름이나 얇은 주름이 눈에 띄는 부분에는 보다 가는 실을 촘촘히 넣어 미세한 꺼짐을 보완할 수 있습니다. 이처럼 한 번에 여러 종류의 실을 동시에 활용해 부위별로 세밀하게 타깃팅함으로써 얼굴 전반에 걸쳐 자연스럽고 조화로운 결과를 얻을 수 있는 것이 멀티 실리프팅의 큰 장점입니다.

하지만 이러한 장점을 제대로 살리려면 시술 전부터 '어떤 부위를 어떤 각도로 당길 것인지'에 대한 정확한 계획이 필요합니다. 환자가 거울을 보며 가장 신경 쓰는 부위와 의사가 전문가적 시각으로 진단했을 때 실제 개선 효과가 큰 부분이 다를 수 있기 때문입니다. 예를 들어, 턱 밑 지방이 두드러져 이중턱처럼 보이는 젊은 환자의 경우, 광대나 볼이 아닌 턱 밑 부위를 우선적으로 개선해야 인상이 확 달라집니다. 반면 볼살이 꺼져서 나이 들어 보이는 경우라면 실을 당기는 것만으로 부족하므로 필러나 지방이식 등을 병행해 혈색과 탄력을 함께 되찾아야 만족도가 높습니다.

[상담과 디자인를 통한 자연스러운 리프팅]

이렇듯 세밀한 부위별 접근이 가능해지는 만큼 정확한 진단과 충분한 상담은 시술 결과의 '반 이상'을 좌우한다고 해도 과언이 아닙니다. 얼굴 형태나 지방 분포뿐 아니라, 피부 두께·색소침착·흉터·콜라겐 생성 능력 등도 종합적으로 파악해야 하죠. 또한 나이가 들수록 단순한 당김만으로는 한계가 있을 수 있어 콜라겐 부스터(촉진제)나 필러, 영양 요법을 병행해야 하는 사례도 빈번하게 발생합니다.

나이에 따라 혹은 목표하는 이미지에 따라 접근법은 당연히 달라집니다. 확실하게 젊어 보이길 원하는 고객이 있는가 하면, 단지 주변에서 '살짝 좋아졌다'고 느낄 정도만 바라는 고객도 있기 때문입니다. 이런 개인별 차이를 제대로 반영하지 못하면 당김이 과도해 어색하거나 반대로 변화가 거의 느껴지지 않는 결과가 나올 수 있습니다.

결국, 실리프팅은 '다양한 실과 시술 기법을 어떻게 조합하느냐'에 따라 완성도가 크게 달라집니다. 의사가 여러 재료와 시술 노하우를 충분히 보유하고 있어야 필요하다면 필러·보톡스·고주파·초음파 등 다른 시술과도 접목해 시너지 효과를 높일 수 있습니다. 고객 역시 시술 전 원하는 이미지와 기대하는 효과를 구체적으로 의사와 공유함으로써 '나의 얼굴에 딱 맞는' 맞춤 디자인를 실현해야 합니다.

이처럼 꼼꼼히 준비하고 시술 과정을 제대로 디자인할 수 있다면 결과는 비로소 자연스럽고 생기 넘치는 리프팅 효과로 이어질 것입니다. 결국 중요한 것은 자신의 얼굴 상태와 목표를 명확히 파악하고, 전문의와 충분히 협의해 가장 이상적인 방법과 재료를 선택하는 일입니다. 그래야만 '한층 또렷해진 윤곽'과 '보다 밝아진 인상'을 부담 없이 누릴 수 있는, 진정한 의미의 맞춤형 리프팅을 완성할 수 있습니다.

[더 알아보기] 실 종류별 비교표

제시된 표는 대표적인 흡수성 실을 중심으로, 재질·유지 기간·특징 및 장단점을 간단히 비교한 자료입니다. 실제 시술 시에는 병원마다 사용하는 실의 브랜드나 형태(코그 형태, 메쉬 형태, 멀티 가닥 등)가 다를 수 있으므로, 의료진에게 정확한 정보를 확인하시길 권장합니다.

구분	주된 재질	흡수 여부	유지 기간	주요 특징	유의점
PDO (Polydioxa-none)	의료용 봉합사로 오랫동안 사용 안전성 검증	흡수성 (6~8개월 이내)	시술 후 약 6개월 ~1년	- 역사적으로 가장 많이 쓰인 재질로, 안전성과 친숙도가 높음 - 비교적 빠르게 녹아, 이물감이 적은 편	- 유지기간이 상대적으로 짧을 수 있음 - 탄력이 많이 떨어진 경우 단독 사용 시 부족할 수 있음
PLLA (Poly L-lactic Acid)	녹는 실 중에서도 장기지속형 재질	흡수성 (1~2년 이상)	시술 후 약 1~1.5년 (개인차 존재)	- 콜라겐 생성을 활발하게 유도 - 비교적 오랜 기간 지지 효과가 유지됨	- PDO에 비해 단가가 높은 편 - 삽입 후 초기에 당김이나 이물감이 있을 수 있음
PCL (Polycapro-lactone)	고분자 생분해성 소재 상대적 장기간 흡수	흡수성 (2년 전후)	시술 후 1~2년 이상 유지	- PLLA보다도 오래가는 편으로, 2년 이상 유지된다는 보고도 있음 - 콜라겐 생성 촉진 효과가 큼	- 실 두께가 상대적으로 굵거나, 비용이 높을 수 있음 - 과도한 삽입 시 뻣뻣함이 느껴질 수도 있음
혼합형 (PDO+PLLA 혹은 PDO+PCL 등)	여러 재질을 혼합해 각 재질의 장점 극대화	흡수성 (재질 복합적)	시술 부위·실 배합 따라 상이	- 다양한 재질의 특성을 조합해 중간 정도 지속력과 부드러움을 모두 노릴 수 있음	- 제조사·브랜드별 특성 차이가 큼 - 전문의 경험·지식이 중요 (부위별 맞춤 배치 필요)

유지 기간은 개인의 피부 상태, 시술자의 숙련도, 사후 관리 등에 따라 차이가 큽니다. 일부 병원에서는 PCL이나 PLLA를 '메쉬(그물형)'나 '멀티 가닥' 형태로 가공해 더 넓은 접촉 면적과 콜라겐 생성을 유도하기도 합니다. 병원마다 사용하는 브랜드나 재료가 다를 수 있으니, 시술 전 반드시 해당 병원에서 사용하는 실의 특징을 확인하는 것이 좋습니다.

[인터뷰]
자연스러운 아름다움의 기술, 실리프팅의 오늘과 내일

수술 없이 되찾는 젊음과 자신감

최근 들어 '수술하지 않고도 눈에 띄는 개선 효과'를 얻으려는 사람들의 욕구가 커지고 있습니다. 부담스러운 전신마취나 긴 회복 기간 없이 빠르게 일상생활로 복귀할 수 있는 미용 시술이 각광받는 흐름이죠. 이 가운데 실리프팅은 의료용 실을 이용해 얼굴과 목의 처짐을 개선하면서도 체내 콜라겐 생성을 유도해 탄력을 높이는 효과로 주목받고 있습니다. 비교적 짧은 시술 시간과 낮은 부작용 가능성, 그리고 다양한 연령대에게 폭넓게 적용할 수 있다는 점에서 실리프팅은 '비수술적 리프팅'의 대표 주자로 자리매김 중입니다.

한국, 실리프팅의 선두주자로 부상하다

K-뷰티의 위상이 전 세계적으로 확산되면서 한국의 섬세한 미용 시술 또한 세계적 경쟁력을 인정받고 있습니다. 과거에는 안면거상이나 윤곽 수술로만 해결 가능하다고 여겨졌던 리프팅을, 한국의 의료진들은 실 하나로 정교하게 해결하는 다양한 노하우를 쌓아 왔습니다. 여러 종류의 실(PDO·PLLA·PCL)과 세분화된

삽입 기법, 그리고 고객 개개인의 얼굴 구조를 고려한 맞춤형 설계가 결합해 자연스럽고도 뚜렷한 결과를 만들어냅니다.

맞춤형 설계가 만든 자연스러운 미학

실리프팅이 단순히 얼굴을 당기는 시술을 넘어, 예술적 감각과 기술력이 조화를 이루는 분야로 발전한 데에는 '맞춤형 디자인'이 핵심 역할을 했습니다. 광대, 턱선, 팔자 주름 등 부위마다 적합한 실의 종류와 시술 기법을 달리하고, 상황에 따라 필러·보톡스·고주파나 초음파 장비 시술과 병행해 최적의 시너지를 낼 수 있도록 설계하는 것이죠. 무엇보다 환자의 나이, 피부 탄력, 생활 습관을 면밀히 평가해 현실적인 기대치를 잡고, 부작용 없이 안전하고 자연스럽게 젊어지는 길을 안내한다는 점이 가장 큰 매력입니다. 이번 인터뷰를 통해 실리프팅이라는 기술이 어떻게 고객 개개인의 삶을 바꾸고 자신감을 불어넣는지, 그리고 앞으로 이 분야가 어떤 방향으로 진화할지 전문가의 이야기를 생생하게 만나볼 수 있습니다.

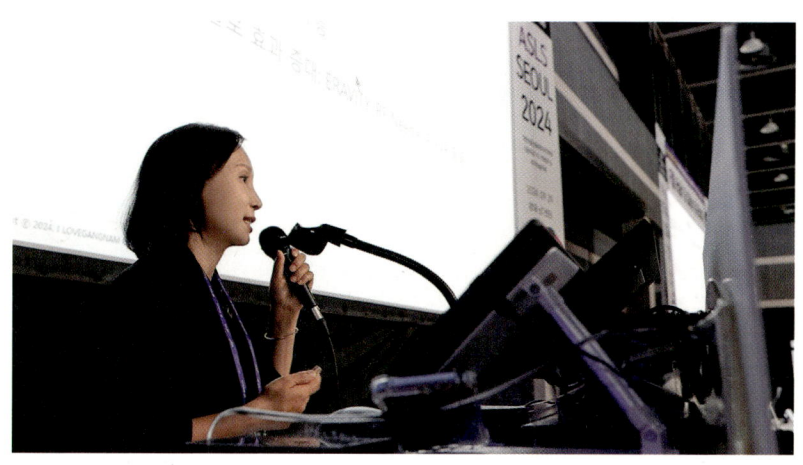

실리프팅에 집중하게 된 계기가 궁금합니다. 어떻게 해서 이 분야에 전념하게 되셨나요?

제가 처음부터 실리프팅만 하겠다고 결심했던 것은 아닙니다. 미용의학 전반에 관심이 많았고, 수술적인 방법(윤곽수술이나 안면거상 등)과 비수술적 방법(레이저나 실리프팅, 주사 시술 등)을 고루 접하게 되었는데, 그중에서 실리프팅이 보여주는 즉각적인 개선 효과가 유독 인상 깊었습니다. 예를 들어, 턱선이 애매하게 무너진 분이나 볼 살이 처진 분들에게 실만으로도 눈에 띄게 또렷한 변화를 만들어줄 수 있으니, 고객의 만족도가 상당히 높았습니다.

또한 제가 직접 시술받았을 때 느낀 긍정적인 경험도 실리프팅에 매력을 느끼게 된 중요한 계기였습니다. 수술보다 부담이 훨씬 적으면서도 결과가 뚜렷하고 리프팅을 제대로 체감할 수 있으니 '이거다' 싶었죠. 더욱이 모양을 먼저 잡아놓고, 내부를 살살 채워가는 게 좋겠다는 생각을 하게 되었는데, 이는 건물을 지을 때 골조(프레임)가 잘 만들어지면 그다음 인테리어나 세부 공정을 수월하게 할 수 있다는 개념과도 비슷합니다. 실로 얼굴의 기본 라인과 탄력을 다잡고, 이후 필요에 따라 다른 시술을 병행하는 식으로 접근하면 환자에게 효율적이거든요.

무엇보다도 고객들도 '드라마틱한 변화'를 원할 때가 많다 보니, 시간이 지날수록 "실리프팅을 더 잘해달라"는 요청이 자연스럽게 늘어났고, 저도 그만큼 노하우를 쌓을 기회가 늘었습니다. 이렇게 수요와 제 의지가 맞물리면서 실리프팅 쪽으로 전문성을 더 깊이 쌓게 되었습니다.

평소 강조하시는 '의료 철학'이나 시술 접근 방식은 무엇인가요? 타 병원과 비교했을 때 어떤 차별점이 있을까요?

제 시술 철학은 '고객의 입장에서, 가장 안전하고 합리적인 방법을 찾자'로 요약할 수 있습니다. 그래서 저는 어떤 시술이든 크게 세 가지 기준을 놓고 판단합니다. 첫째는 안전성(Safety), 둘째는 효율성(Efficiency), 그리고 셋째는 경제성(Economy)입니다. 고객이 원하는 결과를 최대한 존중하되, 그 목표를 가장 안전하고 효율적인 방식으로 이룰 수 있는 경로가 무엇인지 함께 고민합니다.

예를 들어, 고객이 실리프팅을 받고 싶어 와도, 제가 판단했을 때 수술이 낫겠다 싶은 상황이 있을 수 있습니다. 하안검 처짐이나 지방이 과도하게 불룩한 경우라면 오히려 단번에 수술을 하는 편이 비용·효과 측면에서 낫다는 얘기를 솔직히 드립니다. 반대로 고객이 수술을 거부한다면 그다음 가능한 대안(실리프팅이나 레이저, 주사)을 제시하고 현실적인 기대치를 함께 설정해가는 편입니다.

이 과정에서 중요한 건 무조건 내 병원에서만 할 수 있는 시술을 밀어붙이지 않는다는 점입니다. 오히려 수술이 더 좋을 경우, 수술적 접근이 가능한 병원을 추천하기도 하고, 그 고객이 "그래도 실리프팅을 해보고 싶다"고 하면 그에 맞춰 다시 플랜 B를 만들어갑니다. 그런 식으로 환자의 상황과 의지를 최우선해서 가장 최적의 시나리오를 제안하는 것이 제 차별점이라고 생각합니다.

어떤 기준으로 '이 고객은 실리프팅을 추천해야겠다' 혹은 '차라리 수술이 낫겠다'라고 구분하시나요?

크게 보면 나이, 탄력도, 지방 분포, 처짐의 정도, 그리고 고객의 기대치나 성향 등이 중요한 요소입니다. 하안검이 심하게 내려온 경우나 윤곽 자체가 크게 변화해야 하는 경우(가령 뼈 자체를 깎아야 하는 상황)에는 아무리 실리프팅을 해도 한계가 뚜렷합니다. 이럴 땐 제 욕심으로 실리프팅을 권하기보다 "수술을 고려하시는 게 어떠냐"고 먼저 말씀드립니다.

또 비용이나 회복 기간도 중요합니다. 가령, 중장년층 중에 "수술은 부담스럽다. 흉터나 전신마취가 걱정된다"고 말하는 분들은 실리프팅에 관심이 많지만, 실제로는 안면거상을 받으면 한 번에 깔끔하게 해결될 수도 있습니다. 그렇다면 "수술이 확실하되 회복 시간이 길고 비용도 좀 더 들 수 있다. 실은 수술에 비해 장점이 있지만, 얼마나 올릴 수 있는지에는 한계가 있다"고 좋은 점과 나쁜 점을 균형 있게 설명합니다.

결국 제 접근 방식은 이렇습니다. '최상책이 무엇인지 설명→그래도 싫다면 차선책 제시'입니다. 실제로 실리프팅만으로 충분히 해결되지 않을 것 같았던 고객이, 의외로 시술 결과가 훌륭하게 나와서 결국 수술 없이 만족스럽게 지내시는 사례도 있습니다. 이렇듯 개별 고객의 상태와 기대로 판단하되 안전성과 효율성을 최우선 고려합니다.

실리프팅 시술 과정에서 가장 기억에 남는 사례나 경험이 있을까요? 좋은 기억이든 나쁜 기억이든 상관 없습니다.

너무 극적인 결과가 나와서 고객과 저 모두 신이 났던 케이스도 있고, 반대로 부작용 때문에 애먹었던 케이스도 있죠. 가장 기억에 남는 힘든 사례는 실이 의도치 않게 이동해 튀어나와버린 케이스였습니다. 말을 많이 하거나 노래를 크게 부르는 등 입·턱 주변의 움직임이 굉장히 잦은 분이었는데, 시술 후 한 달 정도 조심해야 한다고 안내했음에도 불구하고 자주 과도한 움직임이 있었던 거죠. 그러다 보니 실이 아래쪽으로 당겨지며 엉켜서 한쪽 끝이 피부 위로 비죽 튀어나왔습니다. 녹는 실이라

곧 녹을 거라지만, PCL 계열처럼 2년은 유지되는 실이면 고객 입장에선 그걸 계속 안고 지내야 하니 스트레스가 엄청 크지 않겠습니까? 결국 제거나 재시술을 시도해야 하는데, 정확히 잘 제거되지 않으면 오히려 더 심한 염증이나 흉터가 생길 수 있습니다. 이런 경우는 저도 시술자로서 마음고생이 상당합니다.

반면, 아주 기분 좋았던 사례는 과도한 수술 없이 실만으로 턱선과 광대가 예쁘게 잡힌 고객입니다. 처음엔 '이건 수술을 해야 하지 않을까?' 생각할 정도로 얼굴 탄력이 많이 떨어져 있었는데, 고객이 극도로 수술을 싫어했습니다. 그래서 여러 차례에 걸쳐 실리프팅을 단계적으로 진행했고, 중간마다 콜라겐 합성을 돕는 주사나 다른 시술을 병행했습니다. 시간이 좀 걸리긴 했지만, 원하는 모양이 점차 자리 잡히면서 결국 외과적 수술 없이 아주 만족스럽게 개선된 케이스였죠. 이럴 때는 고객도 기뻐하시지만, 저 자신도 '또 한 번 내가 할 수 있는 최선을 해봤구나'라는 보람을 느낍니다.

실이 튀어나오거나 꼬이는 등 부작용이 생길 경우, 보통 어떻게 대처하시나요?

실이 피부 위로 드러나거나 삐져나오는 부작용은 시술자의 숙련도, 환자의 피부 두께 혹은 시술 후 부위 과도한 움직임 등이 복합적으로 작용해 발생합니다. 일단 문제가 생기면 재빨리 병원에 오라고 안내합니다. 국소마취를 하면서 튀어나온 실을 잘라내거나 아예 빼내야 할 때도 있는데, 녹는 실이라고 해도 수명이 1~2년씩 되는 실이라면 그동안 고객이 스트레스를 받으니 빠르게 조치해야 하죠.

만약 실을 제거하기 어려운 위치라면 의사 입장에서는 최소 침습으로 최대한 안전하게 제거하는 방법을 찾거나 그게 불가능하다면 재배치나 재봉합 등 다른 시도를 해볼 수 있습니다. 중요한 건 문제 발생 시 환자가 지체하지 않고 병원에 와야 상처나 흉터, 염증을 최소화할 수 있다는 겁니다. 그래서 저는 고객들에게 시술 이후 "입을 너무 크게 벌려야 하는 노래나 운동은 가급적 3~4주 정도는 피해주세요"라는 이야기를 꼭 강조합니다. 초반에 실이 제대로 자리 잡는 데 충분한 시간이 필요하기 때문입니다.

부작용을 예방하기 위해서는 애초에 고객의 피부 상태와 생활 습관(성악가, 치과의사처럼 구강을 많이 사용하는 직업 등)을 고려해 적절한 부위와 개수, 실 종류를 선택하는 게 중요합니다. 또한 시술 전후 주의사항을 충분히 숙지할 수 있도록 계속 설명하고, 만약 경미한 이상 증세라도 있으면 바로 병원에 문의하도록 유도합니다. 그런 소통이 부작용을 훨씬 줄여줄 수 있습니다.

실 종류별 특징과 선택 기준은 어떻게 되나요?

실리프팅에 사용되는 재료는 크게 PDO(Polydioxanone), PLLA(Poly-L-Lactic Acid), PCL(Polycaprolactone) 등으로 나뉩니다.

PDO는 의료용 봉합사로 오래전부터 사용되어 안전성이 검증된 재질이고, 시술 후 6~8개월 이내 비교적 빠르게 녹습니다. 따라서 부작용 우려가 적고, 얼굴에 잔주름이 많지 않은 비교적 젊은층이나 얇은 피부를 가진 분들에게 적합합니다.

PLLA와 PCL은 좀 더 장기 유지형 실에 속합니다. PLLA는 콜라겐 생성을 활발히 유도해 1년 이상 탄력 효과가 이어지는 편이고, PCL은 2년 전후로 지속된다는 보고가 있을 만큼 유지력이 높습니다. 대신 조직 내에 머무는 기간이 긴 만큼 실이 이동하거나 튀어나오는 등의 부작용이 발생할 시 대처가 까다로울 수 있습니다.

이 외에도 메쉬형, 코그(COG)형, 멀티 가닥형 실 등이 있는데, 각각 표면 구조나 힘의 전달 방식이 달라 부위별 맞춤 시술이 가능합니다. 예를 들어, 광대 주변에 메쉬형 실을 쓰면 콜라겐을 폭넓게 생성해 볼륨을 자연스럽게 채울 수 있고, 코그 실은 갈고리 모양 돌기가 있어 처진 부분을 강하게 당기는 데 유리합니다.

저는 개인별 나이, 피부 두께, 탄력도, 지방량 등을 종합적으로 고려한 뒤, '이 고객에게 가장 맞는 실은 무엇인가?'를 판단합니다. 간혹 PDO와 PCL을 병용해 빠른 즉각적 효과와 장기적인 유지력을 동시에 노리기도 합니다. 결국 실 선택의 핵심은 안전성과 효율성의 균형입니다.

실리프팅 시 수면마취를 거의 하지 않으신다고 들었습니다. 특별한 이유가 있으신가요?

저는 가능한 한 국소마취(혹은 부분마취)와 최소한의 진정만으로 시술하는 편입니다. 이유는 크게 두 가지입니다. 첫째, 안전성입니다. 수면마취는 고객의 기도 확보 문제나 예상치 못한 구토, 약물 반응 등 리스크가 뒤따릅니다. 특히 요즘은 체중 감량을 위해 삭센다·위고비 같은 약물을 복용하는 사람들이 많아, 위 배출 상태가 좋지 않은 경우가 많거든요. 이걸 간과한 상태로 수면마취를 했다가 기도로 음식물이 역류하면 굉장히 위험해집니다.

둘째, 정확도 문제입니다. 실리프팅은 고객이 앉은 자세와 누운 자세에서 얼굴 윤곽이 다르게 보일 수 있기 때문에 시술 중간중간 고객을 세워서 라인을 점검하는 과정이 필수적입니다. 수면마취 상태에서는 이런 세밀한 디자인을 적용하기 어려울 뿐 아니라, 실제로 고객의 표정을 확인하기도 어렵습니다. 결과적으로 끝까지 깨어 있어야 최적의 모양을 잡을 수 있다고 생각하는 거죠.

물론, 통증이 극도로 두렵거나 예민하신 사람들은 조건을 따져보아 수면마취를 해드리기도 합니다. 다만 저는 그 위험성과 시술 정밀도의 문제를 고객에게 솔직히 설명한 뒤, 가능한 한 국소마취만으로 진행하길 권유하고 있습니다.

실리프팅 시술 직후 주의사항과 관리 방법이 궁금합니다.

실리프팅 후에는 멍이나 붓기를 최소화하고, 실이 자리를 제대로 잡도록 도와주는 관리가 핵심입니다. 제가 고객들에게 가장 강조하는 몇 가지 포인트는 다음과 같습니다.

1. 시술 부위 압박 금지

시술 직후에는 얼굴에 삽입된 실이 아직 피부 조직과 충분히 유착되지 않은 상태입니다. 입을 과하게 벌려야 하는 행동(노래, 큰 웃음, 무리한 식사 등)은 3~4주 정도 삼가주시는 게 안전합니다. 잘 때 엎드려 자거나 세안 시 과도한 문지르기는 피해야 합니다.

2. 멍·부기 관리

1~2주는 멍이나 부기가 생길 수 있으니 냉찜질로 부기를 가라앉히고, 너무 뜨거운 사우나 찜질방 방문은 피하는 것이 좋습니다. 혈관 확장을 유도해 멍이나 염증을 키울 수 있기 때문입니다.

3. 상처 부위 청결 유지

실을 삽입한 구멍 주변에 듀오덤이나 밴드를 붙여 관리하게 되는데, 이를 청결하게 유지해야 염증 위험이 낮아집니다. 상처에 직접 물이나 세균이 닿지 않도록 조심하면서 소독약을 사용해 감염을 예방하는 것이 중요합니다.

4. 술·담배, 과격 운동 자제

최소 일주일 정도는 금주·금연을 권합니다. 술·담배는 염증 위험을 높이고, 과도한 운동은 혈액순환을 자극해 멍이 커질 수 있습니다.

이 외에도 켈로이드 체질이거나 멍이 심하게 드는 사람들은 별도 주사를 맞아 상처를 회복시키기도 하고, 병원에서 연어 주사나 영양주사를 권유하기도 합니다. 무엇보다 시술 후 이상증세가 느껴지면 지체 없이 내원하는 것이 부작용을 예방하는 가장 확실한 방법입니다.

실리프팅 효과의 유지 기간과 재 시술 시기는 어떻게 설정하는 편인가요?

보통은 삽입한 실의 재질에 따라 6개월에서 최대 2년까지 유지된다고 설명합니다. 그러나 이것은 어디까지나 평균치일 뿐, 고객 개인의 피부 탄력이나 생활 습관, 피부 탄력을 저하시키는 요인들(흡연, 과음, 스트레스 등)에 따라 크게 달라질 수 있습니다.

실 자체는 녹아 사라져도 그 과정에서 만들어진 콜라겐 덕분에 시술 직후처럼 드라마틱한 건 아니더라도, 전보다 탄력이 개선된 상태로 상당 기간 유지되는 경우가 많습니다. 재시술은 효과가 눈에 띄게 떨어졌다고 느끼는 시점에 맞추는 게 일반적이지만, 대개 9~12개월 후 다시 시술을 고민하시는 사람들이 많습니다.

많은 고객들이 한 번 하면 평생 해야 한다고 우려하는데, 사실 시술을 안 하면 안 했던 상태로 되돌아갈 뿐, 더 나빠지는 것은 아닙니다. 노화는 계속 진행되는 자연스러운 현상이므로, 실리프팅도 지속적인 관리의 일부로 생각하면 좋겠습니다.

실리프팅과 관련해 고객들이 가장 자주 묻는 질문과 그에 대한 답변 노하우가 있다면 알려주십시오.

가장 많이 묻는 건 "얼마나 유지되나요?", "수술보다 저렴한가요?", "수술 안 하면 결국 더 처지지 않나요?"와 같은 질문입니다. 저는 항상 객관적인 예시와 수치를 들어서 설명하려고 합니다. 예를 들어, "PDO 실의 경우 보통 6~8개월 정도 안에 녹지만, 1년 가까이 탄력이 유지되는 고객도 있고, 반면 6개월도 못 가서 재시술을 원하는 분들도 있다. 개인 차가 크다"고 솔직히 말합니다.

수술 대비 비용은 '수술은 한 번에 300~500만 원이라면, 실은 부위마다 다르지만 회복 시간과 부담이 적은 만큼 고객 입장에서는 시술 후 일상 복귀가 빠르다'는 점을 알려드립니다. 또한, 실리프팅을 하다 중단한다고 해서 더 처지는 건 아니라는 것도 강조합니다. 고객들의 지나친 불안을 해소시켜주는 것이 핵심입니다.

결론적으로 최대한 고객의 시각에서 장점·단점을 균형 있게 알려주는 것이 제 나름의 노하우라고 할 수 있습니다. 무턱대고 괜찮다, 효과 좋다만 말하면, 고객 입장에서는 나중에 실망감이 더 클 수 있으니, 가능한 한 솔직하고 구체적인 답변을 드리는 편입니다.

실리프팅에 필러, 보톡스, 레이저(고주파·초음파) 등 다른 시술과 병행했을 때 시너지가 있을까요?

상황에 따라 크게 도움이 될 수 있습니다. 예를 들어 볼이 너무 꺼져 얼굴이 주름져 보이는 경우, 실리프팅만으로는 볼륨을 완전히 회복하기 어렵습니다. 이럴 때 필러나 콜라겐 주사 등을 소량 병행해주면 한층 자연스러운 볼륨감과 탄력을 얻을 수 있습니다.

또한, 고주파(인모드 등)나 초음파(울쎄라 등) 장비를 같이 쓰면 지방층을 축소하거나 콜라겐 생성을 더욱 촉진해 실리프팅의 효과를 배가시킬 수 있죠. 다만, 시술 순서와 간격을 잘 조절해야 부작용을 최소화합니다. 일반적으로 레이저나 장비 시술을 먼저 하고, 이후 실리프팅을 진행하는 방식이 많습니다.

보톡스 역시 마찬가지로, 주름 개선이나 근육의 과도한 사용을 막아주는 역할로 실리프팅과 병행 가능합니다. 다만, 시술 부위가 겹치지 않도록 의사와 충분히 상의해야 합니다. 종합적으로 볼 때, 적절한 병행 시술은 결과를 극대화할 수 있지만, 잘못하면 과하거나 부작용이 중첩될 수 있다는 점을 유념해야 합니다.

노화 진행 상태별 실리프팅 전략에서 20~30대, 40~50대, 60대 이상을 구분해 설명해주실 수 있을까요?

1. 20~30대

　이 연령대는 아직 피부 탄력이 왕성한 편이라 코·턱선·광대 등의 윤곽 교정을 목적으로 실리프팅을 선택하는 경우가 많습니다. 따라서 굵은 코그 실을 많이 쓰기보다는 비교적 얇은 PDO 실을 여러 가닥 넣어 미세한 변화를 주는 식의 디자인형 실리프팅이 잘 맞습니다.

2. 40~50대

　볼 처짐이나 팔자 주름이 심해지면서 안면거상술을 고민하시는 분들이 늘어납니다. 하지만 수술 부담을 줄이고 싶어 실리프팅으로 먼저 접근하는 사례가 많죠. 굵은 코그 실(PCL·PLLA) + PDO 메쉬형 실 등을 함께 사용해 탄력을 단단히 지지하면서도 자연스러운 라인을 살리는 전략이 좋습니다. 필요에 따라 레이저·주사 시술도 병행합니다.

3. 60대 이상

　이 연령대는 콜라겐 생성 능력이 크게 떨어져 실리프팅 단독으로 원하는 수준에 도달하기가 쉽지 않습니다. 이런 분들은 종종 필러나 지방이식, 심지어 미니 거상술 등의 보완책을 함께 써야 최적의 결과를 얻을 수 있습니다. 이때 실리프팅은 '약간만 더 올려주고, 나머지는 다른 시술로 볼륨을 채우는' 방식으로 진행되는 일이 많습니다.

앞으로 실리프팅은 어떻게 발전할 거라 보시나요? 재질이나 형태면에서 더 혁신이 있을까요?

이미 메쉬형 실, 멀티 가닥 실, 콤비 실(PDO+PCL 혼합재질) 등이 나오고 있듯이, 앞으로도 재질과 형태가 지속적으로 발전할 것으로 봅니다. 예를 들어, 'PDO의 강력한 지지력 + PCL의 장기 유지력'을 동시에 갖춘 실이 더 다양하게 등장할 가능성이 크죠. 실이 단순히 조직을 당기는 것에 그치지 않고, 체내 콜라겐 생성을 최적화하는 코팅 기술이나 표면 구조가 연구될 수도 있습니다.

또한, 시술자의 편의를 높이기 위해 바늘 형태나 삽입 기구가 개선되어 더 정확하고 안정적인 삽입이 가능해질 겁니다. 마치 레이저 장비가 꾸준히 세대교체를 이루는 것처럼 실리프팅도 미세한 부분에서 계속 진화하면서 고객들에게 더 높은 만족도를 줄 수 있을 것으로 기대합니다.

전문가로서의 시술과 관한 개인 철학과 마인드는 무엇인가요? 시술 시 어떤 부분에 가장 집중하시나요?

제 철학은 '시술 과정에도 정성을 다하고, 결과에 책임을 지되, 고객에게 솔직하자'로 요약할 수 있습니다. 시술자는 단순히 의학적 기술만 제공하는 사람이 아니라, 고객과 함께 얼굴이라는 '작품'을 완성해가는 예술가이기도 하다고 생각합니다.

그래서 시술할 때는 집중력이 굉장히 중요합니다. 작은 주사 하나를 놔도 '이것이 고객의 얼굴에 어떤 변화를 줄까?'를 생각하며 정성을 쏟습니다. 동시에 결과에 대해 솔직하고 현실적인 설명을 드리는 것도 빼놓을 수 없는 철학입니다. 무조건 잘될 거라고 장담하기보다는 가능한 시나리오와 한계를 정확히 알리고 합리적인 기대치를 갖도록 도와드립니다.

결국, 시술을 성공으로 이끄는 건 '의술 + 미적 감각 + 고객과의 소통 + 철저한 관리' 네 가지가 제대로 조화를 이루는 것이라고 봅니다. 그리고 이를 위해선 의사의 전문성뿐 아니라 진심 어린 태도가 고객에게 전해져야 한다고 믿습니다. 저는 늘 그 부분에 집중하면서 결과가 좋았을 때 느끼는 고객의 행복을 제 커리어의 가장 큰 보람으로 삼고 있습니다.

실리프팅을 처음 고려하는 사람들에게 꼭 해주고 싶은 조언이 있나요?

첫째, 기대치는 합리적인 수준으로 설정해야 한다는 점입니다. 실리프팅은 노화된 피부나 처진 조직을 상당 부분 개선할 수 있지만, 수술만큼 완벽한 교정은 어려울 수 있습니다. 특히 중장년층 이상의 경우, 너무 큰 변화를 기대하면 실망이 커질 수 있으니 시술자의 설명을 충분히 듣고 현실적인 목표를 잡아야 합니다.

둘째, 시술 전후 관리가 성패를 좌우합니다. 병원을 잘 고르는 것도 중요하지만, 고객 스스로가 멍·붓기·염증 관리에 얼마나 신경 쓰는지, 시술 후 1~2주간 무리한 활동을 자제하는지에 따라 결과가 달라집니다. 즉, 시술은 의사와 고객이 함께 만드는 과정이라는 점을 인식했으면 좋겠습니다.

셋째, 부작용이 생기면 즉시 대응해야 합니다. 실이 미묘하게 튀어나오거나 생각보다 붓기가 심하면 지체 없이 병원을 찾아 의사의 판단을 구해야 합니다. 시간을 놓치면 작은 문제도 크게 번질 수 있기 때문입니다.

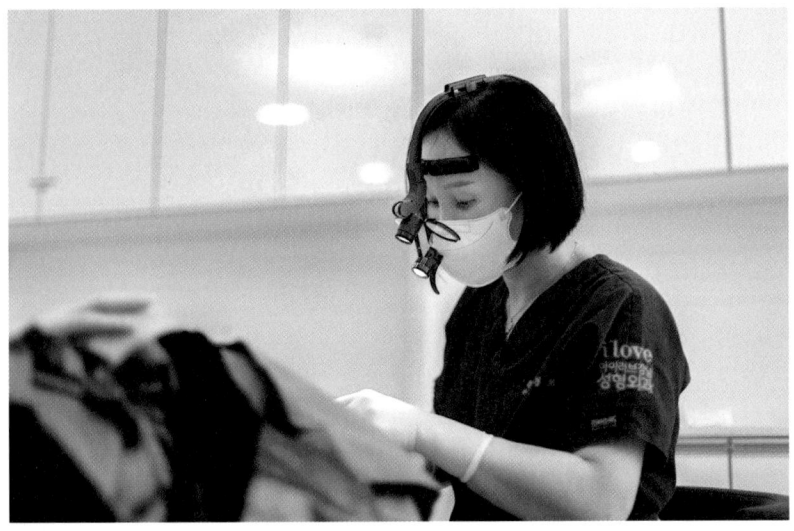

CURRICULUM VITAE

김정석 / Kim JeongSeok M.D., PhD
전문의

1. 경력 및 이력
- 서울아트라인의원 대표원장
- 슬림코리아 지방성형 네트워크 회장

- 저서: 비만 길이 알면 보인다
- 번역서: 지방이식술 예술:과학과 임상술기
          지방흡입술 원칙과 술기

- 대한비만학회정회원
- 한국미용성형학회 정회원
- 대한미용외과학회 정회원
- Affiliate member of Australasian College of cosmetic Surgery(ACCS)

2. 진료철학
저의 진료 철학은 단순히 외모를 바꾸는 것이 아니라, 고객 한 분 한 분이 내면의 자신감을 되찾고 삶의 행복을 경험하도록 돕는 것입니다. 환자의 이야기에 진심으로 귀 기울이며, 개인별 특성과 니즈에 맞춘 최적의 솔루션을 제공합니다. 자연스럽고 건강한 변화를 통해 단순한 외모 개선을 넘어 삶의 질이 진정으로 높아지는 순간을 함께하는 것이 저의 진료 목표입니다.

- 홈페이지: www.seoulartline.co.kr
- 인스타그램: instagram.com/artlinecl
- 카카오톡채널: @서울아트라인의원

CURRICULUM VITAE

배진만 / Bae JinMan M.D., PhD
의학박사 / 전문의

1. 경력 및 이력
- 서울아트라인의원 대표원장

- 현) 건국대학교 의과대학 외래교수
- 전) 미담은의원 대표원장
- 전) 고려대학교 의과대학 외래교수
- 전) 중국 심천 SK VISTA 미용성형전문의

- 대한노화방지의학회 정회원
- 대한비만학회 정회원
- 대한비만미용체형학회 정회원
- 대한레이저피부모발학회 정회원
- 대한미용성형레이저의학회

2. 진료철학
저는 꼭 필요한 시술만을 엄선하여 최대한 자연스럽고 조화롭게 제공하는 것을 원칙으로 삼고 있습니다. 진료할 때는 항상 '내 가족을 시술한다'는 마음으로 임하며, 환자의 안전과 건강을 최우선으로 생각합니다. 과하지 않고 자연스러운 변화로 본연의 아름다움을 돋보이게 하여, 환자 스스로 만족할 수 있는 결과를 만드는 것이 저의 진료 철학입니다.

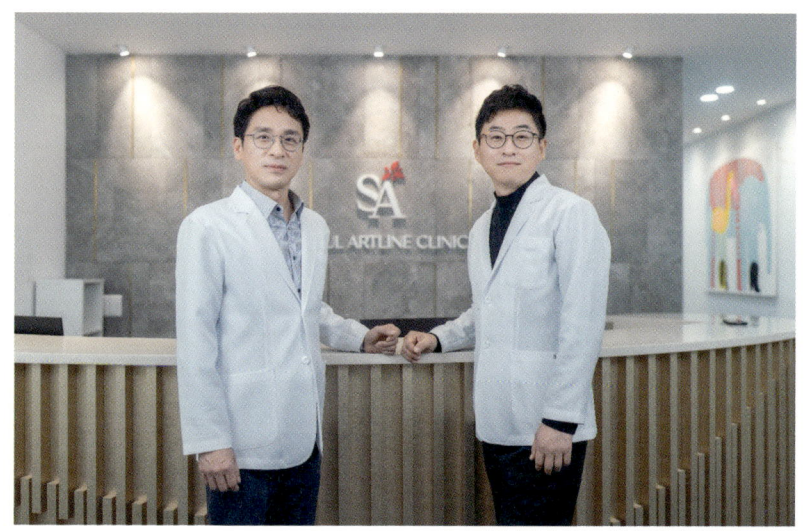

서울아트라인의원 김정석, 배진만 원장

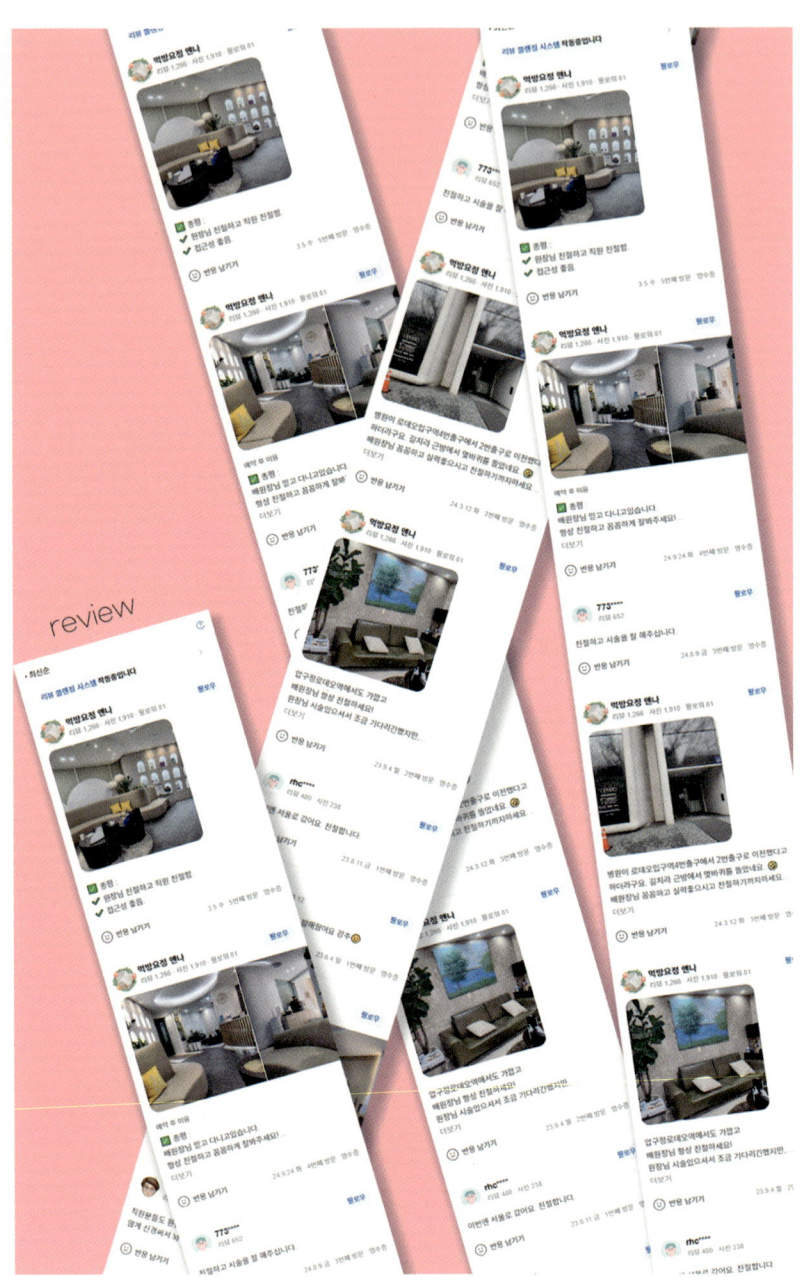

review

144 FACE LIFTING REPORT

자연스러운 탄력과 윤곽을 위한 선택, 초음파 고주파 리프팅

최근 리프팅 시술에 대한 관심은 단순히 피부 탄력을 회복하는 차원을 넘어, 개인의 얼굴 윤곽과 피부 상태에 맞춘 맞춤형 접근으로 진화하고 있습니다. 특히 초음파(HIFU)와 고주파(RF) 리프팅은 비수술적 시술의 대표 주자로 자리 잡으며 다양한 연령대와 피부 상태를 아우르는 해결책을 제시하고 있습니다.

리프팅 시장의 경향을 살펴보면 고객들은 더 이상 단일 장비로 해결할 수 있는 결과를 기대하지 않습니다. 피부의 처짐, 주름, 이중턱, 볼륨 손실 등 복합적인 고민에 대한 요구가 늘어나며, 울쎄라와 써마지 같은 리프팅 장비에 실리프팅, 필러, 보톡스 등을 병합하는 맞춤형 솔루션이 대세로 자리 잡았습니다. 이는 기술의 발전뿐만 아니라 고객들의 미적 기준과 기대치가 높아졌기 때문입니다.

배진만 원장과 김정석 원장이 이끄는 서울아트라인의원은 주름과 탄력 저하, 이중턱, 처진 턱선 등 복합적인 피부 고민을 해결하는 데 특화된 병원으로, 특히 울쎄라와 써마지를 중심으로 한 맞춤형 리프팅 솔루션을 제공하고 있습니다.

지난 5년간 병원을 찾은 고객 데이터를 분석한 결과, 시술 고객의 약 70%는 주름과 탄력 저하를 주된 고민으로 꼽았으며, 여드름 및 모공 고민(20%)과 기미 및 색소 고민(10%)이 그 뒤를 이었습니다. 특히 주름과 탄력 저하에 특효가 있는 울쎄라와 써마지는 고객들이 가장 많이 선호하는 리프팅 장비로, 병원에서는 이 두 장비를 단독으로 사용하기보다는 필러, 보톡스, 실리프팅 등을 병합하여 개개인의 피부 상태와 니즈에 맞는 복합적인 솔루션을 제공해왔습니다.

이러한 고객들의 문제는 단순히 표면적인 피부 개선에 머물지 않습니다. 피부 깊은 층까지 체계적으로 관리해야 하는 경우가 많습니다. 특히 중장년층은 자연스럽게 나이 들어 보이는 이미지를 유지하면서도 탄력을 되찾고 싶어 하며, 젊은 층은 얼굴 윤곽을 또렷하게 다듬는 데 중점을 둡니다.

예를 들면, 사례 심층 분석에서 다룰 광대와 턱 윤곽 수술 후 처짐이 발생한 20대 여성, 다이어트로 볼륨이 감소한 30대 여성, 턱선을 선명하게 하고 싶은 40대 여성 등은 모두 피부 속 상태와 문제 원인을 다르게 가지고 있지만, 각각의 니즈에 최적화된 복합 리프팅 시술로 만족스러운 변화를 경험했습니다.

이처럼, 리프팅 시술은 단순히 표면적인 변화를 추구하는 것이 아니라, 얼굴 윤곽의 균형과 피부 건강을 동시에 고려하는 정밀한 과정으로 진화하고 있습니다. 기술적으로는 통증을 줄이고 효과를 극대화하는 장비의 발전이 이뤄졌으며, 의료진의 분석 능력과 경험이 그 어느 때보다 중요해졌습니다. 다음 사례를 통해 최신 장비의 활용과 더불어 복합적인 시술로 고객의 피부에 어떤 솔루션을 제공하는지 심도 있게 살펴보겠습니다.

사례 1: 20대 여성, 윤곽 수술 후 발생한 피부 처짐 해결

[고객 고민]

20대 여성 정미영 씨(가명)는 광대와 턱 윤곽 수술을 받은 후 병원을 찾았습니다. 수술 직후 얼굴이 작아지는 변화를 경험했지만, 시간이 지나면서 팔자 주름 윗부분과 턱 양옆의 살과 피부가 중력에 의해 처진 상태였습니다.

미영 씨는 수술로 작아진 얼굴을 유지하고 싶었지만, 얼굴이 무겁고 둔해 보이는 인상을 받아 고민이 깊어졌습니다. 특히 주변에서 "얼굴 살이 늘어진 것 같다"는 이야기를 들으며 자신감이 크게 떨어졌습니다.

[전문가 진단]

 미영 씨의 상태를 분석한 결과, 윤곽 수술 후 중력의 영향으로 살과 피부가 처짐이 발생한 것으로 판단되었습니다.

1. 문제 원인

 윤곽 수술로 인해 골격이 축소되면서 상대적으로 남은 살과 피부가 중력의 영향을 받아 처짐 현상이 더욱 가속화되었습니다. 특히 미영 씨는 SMAS층(근막층)과 피부가 느슨한 구조를 가지고 있어, 이러한 처짐이 더욱 두드러지게 나타났습니다.

2. 솔루션 필요성

 피부 처짐을 효과적으로 해결하기 위해 복합적인 리프팅 솔루션이 필요했습니다. 처진 피부를 물리적으로 당겨주는 실리프팅과 피부 깊은 층을 자극해 타이트닝 효과를 제공하는 울쎄라의 병합 시술이 적합한 해결책으로 분석되었습니다.

[시술 과정: 울쎄라와 실리프팅 병합 치료]

1. SMAS층 타깃팅을 통한 타이트닝(울쎄라)

 울쎄라 장비를 활용해 SMAS층을 직접 자극함으로써 피부 깊은 층의 리프팅 효과를 극대화했습니다. 특히, 팔자 주름 윗부분과 턱선 양옆의 처진 부위에 초점을 맞춰 피부를 아래에서 위로 자연스럽게 끌어올렸습니다. 평균적으로 약 500샷을 사용하여 얼굴 전반과 턱선 윤곽을 매끄럽게 정리했으며, 타이트닝 효과와 지방층의 격자 구조를 강화해 처짐을 방지하고 자연스러운 얼굴 윤곽을 유지할 수 있었습니다.

2. 물리적인 당김 효과 제공(실리프팅)

실리프팅을 통해 느슨해진 피부를 즉각적으로 당겨 올렸습니다. 특히, 윤곽 수술 후 처짐이 두드러진 볼과 턱선 부위에 중점을 두어 시술이 이루어졌습니다. 리프팅에 사용되는 실은 피부 속에서 콜라겐 생성을 촉진하는 작용도 하여 피부 탄력을 올리는 효과를 기대할 수 있습니다. 리프팅은 팔자 주름 윗부분, 턱선 양옆, 이중턱 부위에 적용되었습니다. 실리프팅과 울쎄라의 병합을 통해 즉각적인 리프팅 효과와 장기적인 타이트닝 효과를 함께 볼 수 있었습니다.

3. 시술 주기

윤곽 수술로 인해 발생한 부기와 감각 저하가 완전히 회복된 6개월 시점에 첫 시술을 진행했습니다. 이후, 울쎄라는 1년 주기로 시술받는 것을 권장했으며, 필요에 따라 실리프팅은 1.5~2년 간격으로 보완 시술을 진행하는 계획을 제안했습니다.

[후관리 및 추가 관리 계획]

1. 자외선 차단과 피부 보습
  리프팅 시술 후 자외선 차단제를 철저히 바르고 피부 보습을 유지하도록 권장했습니다. 이는 콜라겐 손실을 막고 피부를 촉촉하게 유지해 시술 효과를 극대화하는 데 필수적입니다.

2. 스킨부스터 활용
  피부 탄력 강화와 재생을 위해 리쥬란과 콜라겐 스킨부스터를 3~6개월 간격으로 병행했습니다.

3. 1년 주기 정기 관리
  울쎄라 시술을 통해 처짐 예방과 탄력 유지를 지속적으로 관리하도록 제안했습니다.

[결과 및 만족도]

  시술 후 3개월이 지난 시점에서 미영 씨는 눈에 띄는 변화를 경험했습니다. 턱선은 이전보다 선명해졌고, 팔자 주름 부위의 처진 느낌이 크게 개선되었습니다. 특히, 주변에서 "얼굴이 훨씬 생기 있어 보인다"는 말을 자주 듣게 되었고, 본인도 거울을 볼 때마다 자연스러운 변화를 확인하며 만족감을 표현했습니다.

이 사례는 윤곽 수술 후 처짐이 발생한 고객에게 울쎄라와 실리프팅의 병합 치료가 효과적인 해결책이 될 수 있음을 보여줍니다. 맞춤형 접근과 정기적인 관리를 통해 수술 후 고민을 성공적으로 해결할 수 있다는 점을 증명한 사례로 평가됩니다.

사례 2: 30대 여성, 다이어트 후 발생한 피부 탄력 저하와 볼륨 감소

[고객 고민]

30대 여성 이소민 씨(가명)는 성공적인 체중 감량 후 병원을 찾았습니다. 그녀는 다이어트로 체중은 줄었지만, 얼굴 볼륨이 빠지고 피부 탄력이 저하되며 처짐이 두드러진 상태였습니다.

이전에는 통통했던 얼굴이 작아지긴 했지만, 광대 밑 부위와 볼 살이 꺼지고 턱선이 늘어진 듯한 인상을 주어 오히려 나이가 들어 보인다는 이야기를 듣게 되었습니다. 이러한 변화는 그녀의 자신감을 떨어뜨렸고, 자연스럽고 건강해 보이는 얼굴 윤곽을 되찾고 싶어 리프팅 시술을 고민하게 되었습니다.

[전문가 진단]

　소민 씨의 상태를 분석한 결과, 다이어트 후 피부 탄력 저하와 지방층 감소로 인해 얼굴 윤곽이 흐려지고 피부 처짐이 발생한 것으로 확인되었습니다.

1. 문제 원인
　얼굴의 지방층이 감소하면서 광대 밑 부위와 볼 부위의 꺼짐이 두드러졌고, 피부가 지지력을 잃으면서 탄력이 저하되었습니다. 이로 인해 턱선이 중력의 영향을 받아 늘어진 듯한 인상을 주는 처짐 현상이 나타났습니다.

2. 솔루션 필요성
　얼굴 윤곽을 자연스럽게 개선하기 위해 볼륨 복원이 필요하며, 동시에 피부 탄력을 강화하여 처짐을 방지하고 리프팅 효과를 극대화할 수 있는 복합적인 시술이 요구되었습니다.

[시술 과정: 써마지, 울쎄라, 필러 병합 치료]

1. 피부 탄력 강화 및 타이트닝(써마지)
　써마지 장비를 활용해 피부 진피층을 자극하여 탄력을 강화하고, 타이트닝 효과를 극대화했습니다. 열 에너지를 진피층과 그 하부층에 전달해 콜라겐 생성을 촉진했으며, 광대와 볼 부위를 중심으로 시술을 진행하여 얼굴의 처짐을 방지하고 전반적인 피부 질감을 개선했습니다.

2. SMAS층 리프팅(울쎄라)

울쎄라를 사용해 깊은 SMAS층을 타깃팅하여 얼굴 윤곽을 매끄럽게 정리했습니다. 볼륨 감소가 있는 부위는 에너지와 깊이를 조정하여 더 꺼져 보이지 않게 주의했으며, 평균적으로 200샷을 사용하여 턱선과 볼 부위의 리프팅 효과를 제공했습니다.

3. 볼륨 복원(필러)

꺼진 볼과 광대 밑 부위의 볼륨을 복원하기 위해 필러를 활용했습니다. 자연스러운 윤곽을 유지하면서 얼굴에 생기를 더해주는 방식으로 시술이 이루어졌으며, 이를 통해 젊고 건강한 인상을 만들어냈습니다.

4. 시술 주기

써마지는 연 1회 시술을 권장하며, 울쎄라는 필요에 따라 100~200샷을 함께 시술 받도록 권유했습니다. 필러는 유지 상태에 따라 6개월에서 1년 간격으로 보완 시술을 진행하는 것을 추천합니다.

[후관리 및 추가 관리 계획]

1. 스킨부스터 병행
  리쥬란과 콜라겐 스킨부스터를 병행하여 피부 탄력을 유지하고, 수분 보충으로 피부의 건강을 지속적으로 관리했습니다.

2. 보습 및 자외선 차단
  피부 탄력 개선 효과를 극대화하기 위해 충분한 보습과 철저한 자외선 차단을 권장했습니다. 이는 피부 손상을 방지하고 시술 후 효과를 장기간 유지하는 데 필수적입니다.

3. 정기 관리
  써마지와 울쎄라의 정기적인 시술과 필러 리터치로 얼굴 윤곽과 탄력을 지속적으로 유지하도록 제안했습니다.

[결과 및 만족도]

  시술 후 3개월이 지난 소민 씨는 거울 속의 자신을 보며 만족감을 표현했습니다. 볼 부위의 꺼짐이 개선되고 얼굴 전체가 부드럽고 생기 있는 인상을 주었으며, 턱선이 선명해지면서 이전보다 젊고 건강한 느낌을 받을 수 있었습니다. 주변에서도 "얼굴이 밝아지고 예뻐졌다"는 칭찬이 이어졌고, 소민 씨는 시술 후 얻은 변화를 통해 사회생활에서 더욱 자신감을 회복할 수 있었습니다.

이 사례는 다이어트 후 발생한 피부 탄력 저하와 볼륨 손실을 해결하기 위해 써마지, 울쎄라, 필러를 병합한 맞춤형 솔루션이 효과적임을 보여줍니다. 정기적인 관리와 전문적인 접근을 통해 고객의 얼굴 윤곽을 자연스럽게 개선하고, 삶의 질을 높이는 데 기여한 성공적인 사례로 평가됩니다.

사례 3: 40대 여성, 턱선 개선과 자연스러운 리프팅 요구

[고객 고민]

40대 여성 박진희 씨(가명)는 점차 희미해지는 턱선과 두드러지는 이중턱으로 고민하며 병원을 찾았습니다. 젊었을 때는 또렷하고 선명한 턱선을 유지했지만, 나이가 들면서 피부가 늘어지고 지방층이 두터워지며 얼굴이 무겁고 둔해 보인다는 인상을 주게 되었습니다.

진희 씨는 직업 특성상 대인 관계가 많아 외모가 자신감과 연결되는 만큼 자연스러운 리프팅을 통해 건강하고 젊어 보이는 이미지를 되찾고 싶다고 요청했습니다. 그는 인위적인 변화는 원하지 않으며, 주변 사람들이 알아차리지 못할 정도로 자연스러운 효과를 기대했습니다.

[전문가 진단]

진희 씨(가명)의 상태를 분석한 결과, 나이에 따른 피부 탄력 저하와 지방층 증가로 인해 턱선이 흐려지고, 이중턱이 강조된 것으로 판단되었습니다.

1. 문제 원인

나이가 들면서 지방층과 느슨해진 피부가 중력의 영향을 받아 아래로 쳐지며, 턱선이 흐려지는 현상이 나타났습니다. 동시에 콜라겐 생성이 감소하고 진피층의 탄력이 약화되면서 피부가 늘어졌으며, 이중턱 부위의 지방층이 두터워져 얼굴 윤곽이 둔탁하게 보이게 되었습니다.

2. 솔루션 필요성

턱선의 윤곽을 매끄럽게 정리하고, 이중턱 부위의 지방층을 타이트닝해 자연스럽고 선명한 턱선을 복원할 필요가 있었습니다. 또한, 얼굴의 피부 탄력을 강화하여 전반적으로 건강하고 젊어 보이는 이미지를 구현하는 것이 중요했습니다.

[시술 과정: 울쎄라, 써마지, 보톡스 병합 치료]

1. SMAS층 리프팅(울쎄라)

울쎄라 장비를 이용해 깊은 SMAS층에 열을 전달하여 턱선과 이중턱 부위를 리프팅했습니다. 지방층 사이의 격자 구조를 강화하고, 피부를 아래에서 위로 끌어올려 선명한 윤곽을 복원하는 데 중점을 두었습니다. 500샷의 에너지를 집중적으로 적용해 지방층을 타이트닝하고 피부 처짐을 개선하여 자연스러운 턱선을 구현했습니다.

2. 피부 탄력 강화 및 타이트닝(써마지)

써마지를 활용해 피부 진피층과 하부층을 자극하여 콜라겐 생성을 촉진했습니다. 이로 인해 피부가 팽팽해지고, 전체적인 피부 질감과 탄력이 개선되었습니다. 턱선 부위와 이중턱을 포함한 목까지 시술이 진행되었으며, 피부 탄력을 높여 처짐을 방지하고 자연스러운 리프팅 효과를 제공했습니다.

3. 늘어진 근육의 감소(보톡스)

이중턱 부위의 늘어진 근육 감소를 위해 소량의 보톡스를 병행했습니다. 이는 과도하게 늘어진 근육의 감소를 유도하여 턱선이 매끄럽게 보이도록 하는 데 기여했으며, 턱 아래 근육 부위를 타깃팅하여 턱선의 선명도를 강화했습니다.

4. 시술 주기

울쎄라는 1년 주기로 시술하여 리프팅 효과를 유지하고, 써마지는 2년에 1회 시술을 권하였습니다. 보톡스는 4개월 주기로 리터치하여 턱선의 긴장을 지속적으로 유지하도록 계획되었습니다.

[후관리 및 추가 관리 계획]

1. 보습과 자외선 차단
  리프팅 후 피부 보호를 위해 보습과 자외선 차단제를 철저히 사용하는 것을 권장했습니다. 이는 시술 후 민감해진 피부를 보호하고 효과를 오래 유지하는 데 도움을 줍니다.

2. 스킨부스터 병행
  콜라겐 생성을 촉진하고 피부를 건강하게 유지하기 위해 리쥬란과 콜라겐 스킨부스터를 병행했습니다.

3. 정기 관리
  울쎄라와 써마지의 정기적인 시술로 리프팅과 타이트닝 효과를 지속하며, 필요 시 보톡스와 스킨부스터를 보완적으로 사용하도록 제안했습니다.

[결과 및 만족도]

  시술 후 3개월이 지난 박진희 씨(가명)는 턱선의 변화와 얼굴 피부의 개선된 탄력을 확인하며 만족감을 표현했습니다. 이중턱 부위가 매끄럽게 정리되었고, 선명한 턱선은 이전보다 훨씬 건강하고 자신감 있는 이미지를 만들어 주었습니다. 특히 주변 사람들은 ㅇㅇ 씨가 시술을 받았다는 것을 알아차리지 못했으며, 오히려 건강해 보인다는 말을 듣게 되어 자연스러운 변화를 더욱 만족스러워했습니다.

이 사례는 40대 여성 고객이 요구하는 자연스러운 리프팅과 턱선 개선을 성공적으로 달성한 사례로, 울쎄라, 써마지, 보톡스를 병합한 맞춤형 솔루션이 효과적임을 보여줍니다. 정기적인 관리와 적절한 시술 조합은 여성 고객의 얼굴 윤곽 개선에 탁월한 결과를 제공합니다.

초음파와 고주파 리프팅으로 완성하는 자연미

자연스러운 리프팅의 결과, '티 나지 않는 시술'의 매력

[본래의 아름다움을 살리는 리프팅, '본연의 얼굴'을 위한 시술]

최근 미용 시술의 가장 큰 변화는 자연스러움을 추구하는 경향에서 찾을 수 있습니다. 한때는 극적인 변화를 선호하는 경우가 많았지만, 이제는 본래의 얼굴 라인을 유지하면서도 탄력과 윤곽을 되살리는 시술이 대세로 자리 잡고 있습니다. 이러한 트렌드는 개인의 개성과 아름다움을 해치지 않으면서도 나이를 잊게 만드는 듯한 변화를 제공하는 데 초점이 맞춰져 있습니다.

'자연스러운 리프팅'은 과도한 변화를 피하면서 피부 깊은 곳에서부터 시작되는 개선을 통해 본연의 얼굴을 살리는 것을 목표로 합니다. 이 접근은 단순히 피부를 팽팽하게 당기는 전통적인 방식과는 달리, 피부 속의 콜라겐과 조직 재생을 자극하는 비수술적 리프팅 기술을 활용합니다.

울쎄라와 써마지는 이러한 자연스러운 리프팅의 대표적인 기술입니다. 울쎄라는 초음파를 활용해 피부와 골격을 연결해주는 SMAS층(근막층)을 목표로 하여 처진 피부를 리프팅합니다. 이는 턱선과 볼 부위의 윤곽을 선명하게 만들고, 전체적인 얼굴의 균형을 되찾아 줍니다. 반면, 써마지는 고주파 에너지를 사용하여 피부의 진피층과 그 하부를 자극해 콜라겐 생성을 촉진하고 피부 탄력을 강화합니다.

이 두 장비의 강점은 효과적이면서도 자연스러운 변화를 제공한다는 데 있습니다. 본래의 얼굴 라인을 유지하면서도 리프팅 효과를 극대화 할 수 있어, 고객들이 더 이상 '시술 티가 나지 않을까?'라는 걱정 없이 선택할 수 있습니다. 미용 기술이 발전하면서 자연스럽게 나이보다 젊어 보이는 동시에 건강하고 생기 있는 모습을 유지하는 것이 가능해졌습니다.

[비수술적 접근의 장점, 통증 최소화와 일상 복귀의 용이성]

울쎄라와 써마지 등을 활용한 비수술적 접근은 수술이 주는 심리적 부담을 덜어주는 동시에 최소한의 통증과 빠른 회복이라는 이점을 제공합니다. 울쎄라와 써마지의 효과는 피부 깊은 곳에서 시작됩니다. 울쎄라는 고강도 집속 초음파 기술을 활용해 피부 속 특정 깊이에 열 응고점을 형성해 탄력과 리프팅 효과를 유도하며, 이 과정에서 피부 표면에는 큰 영향을 주지 않아 예민한 피부라도 시술이 가능합니다. 써마지는 고주파 에너지를 피부 진피층에 전달해 콜라겐 생성을 촉진하고 피부 조직을 재구조화하며 부기나 멍과 같은 부작용이 거의 없습니다.

또한, 비수술적 리프팅은 통증 관리 측면에서도 뛰어난 성과를 보여줍니다. 써마지는 진동 기술을 통해 고주파 시술 중 발생할 수 있는 불편함을 줄였으며, 울쎄라 역시 초음파 에너지를 단계별로 조정하여 과도한 자극을 최소화합니다. 이러한 기술적 진보는 시술 중 고객의 불편함을 줄이는 데 기여하며, 시술 후 일상생활로 빠르게 복귀할 수 있는 여건을 제공합니다.

바쁜 현대인들에게 비수술적 리프팅은 큰 장점으로 작용합니다. 시술 시간이 짧고, 시술 후 회복 기간이 짧다는 점에서 직장인 등 시간적 여유가 부족한 고객층에게 특히 인기가 높습니다. 일상생활과 병행 가능한 시술로 자리 잡은 비수술적 리프팅은 이제 더 이상 특수한 목적을 위한 선택이 아니라, 지속적으로 관리할 수 있는 일상적인 선택지로 자리 잡고 있습니다.

이처럼 비수술적 리프팅은 기술적 발전과 고객의 요구를 반영해 더 많은 사람들에게 자연스럽고 건강한 변화를 제공합니다. 울쎄라와 써마지 같은 장비는 피부 속 깊은 층에서부터 개선을 유도하며, 일상생활의 부담을 최소화하면서도 눈에 띄는 결과를 기대할 수 있도록 합니다. 이러한 접근은 미용 시술이 단순한 외모 변화를 넘어, 삶의 질을 높이는 데 기여할 수 있다는 가능성을 열어줍니다.

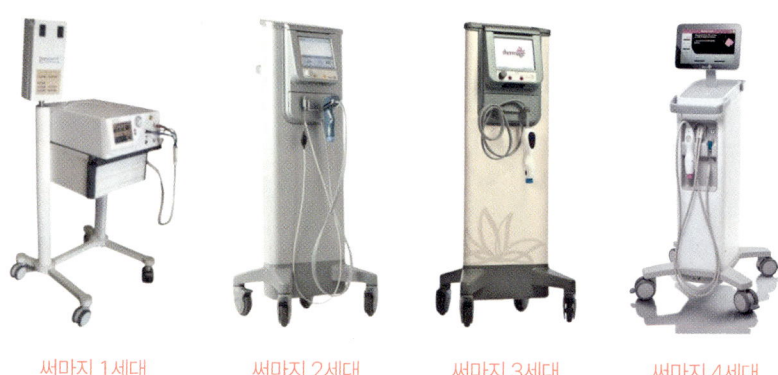

써마지 1세대 　　써마지 2세대 　　써마지 3세대 　　써마지 4세대

['다양해진 적용 부위' 얼굴에서 목, 그리고 신체로 확장되는 리프팅 기술]

리프팅 시술은 더 이상 얼굴에만 국한되지 않습니다. 기술이 발전하면서 목, 데콜테(가슴 윗부분), 손과 같은 신체 부위로 그 적용 범위가 확장되었습니다. 이는 단순히 얼굴 피부만을 팽팽하게 만드는 것뿐만 아니라, 전신의 조화를 고려한 리프팅이 중요하게 자리 잡았음을 보여줍니다.

1. 얼굴을 넘어 목과 데콜테로

목은 얼굴 다음으로 노화를 가장 먼저 드러내는 부위 중 하나입니다. 피부가 얇고 지방층이 적은 목은 탄력 저하와 주름이 쉽게 생기며, 이로 인해 얼굴과 목의 나이 차이가 느껴지는 경우가 많습니다. 데콜테 역시 태양 노출이 잦아 색소 침착과 탄력 저하가 발생하기 쉬운 부위입니다. 이러한 부위에서는 울쎄라와 써마지의 다양한 팁을 활용해 피부 상태와 목표에 따라 적절한 시술 강도를 조절할 수 있습니다.

2. 손과 다른 신체 부위로의 확장

손은 나이 들어 보이는 주요 부위 중 하나로, 피부가 얇고 지방층이 적어 노화가 더 빨리 진행됩니다. 써마지는 손 부위의 주름 개선과 피부 탄력 강화를 위해 활용될 수 있으며, 팔, 복부, 허벅지 등 탄력을 잃기 쉬운 신체 부위에도 초음파 리프팅 기술이 적용되고 있습니다. 울쎄라와 써마지는 각 부위별 특성에 맞는 팁과 설정을 활용해 피부 두께와 조직 밀도에 따라 맞춤형 접근이 가능합니다.

목과 데콜테는 얼굴과 달리 피부가 얇고 민감하므로, 초음파와 고주파의 강도를 세밀하게 조정해야 합니다. 반면, 복부나 허벅지 같은 부위는 더 깊은 자극과 넓은 면적의 팁을 활용해 빠르고 효과적인 시술이 요구됩니다. 이처럼 각 부위의 해부학적 특성과 피부 상태를 고려한 시술은 리프팅 효과를 극대화하며 고객 만족도를 높이는 데 필수적입니다.

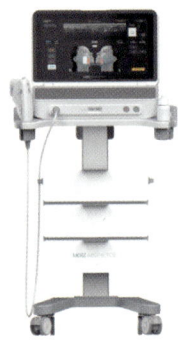
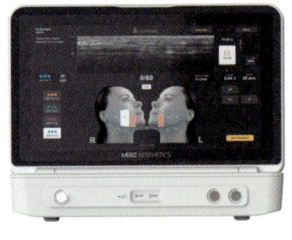

울쎄라

[연령별 니즈에 따른 리프팅 전략]

리프팅 시술은 모든 연령대에 걸쳐 인기가 높아지고 있습니다. 다만, 연령대별로 피부 상태와 고민이 다르기 때문에 시술 목표와 방법 또한 세분화될 필요가 있습니다. 울쎄라와 써마지는 각각의 강점과 특성을 활용하여 다양한 연령층의 니즈를 충족시키는 데 탁월한 역할을 하고 있습니다.

1. 20~30대: 이중턱 정리와 얼굴 윤곽 다듬기
젊은 층의 리프팅 니즈는 얼굴을 더 작고 선명하게 보이도록 만드는 데 중점을 둡니다. 20~30대는 주로 이중턱 정리, 턱선 선명화, 그리고 볼 살 관리를 위해 울쎄라와 써마지를 찾습니다. 이 연령대에서는 피부 탄력이 아직 유지되고 있는 경우가 많으므로, 피하지방층에 작용하는 시술을 추구하는 경우가 많습니다.

2. 40~50대: 탄력 회복과 주름 개선
40~50대는 피부 탄력 저하와 주름 개선이 주요 고민입니다. 특히 중력에 의해 처지는 볼, 턱선, 팔자 주름 부위의 개선이 필요합니다. 이 연령대에서는 두 장비를 병합하는 것뿐만 아니라 실리프팅, 보톡스, 필러 등을 같이 사용하여 탄력과 윤곽을 동시에 개선하는 것이 효과적입니다.

각 연령대는 피부 상태, 생활 패턴, 미적 니즈가 다릅니다. 울쎄라와 써마지의 병합 시술은 이러한 다양한 니즈를 충족시키는 데 탁월한 솔루션을 제공합니다. 초음파와 고주파를 각각 피부 속 깊은 층과 피부층에 작용하도록 조정함으로써 개인 맞춤형 시술이 가능해졌습니다.

연령별 니즈에 따른 리프팅 전략은 피부 상태와 목표에 따라 달라집니다. 울쎄라와 써마지를 활용한 맞춤형 시술은 고객이 원하는 자연스러운 변화를 제공하며 연령에 상관없이 자신감을 되찾는 데 기여하고 있습니다.

구분	울쎄라(Ultherapy)	써마지(Thermage)
기술 원리	고강도 집속 초음파(HIFU)	고주파(RF)
작용 층	SMAS층(근막층, 약 4.5mm 깊이), 진피하층(3.0mm), 진피층(1.5mm)	진피층과 진피 하층(약 3.0mm 깊이)
주요 효과	깊은 층의 리프팅 효과(턱선, 볼 리프팅), 탄력 개선	표면 탄력 강화, 잔주름 개선, 피부결 개선
시술 방식	초음파를 사용해 피부 깊은 곳에 열 응고점을 형성	고주파 에너지를 피부 표면에서 내부로 전달하여 콜라겐 생성 유도
효과	1~3개월 후 점진적으로 나타남	즉각적인 타이트닝 효과 제공 및 1~3개월 후 점진적으로 나타남
지속 시간	1~2년(개인 상태 및 관리 여부에 따라 달라짐)	1~2년(개인 상태 및 관리 여부에 따라 달라짐)
적합한 대상	피하지방층이 두꺼운 경우의 리프팅, 턱선과 윤곽 정리가 필요한 경우	피부 표면 탄력 강화와 잔주름 완화가 필요한 경우, 피하지방층이 얇은 경우의 리프팅
적용 부위	얼굴(턱선, 볼, 이중턱, 이마), 목, 데콜테	얼굴(눈가, 입가를 포함한 얼굴 전체), 목, 데콜테, 손, 전신 부위
부작용	일시적인 부종, 감각 이상 가능	시술 후 약간의 붉어짐, 화끈거림
시술 시간	30~40분	45~60분

구분	울쎄라(Ultherapy)	써마지(Thermage)
회복 시간	부기에 따라 다름(빠른 일상생활 복귀 가능)	거의 없음(바로 일상생활 복귀 가능)
주요 장점	깊은 층의 리프팅 효과로 턱선과 윤곽 개선에 탁월	표면 잔주름 개선과 피부결 개선 효과로 자연스러운 탄력 제공
시술 후 시 통증	중등도의 통증(초음파 에너지로 인한 통증)	비교적 약한 편 중등도의 통증(진동 기능 등으로 통증 완화)
적합한 연령대	20대 후반~50대	피부 타이트닝이 필요한 전 연령층
병합 효과	써마지와 병합 시 표면 탄력 및 깊은 층 리프팅 효과 동시 제공	울쎄라와 병합 시 깊은 층 리프팅과 표면 잔주름 개선 효과 강화
장비의 특징	피부 깊이를 확인할 수 있는 실시간 초음파 이미지 제공	다양한 팁(눈가, 바디용 등) 제공
시술 비용	샷 수에 따라 다름(중간~고가)	부위와 사용하는 팁에 따라 다름(상대적으로 고가)

복합 리프팅의 성장, 초음파와 고주파를 한 번에!

[초음파와 고주파의 완벽한 조화]

리프팅 기술은 단순히 피부 표면을 개선하는 단계를 넘어, 피부 속 구조를 체계적으로 관리하는 수준으로 진화해왔습니다. 이 과정에서 초음파(HIFU)와 고주파(RF) 기술을 결합한 복합 리프팅은 리프팅 효과를 극대화하는 데 강력한 시너지를 제공하며, 현대 미용 시술의 핵심으로 자리 잡았습니다.

초음파와 고주파는 각각 피부의 다른 층에 작용하여 상호 보완적인 효과를 만들어냅니다. 초음파는 울쎄라로 대표되는 장비를 통해 피부 속 가장 깊은 층인 SMAS층(근막층)을 타깃팅합니다. 이 과정에서 피부를 아래에서 위로 끌어올려 윤곽을 정리하고 처진 피부를 개선하는 데 탁월한 효과를 발휘합니다. 반면, 고주파는 써마지로 대표되는 장비를 이용해 피부 진피층과 그 하부에 에너지를 전달하여 콜라겐 생성을 촉진합니다. 이를 통해 피부의 탄력을 강화하고, 잔주름 개선과 피부 결을 매끄럽게 만들며 타이트닝을 유도할 때 효과적입니다.

이 두 기술은 병합 시술을 통해 피부 깊은 층의 구조적 리프팅과 표면층의 탄력 강화를 동시에 구현할 수 있습니다. 초음파는 피부의 깊은 층을 타깃으로 구조적인 변화를 이끌어내고, 고주파는 피부층과 피부하층을 개선해 전반적으로 조화롭고 균형 잡힌 결과를 제공합니다.

복합 리프팅의 가장 큰 장점은 다층 리프팅 효과에 있습니다. 초음파와 고주파를 결합하면 SMAS층부터 피부하층, 피부층까지 전반적으로 개선이 이루어져, 단일 기술로는 달성하기 어려운 입체적인 리프팅 효과를 제공합니다. 또한, 고주파는 즉각적인 타이트닝 효과를 제공하고, 고주파와 초음파 모두 시간이 지나면서 점진적으로 콜라겐 생성을 촉진해 시술 결과를 장기간 유지할 수 있습니다. 두 기술을 부위별로 적절히 조정하여 개인의 피부 상태와 목표에 맞춘 맞춤형 시술이 가능하다는 점도 복합 리프팅의 중요한 강점입니다.

[더 알아보기] HIFU(초음파)와 RF(고주파)

HIFU(초음파)와 RF(고주파)는 피부 리프팅과 탄력 강화를 위한 대표적인 비수술적 시술로, 피부에 열 자극을 전달하여 콜라겐 생성을 촉진하고 피부를 재구성합니다. 두 시술은 작용 방식과 효과에서 차이가 있지만, 서로 보완적인 역할을 하며 적절히 활용하면 피부 속부터 자연스러운 변화를 만들어낼 수 있습니다.

HIFU(고강도 집속 초음파)

HIFU는 초음파 에너지를 피부 속 특정 층에 집중적으로 전달해, 열 응고점을 형성하여 콜라겐 생성을 유도합니다. 이 기술은 피부의 가장 깊은 층인 SMAS층(근막층)을 타깃팅할 수 있는데, 이 층은 피부를 지지하는 구조적 역할을 하기 때문에 리프팅 효과를 극대화할 수 있습니다. HIFU는 피부의 깊은 구조를 개선하기 때문에 턱선 정리, 이중턱 제거, 볼 처짐 완화와 같은 윤곽 개선에 효과적입니다. 시술 후 1~3개월에 걸쳐 점진적으로 변화가 나타나며, 효과는 약 1~2년 동안 지속될 수 있습니다.

RF(고주파)

RF는 고주파 에너지를 피부 표면에서 진피하층까지 넓고 고르게 전달하여 열을 발생시키고, 기존의 콜라겐 섬유를 자극하거나 새롭게 생성되도록 돕습니다. 이 과정은 피부의 탄력을 높이고 잔주름을 완화하며 피부결을 매끄럽게 만듭니다. RF는 즉각적인 타이트닝 효과를 제공하며 피부층과 피부하층의 개선에 탁월합니다. 특히, 잔주름 개선, 피부결 정리, 피부가 얇은 부위(눈가, 입가) 시술에 적합합니다.

HIFU와 RF의 차이와 시너지

HIFU는 피부의 깊은 층을 타깃으로 하여 구조적인 리프팅 효과를 제공하는 반면, RF는 피부층과 피부하층에 작용해 탄력 강화와 잔주름 개선에 강점을 가집니다. 이 차이로 인해 두 기술은 서로 상호 보완적이며, 병합 시술을 통해 전반적인 피부 상태를 입체적으로 개선할 수 있습니다. 예를 들어, HIFU로 턱선과 윤곽을 정리하면서 RF로 피부 표면을 매끄럽게 관리하면 얼굴 전체의 조화로운 개선을 기대할 수 있습니다.

피부 고민과 목표에 맞는 선택

HIFU와 RF는 모두 안전하고 효과적인 리프팅 기술로, 피부 상태와 목표에 따라 적절히 선택하거나 병합하여 사용할 수 있습니다. HIFU는 윤곽 개선과 깊은 리프팅을 원할 때, RF는 잔주름 완화와 피부 결 개선이 필요할 때 적합합니다. 이 두 기술은 미용 시술의 새로운 표준으로 자리 잡으며, 자연스럽고 지속 가능한 동안 피부를 유지하는 데 중요한 역할을 합니다.

이제 복합 리프팅은 다양한 피부 고민을 해결하는 필수적인 시술로 자리 잡았습니다. 피부 탄력 저하, 처짐, 잔주름 등 여러 문제를 한 번에 해결할 수 있는 효율성과 만족도를 제공하며, 단일 장비의 제한된 효과에 만족하지 못하는 고객들에게 새로운 표준을 제시하고 있습니다. 초음파와 고주파의 조화를 통해 리프팅 시술은 더 이상 선택의 영역이 아닌, 자연스럽고 지속 가능한 변화를 원하는 이들에게 꼭 필요한 솔루션으로 자리 잡고 있습니다.

[복합 리프팅 장비의 등장, 더 강력하고 더 빠르게]

현재 장비 리프팅 시장은 울쎄라(Ultherapy)와 써마지(Thermage)가 확고한 입지를 다지고 있습니다. 초음파(HIFU)와 고주파(RF) 기술을 대표하는 이 두 장비는 피부의 깊은 층과 피부층을 타깃으로 리프팅과 탄력 개선 효과를 제공하며, 꾸준한 기술적 발전과 안정성 덕분에 고객들에게 높은 신뢰를 얻고 있습니다.

최근에는 이 두 기술의 장점을 하나로 결합한 하이브리드 리프팅 장비가 등장하며 주목받고 있습니다. 하이브리드 장비는 한 번의 시술로 초음파와 고주파를 동시에 적용해 SMAS층과 진피층을 함께 자극함으로써, 시술 시간을 단축하고 접근성을 높이는 것을 목표로 합니다. 이 장비는 고객의 피부 상태와 목표에 따라 한 번에 여러 층을 관리할 수 있어, 시간 대비 효율성과 편리함을 강조한 혁신적인 기술로 평가받고 있습니다.

그러나 하이브리드 장비는 여전히 개발 초기 단계에 있으며, 울쎄라와 써마지를 각각 따로 받는 복합 시술만큼의 효과를 제공한다는 명확한 검증은 아직 이루어지지 않았습니다. 각각의 장비는 초음파와 고주파가 목표로 하는 층이 다르고, 강도와 작용 방식이 최적화되어 있어, 이를 별도로 병합했을 때 더 정교하고 강력한 효과를 얻을 수 있다는 점에서 차별화됩니다.

예를 들어, 울쎄라는 SMAS층(근막층)을 타깃으로 턱선과 윤곽을 또렷하게 정리하고, 써마지는 진피층과 피부하층의 탄력을 강화하며 잔주름을 개선합니다. 이러한 상호보완적 접근법은 각각의 장비가 타깃으로 하는 피부층의 특성에 맞춰 에너지 강도와 적용 범위를 정밀하게 조정할 수 있다는 점에서 큰 장점을 가집니다.

현재까지의 평가에 따르면, 하이브리드 장비는 시간 효율성과 접근성 면에서 혁신적인 가능성을 제공하지만, 단일 장비로 두 가지 효과를 모두 이상적으로 구현하기에는 기술적 한계가 남아 있습니다. 이에 따라 울쎄라와 써마지를 각각 병합한 복합 시술이 여전히 효과와 안전성 면에서 더 우위를 점하고 있습니다.

따라서 하이브리드 리프팅 장비가 시장에서 본격적으로 자리 잡고, 검증된 효과를 제공하기 전까지는 기존의 울쎄라와 써마지 병합 시술이 더 나은 선택지가 될 수 있습니다. 고객들은 자신의 피부 상태와 목표를 고려해 전문가의 상담을 통해 가장 적합한 시술 방식을 선택하는 것이 중요하며, 필요에 따라 하이브리드 장비의 장점을 활용하거나 검증된 개별 장비를 병합하여 최상의 결과를 얻는 전략을 고민해볼 수 있습니다.

기술의 발전과 함께 하이브리드 장비는 리프팅 시장에서 새로운 표준으로 자리 잡을 가능성을 가지고 있지만, 현재의 리프팅 기술은 여전히 울쎄라와 써마지가 중심을 이루고 있으며, 이들 장비의 신뢰성과 효과는 시장에서 확고히 자리 잡고 있습니다.

[더 알아보기] 하이브리드 리프팅 장비 링클원(Wrinkle One)은 어떨까?

링클원은 초음파(HIFU)와 고주파(RF) 기술을 결합한 하이브리드 리프팅 장비입니다. 한 번의 시술로 두 가지 기술의 효과를 동시에 누릴 수 있도록 설계되어 있으며, 피부의 깊은 층인 SMAS층부터 피부층, 피부하층까지 전반적으로 자극하여 리프팅과 탄력 개선 효과를 기대할 수 있습니다.

초음파는 피부의 깊은 층을 자극하여 턱선 정리와 얼굴 윤곽 개선에 도움을 주며, 고주파는 피부층과 피부하층의 탄력을 강화하여 잔주름 완화와 피부결 개선에 효과적입니다. 링클원은 이 두 기술을 통합하여 시술 시간 대비 높은 효율성을 제공하며, 시술 후 회복이 빠르다는 점에서 바쁜 현대인에게 적합한 리프팅 장비로 주목받고 있습니다.

다만, 기존의 울쎄라나 써마지처럼 각각의 기술에 특화된 단일 장비만큼의 효과가 검증되었다고 보기는 어려운 만큼, 개인의 피부 상태와 기대 효과를 고려해 전문적인 상담 후 선택하는 것이 중요합니다. 짧은 시술 시간과 간편한 접근성을 원하는 고객에게는 특히 적합한 복합 리프팅 솔루션입니다.

[과정과 결과를 모두 만족하는 맞춤형 복합 리프팅]

리프팅 시술은 단순히 결과뿐 아니라, 시술 과정 자체와 맞춤형 접근이 중요한 요소로 자리 잡고 있습니다. 사람마다 피부 상태와 고민이 다르기 때문에 획일적인 방식으로는 만족스러운 결과를 얻기 어렵습니다. 이에 따라 초음파(HIFU)와 고주파(RF)를 조합하여 고객의 요구를 충족시키는 맞춤형 복합 리프팅이 새로운 트렌드로 자리 잡고 있습니다.

복합 리프팅은 초음파와 고주파 기술을 결합하여 얼굴의 여러 층을 동시에 관리할 수 있는 다층적 접근법을 제공합니다. 초음파는 SMAS층(근막층)을 타깃으로 깊은 리프팅 효과를 제공하고, 고주파는 피부층과 피부하층을 자극해 탄력 개선과 잔주름 완화를 돕습니다. 두 기술은 작용과 작용하는 방식이 다르기 때문에 병합 시 상호 보완적으로 작용하며, 턱선 정리, 볼 처짐 완화, 피부결 개선과 같은 복합적인 효과를 기대할 수 있습니다.

맞춤형 리프팅의 첫 단계는 고객의 피부 상태를 정밀하게 분석하고, 니즈를 명확히 파악하는 것입니다. 피부 탄력, 주름 깊이, 지방층의 분포와 처짐 정도를 평가하여 각 부위에 적합한 기술과 강도를 설계합니다. 예를 들어, 지방층이 많아 이중턱이 두드러진 고객에게는 초음파로 깊은 층을 타깃팅하는 것이 적합하며, 잔주름 개선과 피부결 강화를 원하는 고객에게는 고주파를 통해 피부층을 개선할 수 있습니다.

고객의 기대와 목표를 이해하는 것도 중요합니다. 단순히 주름을 펴는 데 그치지 않고, 얼굴 윤곽과 전체적인 이미지를 완성하는 방향으로 시술이 설계되어야 합니다. 고객 맞춤형 상담을 통해 자신의 고민이 어떻게 해결될 수 있는지 구체적으로 이해하는 과정은 신뢰를 형성하고, 시술 결과에 대한 만족도를 높이는 핵심입니다.

과거 리프팅 시술은 단기적인 결과에 초점을 맞췄지만, 복합 리프팅은 시술 과정 자체를 고객 경험의 중요한 부분으로 만듭니다. 고객은 시술 후 즉각적인 변화를 느낄 수 있지만, 복합 리프팅은 시간이 지나면서 점진적으로 피부 상태가 개선되는 장기적인 효과를 제공합니다. 이 과정에서 고객은 피부가 자연스럽게 나아지는 변화를 경험하며 더 큰 만족을 얻습니다.

이제 맞춤형 복합 리프팅은 피부의 구조적 리프팅과 표면 탄력 개선을 동시에 달성할 수 있어 고객의 다양한 고민을 한 번에 해결할 수 있는 효율적인 접근법으로 자리 잡았습니다. 특히 부위별로 초음파와 고주파의 강도와 적용 범위를 조정할 수 있어 개인화된 시술이 가능합니다.

리프팅 시술은 이제 외모 개선을 넘어 고객의 자신감과 삶의 질을 높이는 중요한 도구로 자리 잡고 있습니다. 초음파와 고주파의 조화를 통해 과정과 결과를 모두 중시하는 맞춤형 복합 리프팅은 현대 미용 시술의 새로운 기준이 되고 있습니다.

지속 가능한 동안 피부, 정기적 리프팅 관리의 중요성

[동안 피부의 비밀, 예방적 관리로 시작하다]

동안 피부를 유지하는 가장 중요한 비결은 노화의 징후가 나타나기 전에 예방적으로 관리하는 데 있습니다. 과거에는 주름이나 처짐이 눈에 띈 후 리프팅 시술을 고려하는 경우가 많았지만, 최근에는 피부의 탄력과 건강을 지속적으로 유지하는 '프로액티브(proactive)' 관리가 새로운 트렌드로 자리 잡고 있습니다. 이는 리프팅을 단순히 단발적인 시술로 인식하는 것이 아닌, 장기적인 피부 건강을 유지하는 예방적 도구로 받아들이는 변화입니다.

피부의 노화는 언제 시작될까요? 연구에 따르면, 피부는 20대 후반부터 콜라겐 생성이 서서히 감소합니다. 이로 인해 피부의 탄력이 떨어지고, 30대 중반부터는 잔주름과 턱선의 변화가 점차 눈에 띄게 됩니다.

그러나 초기 단계에서는 이러한 변화가 미미해 쉽게 간과되는 경우가 많습니다. 예방적 관리는 바로 이 초기 변화를 억제하고, 노화의 속도를 늦추는 데 초점을 맞춥니다. 특히, 울쎄라(Ultherapy)와 써마지(Thermage) 같은 장비 리프팅은 피부의 깊은 층부터 변화를 유도해 탄력 감소를 방지하는 데 효과적입니다.

예방적 리프팅 관리의 핵심은 콜라겐 생성을 촉진하고 피부의 구조적 강도를 유지하는 데 있습니다. 30대 초반에 시작하는 리프팅 시술은 피부 탄력을 강화하여 건강한 상태를 유지할 수 있도록 돕습니다. 작고 미세한 변화에 일찍 대처함으로써 큰 변화를 예방할 수 있으며, 예방적 관리를 통해 피부가 심각하게 노화되기 전에 구조적인 강도를 유지하면 나이 들어 보이는 속도를 늦출 수 있습니다.

이러한 예방적 리프팅은 최근 젊은 세대에서도 빠르게 확산되고 있습니다. 이는 단순히 미용적인 이유뿐만 아니라, 피부 노화가 개인의 자신감과 삶의 질에 직접적인 영향을 미친다는 점에서 더욱 주목받고 있습니다. 예를 들어, 30대 초반에 시작된 정기적인 울쎄라 시술은 탄력을 잃기 시작하는 SMAS층(근막층)을 자극하여 피부 깊은 곳에서부터 리프팅 효과를 제공합니다. 이를 통해 주름과 처짐이 생기는 것을 방지하고, 건강하고 젊은 피부를 더 오랫동안 유지할 수 있습니다.

동안 피부를 위한 예방적 리프팅은 이제 피부 관리의 필수 요소로 자리 잡고 있습니다. 이 접근은 단기적인 결과에만 초점을 맞추는 것이 아니라, 피부가 시간이 지나면서도 꾸준히 건강하고 탄력 있는 상태를 유지하도록 돕는 장기적인 전략입니다. 피부가 노화되기 전에 관리하는 예방적 리프팅은 아름다움과 피부 건강을 동시에 추구하는 현대인의 필수적인 선택이 되고 있습니다.

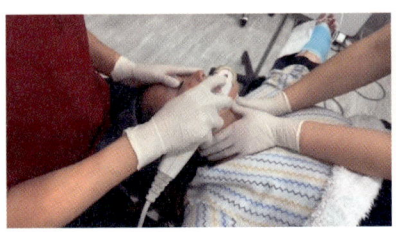
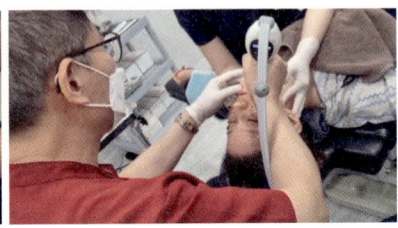

[장기적인 효과를 누리기 위한 정기적 리프팅의 필요성]

리프팅 시술은 단발적인 접근으로는 한계가 있을 수 있습니다. 한 번의 시술만으로도 즉각적인 변화는 가능하지만, 피부는 시간이 지나면서 지속적으로 노화가 진행되기 때문에 정기적인 관리 없이는 그 효과를 장기간 유지하기 어렵습니다. 따라서 짧게는 6개월에서 보통 1년의 시술 주기를 유지하며 꾸준히 관리하면 단발적인 시술보다 훨씬 강력하고 지속적인 변화를 경험할 수 있습니다.

리프팅 시술은 피부 속 깊은 층에서 콜라겐 생성을 촉진하며, 이 과정은 시술 후 3~6개월 동안 점진적으로 나타납니다. 초기 시술 후 3~6개월이 지나면 피부 상태를 평가하고, 추가적인 시술을 통해 효과를 강화할 수 있습니다. 정기적으로 1년 주기로 시술을 반복하면 피부 탄력을 장기적으로 유지하며 노화의 속도를 늦출 수 있습니다. 단발적인 리프팅은 한 번의 콜라겐 생성 주기를 자극하는 데 그치지만, 정기적인 관리는 이를 반복적으로 활성화하여 피부를 더욱 탄탄하게 유지하는 데 도움을 줍니다.

짧은 시술 주기의 정기적인 관리는 자연스럽고 점진적인 변화를 이끌어냅니다. 한 번에 급격히 변화하는 결과가 아니라, 시간이 지날수록 피부가 건강하고 젊어 보이는 상태를 유지하도록 돕는 것입니다. 이는 피부의 구조적 건강을 유지하면서도 자연스러운 변화를 추구하는 고객들에게 특히 적합합니다. 또한, 정기적인 리프팅은 피부의 노화 속도를 효과적으로 억제하며, 점진적인 개선 효과로 장기적인 만족도를 높입니다.

바쁜 현대인의 라이프스타일을 고려할 때, 평균 30~60분의 짧은 시술 시간과 빠른 회복을 제공하는 비수술적 리프팅 장비인 울쎄라와 써마지는 정기적인 관리에 적합한 선택이라고 볼 수 있습니다. 이러한 접근은 피부 관리의 연속성을 유지하는 데 중요한 역할을 합니다.

지속 가능한 동안 피부를 유지하기 위해 정기적인 리프팅 관리는 이제는 피부 관리의 대세가 되었습니다. 피부 상태를 꾸준히 점검하고 적절한 시기에 시술을 받으면 아름다움과 건강을 동시에 유지할 수 있습니다. 이는 현대적인 피부 관리의 핵심 패러다임으로 자리 잡았으며, 리프팅 시술은 단순히 미용을 넘어 피부 건강과 자신감을 높이는 데 중요한 역할을 하고 있습니다.

[더 알아보기] 울쎄라, 써마지 외 대안은 없을까?

다양한 미용 시술 중에서도 가장 많은 관심을 받는 분야는 단연 피부 탄력과 주름 개선을 위한 리프팅 시술입니다. 대표적인 장비로는 초음파 리프팅의 울쎄라(Ulthera)와 고주파 리프팅의 써마지(Thermage)가 잘 알려져 있지만, 최근에는 보다 합리적인 비용과 다양한 효과를 갖춘 국산 초음파 및 고주파 리프팅 장비들이 인기를 얻고 있습니다. 이제는 울쎄라나 써마지에만 의존하지 않아도 피부 상태와 예산, 기대 효과에 따라 폭넓게 선택할 수 있는 시대가 되었습니다.

그렇다면 울쎄라와 써마지 외에도 요즘 고객들이 주목하는 초음파 및 고주파 리프팅 장비에는 어떤 것들이 있을까요?

초음파 리프팅 장비

1. 슈링크(Shurink): 가성비 뛰어난 울쎄라의 대안

슈링크는 흔히 '국산 울쎄라'로 불릴 만큼, 국내 초음파 리프팅 시장에서 가장 대중적인 인기를 얻고 있는 장비입니다. 울쎄라가 고가 시술로 분류된다면, 슈링크는 중저가로 접근성이 좋아 특히 젊은 층에게 많은 선택을 받고 있습니다. 초음파 에너지를 피부 깊은 층까지 정밀하게 전달해 피부 탄력 개선과 주름 완화에 도움을 주는 효과를 기대할 수 있습니다. 물론 울쎄라만큼 드라마틱한 결과를 단기간에 기대하기는 어렵지만, 반복적인 시술을 통해 꾸준한 관리가 가능하다는 점이 장점입니다. 특히 피부 노화가 시작되는 초기 단계에서의 예방적 관리용으로 많이 활용되고 있습니다.

최근 피부과학회 조사에 따르면, 초음파 리프팅을 경험한 2030 여성 중 약 60%가 슈링크를 선택한 것으로 나타나, 젊은 고객층 사이에서의 높은 인기를 증명하고 있습니다.

2. 리니어지(LinearZ): 빠른 시술 시간과 균일한 효과

리니어지는 슈링크와 마찬가지로 국산 초음파 리프팅 장비입니다. 슈링크가 점 단위로 에너지를 집중 전달하는 방식이라면, 리니어지는 선형 방식으로 초음파를 피부 속 깊은 층까지 균일하게 전달하는 것이 특징입니다. 이로 인해 시술 시간이 짧고, 피부 전체에 걸쳐 균일한 탄력 개선 효과를 기대할 수 있으며, 시술 후 회복 속도도 빠르다는 장점이 있습니다. 가격대 역시 슈링크와 유사한 중저가 수준으로, 부담 없이 정기적으로 관리하고자 하는 고객들에게 높은 만족도를 얻고 있습니다.

고주파 리프팅 장비

1. 올리지오(Oligio)·덴서티(Density)·세르프(Serf)·텐써마(TensTherma): 써마지의 국산형 라이벌들

써마지의 높은 가격대와 시술 시 통증 때문에 망설이는 고객들이 찾는 대표적인 국산 고주파 장비들이다. 이들 장비는 피부 표면부터 깊은 층까지 고르게 열을 전달하는 단극성 고주파 방식을 사용하여 피부 탄력 개선은 물론, 모공 축소에도 뛰어난 효과를 낸다.

올리지오는 가장 오랜 역사를 가진 국산 고주파 장비로써 안정적인 효과가 입증되어 중저가 고주파 시술을 원하는 고객들이 꾸준히 찾고 있다.

덴서티와 세르프는 최근 가장 주목받는 신예 장비로, 특히 덴서티는 단극성 고주파와 양극성 고주파를 모두 이용할 수 있는 '하이팁' 기능을 갖춰, 모공 확장과 피부 처짐을 동시에 고민하는 고객에게 좋은 반응을 얻고 있다.

텐써마는 통증을 최소화하면서 피부 표면과 깊은 층의 탄력을 효과적으로 개선하는 특징으로 고객 만족도가 높다.

국산 고주파 장비들의 가격대는 써마지보다 다소 저렴한 중고가 수준이면서, 유지 효과도 6개월에서 최대 1년 정도 지속되어 합리적인 선택지로 평가된다.

2. 튠페이스(Tune Face): 통증 없는 가벼운 피부 관리에 적합

튠페이스는 피부과 시술을 처음 받는 사람들이나 통증에 민감한 고객들이 특히 선호하는 고주파 장비이다. 콜라겐 생성을 촉진하는 최적의 주파수를 사용하여 피부 결을 개선하고 모공을 축소시키는 데 효과적이다. 즉각적으로 피부가 매끄러워지는 효과를 볼 수 있지만, 장기적인 효과를 보려면 3~4주 간격으로 3~5회 반복 시술이 필요하다. 가격대는 비교적 저가에서 중저가로, 부담 없이 피부 관리를 시작하기에 적합하다.

초음파 vs 고주파, 무엇을 선택할까?

최근 조사에 따르면, 리프팅 시술 고객 10명 중 7명이 가격 부담과 통증 때문에 울쎄라와 써마지 외의 장비를 선택하는 경향을 보인다. 이렇듯 다양한 국산 장비들이 등장함에 따라 고객들의 선택 폭은 점점 넓어지고 있다.

앞으로 미용 시술 시장에서는 합리적인 가격과 안정된 효과, 부담 없는 시술을 추구하는 고객들의 요구에 따라 국산 초음파·

고주파 리프팅 장비의 인기가 더욱 높아질 것으로 예상된다. 따라서 자신의 피부 상태와 예산에 맞는 현명한 선택이 중요하다.

[인터뷰]
비수술적 리프팅의 매력, 초음파와 고주파로 새롭게 태어나다

초음파와 고주파, 피부과 리프팅의 새로운 기준을 세우다

미용 시술은 이제 단순히 주름을 펴거나 탄력을 높이는 데서 한 단계 더 나아가, 피부의 깊은 구조를 재조정하고 건강한 아름다움을 유지하는 데 중점을 두고 있습니다. 이 과정에서 울쎄라(Ultherapy)와 써마지(Thermage)는 각각 초음파(HIFU)와 고주파(RF) 리프팅의 대표 장비로, 비수술적 리프팅의 새로운 기준을 제시하고 있습니다.

특히, 두 장비의 기술적 진보는 피부층에 따라 맞춤형으로 작용하며, 고객의 다양한 니즈를 충족시키고 있습니다. 울쎄라는 SMAS층을 자극해 얼굴 윤곽을 정리하고 리프팅 효과를 극대화하는 데 탁월하며, 써마지는 피부층과 피부하층의 탄력을 개선해 잔주름 완화와 피부결 개선에 강점을 보입니다.

이번 인터뷰에서는 비수술적 리프팅 분야에서 선두를 달리는 두 장비의 최신 트렌드와 기술 발전, 그리고 고객 맞춤형 접근법에 대해 심층적으로 다뤘습니다. 또한, HIFU와 RF를 병합한 복합 리프팅이 어떻게 피부 속 구조적 변화를 유도하며, 고객 만족도를 극대화하고 있는지 구체적인 통찰을 제공합니다.

한국, 리프팅 기술의 중심지로 자리매김하다

K-뷰티의 중심지로 알려진 한국은 리프팅 시술에서도 세계적인 트렌드를 선도하고 있습니다. 한국 의사들은 숙련된 기술과 고객 맞춤형 접근법을 바탕으로 자연스러운 아름다움을 추구하며, 글로벌 고객들에게 큰 신뢰를 얻고 있습니다.

서울아트라인의원 김정석, 배진만 원장의 인터뷰에서 한국이 어떻게 리프팅 기술의 중심지로 자리 잡았는지, 최신 초음파와 고주파 장비를 활용한 시술 사례와 함께 살펴봅니다.

비수술적 리프팅의 새로운 패러다임을 만드는 데 기여하고 있는 두 장비와 그를 활용한 맞춤형 시술의 현재와 미래는 어떤 모습일까요?

울쎄라와 써마지의 세대별 주요 변화와 장비별 강점을 비교해 설명해 주실 수 있나요?

울쎄라와 써마지는 각각 HIFU와 RF 리프팅의 대표적인 장비로, 세대별 업그레이드를 통해 지속적으로 개선되었습니다.

울쎄라의 경우 2024년 기준으로 새 모델이 발표되었습니다. 이번 업그레이드는 시술 속도가 빨라진 점이 가장 큰 변화로, 고객의 편의성과 의료진의 작업 효율성을 높였습니다. 기존 장비 대비 성능의 질적 차이는 크지 않지만, 속도 향상과 같은 세부 개선이 이루어졌습니다.

반면, 써마지는 약 7년 주기로 업그레이드되며, 현재 4세대 모델이 사용되고 있습니다. 특히 2세대에서 3세대로 업그레이드되면서 진동 기능이 추가되어 시술 시 통증을 줄였고 3세대에서 4세대로 넘어가며 팁 크기가 커져 시술 시간이 단축되었습니다. 또한, 바디용 및 눈 주위 전용 팁이 개발되어 얼굴뿐 아니라 신체 부위까지 시술 가능 범위가 확대되었죠.

장비별 강점을 살펴보면, 울쎄라는 초음파로 SMAS층(근막층)을 직접 자극해 깊은 리프팅 효과를 제공하며, 피부 손상이 거의 없고 안전성이 높습니다. 써마지는 진피층과 그 하부를 집중적으로 자극해 피부 탄력 개선 및 잔주름 완화에 탁월하며, 복합 시술 시 상호 보완 효과를 극대화할 수 있습니다.

HIFU(초음파)와 RF(고주파) 장비의 최신 기술 트렌드와 시술 방식의 변화는 무엇인가요?

HIFU의 대표 모델인 울쎄라는 출시 후 약 15년 동안 큰 변화가 없었으나, 2024년에 새 모델이 발표되었습니다. 새로운 모델에서는 시술 속도가 향상되었으며, 기존보다 더 많은 샷을 사용해 다양한 층에 에너지를 조사하는 방식으로 시술 효과를 극대화하고 있습니다. 또한, 국내 개발된 HIFU 장비는 바디 시술 팁이 추가되며 활용도가 더욱 넓어졌습니다.

고주파 리프팅은 단극성, 양극성 등 다양한 방식이 연구되며, 더욱 빠르고 통증을 덜 유발하는 장비들이 등장하고 있습니다. RF 장비는 써마지와 같은 모노폴라 방식이 주류를 이루고 있으며, 이전에 출시된 바이폴라 장비들은 점차 사용이 줄고 있습니다. 모노폴라 방식은 높은 열 자극을 피부 깊은 층까지 전달하는 데 효과적이며, 진동 기능이 추가되어 통증을 줄이고 시술 경험을 개선하는 방향으로 발전하고 있으며, 모노폴라 방식과 바이폴라 방식을 동시에 사용하는 장비도 개발되고 있습니다.

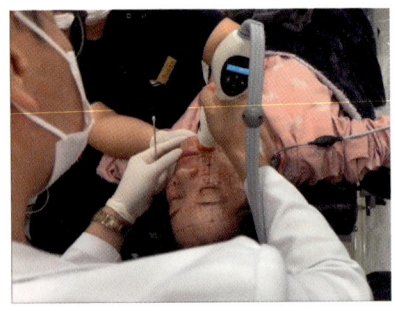

[더 알아보기] 모노폴라(Monopolar)와 바이폴라(Bipolar)

모노폴라(Monopolar)와 바이폴라(Bipolar)는 고주파(RF) 에너지를 피부에 전달하는 방식의 차이를 의미합니다. 이 두 방식은 고주파 리프팅 장비에서 주로 사용되며, 에너지가 피부에 어떻게 작용하고 전달되는지를 결정하는 중요한 요소입니다.

모노폴라는 하나의 전극에서 에너지를 방출하고, 반대편의 전극(일반적으로 장비 외부에 위치한 접지 패드)을 통해 에너지가 다시 돌아오는 방식으로 작동합니다. 이 과정에서 고주파 에너지는 피부 깊은 곳까지 전달되며, 진피층뿐 아니라 피하지방층, 심부조직까지 열 자극을 줄 수 있습니다.

반면, 바이폴라는 서로 가까운 두 개의 전극 사이에서 에너지가 전달되는 방식으로 작동합니다. 두 전극이 짧은 거리 내에 위치해 있기 때문에 고주파 에너지는 주로 피부의 표면층과 진피층에서 작용하며 깊은 층까지는 도달하지 않습니다.

즉, 모노폴라는 피부의 깊은 층까지 에너지를 전달하여 전반적인 리프팅과 바디 개선에 적합한 방식이며, 바이폴라는 얕은 층에서 작용하여 표면 탄력 및 주름 개선에 효과적인 방식입니다.

따라서 피부 상태와 시술 목표에 따라 두 방식을 선택하거나 병합하여 사용할 경우, 더욱 최적의 결과를 얻을 수 있습니다.

이처럼 모노폴라와 바이폴라 방식은 고주파 에너지가 피부에 어떤 방식으로 작용하는지를 결정짓는 핵심적인 차이점이며, 고객의 피부 고민과 기대 효과에 따라 맞춤형으로 선택이 가능합니다.

복합 리프팅(울쎄라+써마지)의 효과를 극대화하기 위해 어떤 고객층에게 어떤 방식으로 적용하시나요?

복합 리프팅은 울쎄라와 써마지의 강점을 결합해 상호 보완적 효과를 얻는 방법으로, 고객의 피부 상태와 목표에 따라 조합됩니다.

예를 들어, 볼이나 이중턱에 지방층이 있는 고객은 울쎄라의 초음파를 이용해 SMAS층을 자극해 리프팅 효과를 극대화하며, 써마지를 병합해 피부의 잔주름과 탄력 개선을 도모합니다. 반대로 지방층이 적거나 얼굴이 얇은 경우에는 써마지를 먼저 적용해 진피층 탄력을 높이고, 울쎄라로 보완적인 리프팅을 제공합니다.

이중턱, 볼살 등 특정 부위가 두드러지는 고객의 경우, 두 장비를 병합함으로써 전체적인 얼굴 윤곽 개선 효과를 극대화할 수 있습니다. 복합 시술은 각 장비가 타깃팅하는 피부층이 다르기 때문에 고객의 피부 상태와 기대 결과에 따라 맞춤형으로 적용됩니다.

시술 전 고객의 피부 상태를 분석할 때 가장 중요하게 고려하는 요소는 무엇인가요?

시술 전 고객의 피부 상태를 분석할 때는 여러 요소를 종합적으로 고려합니다. 먼저, 얼굴 비대칭 여부와 볼륨 분포를 평가하며, 특히 이중턱이나 볼살의 유무를 확인합니다. 또한, 피부를 직접 만져보며 피하지방의 두께와 탄력 정도를 파악합니다.

표정을 지었을 때 나타나는 움직임도 중요한 분석 기준입니다. 예를 들어, 웃거나 찡그릴 때 나타나는 주름의 위치와 피부의 늘어짐 정도를 평가해 자연스러운 결과를 얻을 수 있도록 시술 방식을 설계하죠.

또한, 써마지 시술을 계획할 때는 피부의 건조함이나 민감도를 관찰해 적절한 강도로 시술할 수 있도록 조정합니다. 반면, 울쎄라는 초음파로 시술 깊이를 직접 확인할 수 있어 별도의 피부 분석 장비 없이도 안전하게 적용 가능합니다.

울쎄라와 써마지 각각의 장비가 피부층에 미치는 열 자극 효과를 구체적으로 설명해 주실 수 있나요?

울쎄라는 초음파를 통해 SMAS층에 정확한 간격으로 열 응고점을 형성해 깊은 리프팅 효과를 제공합니다. 4.5mm, 3.0mm, 1.5mm 등 다양한 깊이에 에너지를 조사할 수 있어 얼굴의 주요 구조를 리프팅하는 동시에 얇은 피부에도 안전하게 사용할 수 있습니다. 이 과정에서 지방세포를 받치는 섬유조직을 재생시켜 턱선과 볼살이 줄어 보이는 효과를 얻을 수 있습니다.

써마지는 냉각 가스를 이용해 피부를 보호하면서 진피층과 진피 하부에 열 자극을 가해 콜라겐 생성을 촉진합니다. 이로 인해 피부 탄력이 개선되고 잔주름이 완화되며, 아이 팁을 사용해 눈꺼풀처럼 민감한 부위에도 적용 가능합니다.

두 장비 모두 피부에 열 자극을 주는 방식이지만, 울쎄라는 더 깊은 층에 집중적으로 작용해 구조적 리프팅을, 써마지는 피부층과 피부하층에 작용해 전반적인 피부 탄력 개선 효과를 제공합니다.

울쎄라나 써마지 시술 후 효과를 극대화하고 지속성을 높이기 위해 고객들이 지켜야 할 사후 관리법은 무엇인가요?

울쎄라나 써마지 시술 후 효과를 극대화하기 위해서는 사후 관리가 매우 중요합니다.

먼저, 자외선 차단은 필수입니다. 피부는 열 자극을 받은 후 민감해질 수 있으므로 자외선 차단제를 꼼꼼히 발라야 하며, 실외 활동 시 햇빛을 최대한 피하는 것이 좋습니다.

둘째, 피부의 보습 관리도 중요합니다. 피부가 건조해지면 콜라겐 생성을 방해할 수 있으므로 충분한 보습제를 사용하고, 물을 자주 마시는 것이 효과적입니다.

셋째, 무리한 운동이나 사우나와 같은 열감을 유발하는 활동은 피해야 합니다. 시술 후 초기에는 피부가 안정되지 않은 상태이므로 열 자극은 시술 효과를 저하할 수 있기 때문입니다.

또한, 금주도 권장됩니다. 알코올은 피부 회복을 방해할 수 있기 때문입니다.

이 외에도 피부 상태에 따라 스킨부스터나 보톡스와 같은 추가 시술을 병행하면 지속적인 콜라겐 생성을 유도하며 표정 주름을 제거하여 효과를 더욱 높일 수 있습니다.

울쎄라나 써마지를 처음 고려하는 고객에게 가장 강조하고 싶은 핵심 포인트는 무엇인가요?

울쎄라나 써마지를 처음 고려하는 고객에게는 개인 맞춤 상담이 무엇보다 중요하다고 말씀드립니다.

많은 고객들이 인터넷이나 주변의 추천을 통해 특정 시술을 선호하거나 기대하지만, 피부 상태와 얼굴 구조는 사람마다 다르기 때문에 전문가와의 상담을 통해 자신에게 적합한 시술을 찾는 것이 핵심입니다.

또한, 비수술적 리프팅은 다운타임이 없다고 생각하는 경우가 많지만, 약간의 부종이나 감각 이상, 홍반 등이 발생할 수 있다는 점을 미리 안내하는 것이 중요합니다. 이러한 현실적인 정보를 충분히 이해하고 시술을 결정하는 것이 고객 만족도를 높이는 데 도움이 됩니다.

마지막으로, 자연스럽고 아름다운 결과는 시간이 걸릴 수 있다는 점을 강조하며, 시술 후 효과가 서서히 나타나고 유지된다는 점을 말씀드리고 싶습니다.

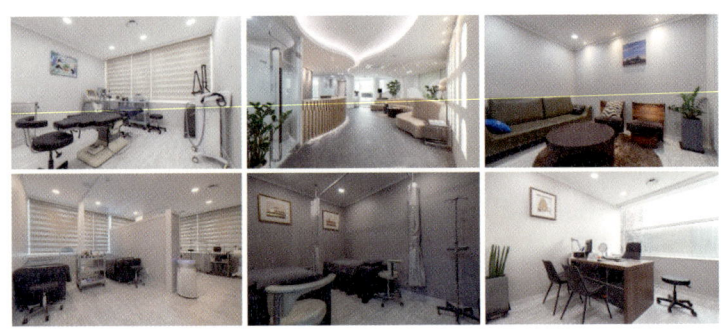

리프팅 시술을 받은 후 고객들이 가장 많이 묻는 질문과 이에 대한 답변은 무엇인가요?

리프팅 시술을 받은 고객들이 가장 많이 묻는 질문은 다음과 같습니다.

1) 효과는 얼마나 유지되나요?
   - 울쎄라와 써마지 모두 보통 1~2년 동안 효과가 지속된다고 볼 수 있지만 개인의 피부 상태와 나이에 따라 차이가 있을 수 있으며, 주기적으로 시술을 받는 경우 효과를 더 오래 유지할 수 있습니다.

2) 언제 다시 시술을 받아야 하나요?
   - 울쎄라의 경우 600샷 미만으로 시술을 받은 경우에는 3~6개월 후 추가 시술을 권장하기도 합니다. 그러나 대부분은 1년 간격으로 시술을 받는 것을 권합니다.

3) 부작용은 없나요?
   - 울쎄라는 피부를 통과하며 열을 전달하기 때문에 영구적인 부작용은 거의 없습니다. 써마지의 경우에도 피부를 보호하는 냉각 기능이 있어 안정성이 높습니다. 다만, 개인의 피부 상태에 따라 일시적인 부종이나 민감도가 발생할 수 있습니다.

리프팅 시술에 적합하지 않은 피부 상태(민감성, 얇은 피부 등)를 가진 고객에게는 어떤 대안을 제시하시나요?

리프팅 시술 시 문제가 예상되는 민감성 피부나 얇은 피부를 가진 고객들에게는 대체 시술이나 보완 방법을 제안합니다.

울쎄라는 초음파가 피부를 통과하는 방식이기 때문에 민감하거나 얇은 피부에도 큰 문제가 없으나, 써마지의 경우 강도를 낮추어 시술하거나 스킨부스터와 병합해 안전성을 높입니다.

예를 들어, 피부가 얇고 예민한 고객에게는 진피층의 탄력을 보강할 수 있는 리쥬란, 엑소좀, 이종 콜라겐 등의 스킨부스터를 함께 권장하며, 이는 콜라겐 생성을 촉진해 피부 장벽을 강화하는 데 도움을 줍니다. 또한, 시술 후 효과를 높이고 부작용을 최소화하기 위해 피부 보습과 자외선 차단을 강화하고, 추가적인 보톡스 시술로 표정 주름 개선을 도모할 수 있죠.

이러한 방법은 고객의 피부 상태에 맞추어 시술 효과를 최적화하면서도 안전성을 확보할 수 있는 방안입니다.

울쎄라와 써마지의 시술 비용이 높은 이유와 그만큼의 가치를 제공하는 장점은 무엇인가요?

울쎄라와 써마지는 고가의 리프팅 장비로, 시술 비용이 높은 이유는 주로 소모품인 팁의 가격과 장비의 안정성에서 비롯됩니다.

울쎄라의 경우, 시술 시 사용되는 초음파 팁은 피부 깊이에 따라 다양하게 설계되어 있으며, 정확한 열 응고점을 형성하기 위한 기술이 적용되어 있습니다. 팁은 시술 샷 수에 따라 교체가 필요하며, 이로 인해 시술 샷 수에 비례하여 시술비가 상승하게 됩니다.

써마지의 팁 역시 피부를 보호하는 냉각 기술과 진피층까지 깊은 열 자극을 전달하는 설계로 제작되어 고가 소모품으로 분류됩니다. 거의 대부분 개인별로 한 개씩의 팁을 사용하게 되며 사용하는 팁에 따라 비용이 달라집니다.

비용은 높지만, 두 장비는 효과가 안정적으로 검증되어 있어 고객들에게 신뢰를 제공합니다. 울쎄라는 안전성과 정확성이 높아 영구적인 부작용이 거의 없고, 써마지는 피부 탄력 개선과 잔주름 완화에 뛰어나 고객 만족도가 높습니다. 특히 장비의 안정성과 효과가 꾸준히 입증된 만큼, 장기적으로 보면 비용 대비 가치가 충분히 있다고 평가됩니다.

리프팅 시술 효과를 측정할 때 어떤 기준과 방법을 사용하시나요?

리프팅 시술 효과를 평가하기 위해 의료진은 다음의 방법을 활용합니다.

첫째, 전후 사진 비교는 가장 객관적인 평가 도구입니다. 시술 전후의 얼굴 상태를 사진으로 기록하여 고객이 직접 변화를 확인할 수 있도록 도와줍니다. 특히 울쎄라와 써마지는 턱선, 볼살, 잔주름 개선 등 눈에 보이는 변화를 제공하기 때문에 전후 사진 비교가 유용합니다.

둘째, 고객과의 대화를 통해 주관적 만족도를 조사합니다. 리프팅 효과는 개인별 피부 상태와 기대치에 따라 다르게 느껴질 수 있기 때문에 고객의 의견을 통해 시술 결과를 평가하고 개선 방향을 모색합니다.

셋째, 시술 후 피부 상태와 탄력도를 확인하며, 필요에 따라 추가 시술이나 보완 방법을 제안하기도 합니다. 특히 콜라겐 생성이 3개월에서 6개월에 걸쳐 서서히 이루어지기 때문에 장기적인 관찰도 중요합니다.

2030 젊은 층과 4050 중장년층의 리프팅 목표는 어떻게 다르며, 이에 따라 추천하는 시술은 무엇인가요?

2030 젊은 층과 4050 중장년층은 리프팅 시술에서 추구하는 목표가 다릅니다.

2030은 주로 이중턱 개선이나 얼굴 윤곽 정리를 원합니다. 젊은 층은 피부 탄력이 비교적 좋기 때문에 볼살이나 턱살을 줄여 얼굴을 작고 선명하게 보이게 하는 데 중점을 둡니다. 이 경우 울쎄라가 적합하며, 필요에 따라 실리프팅을 병행하여 더 갸름한 효과를 낼 수도 있습니다.

반면, 4050은 피부 탄력 개선과 잔주름 완화를 주요 목표로 합니다. 나이가 들면서 피부가 처지고 탄력이 감소하므로, 써마지로 진피층을 자극해 탄력을 높이고 잔주름을 완화하는 것을 추천합니다. 경우에 따라 울쎄라와 병합 시술을 통해 피부 깊은 곳을 올려주면서도 자연스러운 결과를 제공합니다. 나이와 상관없이 고객의 피부 상태와 요구에 따라 맞춤형 시술이 필요하며, 이를 통해 만족도를 높이는 것이 중요합니다.

남성 고객의 리프팅 시술 수요가 증가하고 있습니다. 남성 고객이 선호하는 시술 방식과 주요 개선 목표는 무엇인가요?

남성 고객은 리프팅 시술에서 주로 자연스러운 개선을 선호합니다. 인위적으로 보이는 변화를 피하고, 얼굴이 더 젊고 건강해 보이는 것을 목표로 합니다.

남성들은 대개 얼굴 윤곽을 갸름하게 만들기보다는 턱선 정리와 피부 탄력 강화에 중점을 둡니다. 울쎄라는 턱선을 선명하게 만들어주는 데 효과적이며, 써마지는 피부의 탄력을 높이고 잔주름을 줄여 자연스러운 변화를 줄 수 있습니다. 이 외에도 고객의 목표에 따라 스킨부스터나 보톡스를 병행하여 피부 상태를 보완할 수도 있죠.

앞으로 HIFU와 RF 기술이 어떻게 발전할 것으로 예상하시며, 현재 한국이 이 분야에서 세계적으로 경쟁력을 가지는 이유는 무엇인가요?

앞으로 HIFU와 RF 기술은 효과를 높이면서 통증을 줄이고, 시술 시간을 단축하는 방향으로 발전할 것으로 보입니다.

예를 들어, HIFU의 경우 더 정밀한 초음파 타깃팅 기술이 개발되어, 특정 부위를 더 효과적으로 자극할 수 있을 것입니다. RF 기술은 피부 표면의 열 손상을 최소화하면서도 더 깊은 자극을 전달하는 장비가 등장할 가능성이 큽니다.

한국은 이 분야에서 세계적으로 경쟁력을 가지고 있습니다. 이는 우선 한국 의사들의 전문성과 숙련된 손기술 덕분입니다. 한국은 미용 시술 분야에서 축적된 경험이 풍부하며, 고객의 요구에 맞춘 맞춤형 서비스를 제공하는 데 강점을 가지고 있습니다.

또한, 합리적인 비용과 높은 의료 인프라도 경쟁력을 강화하는 요소입니다. K-뷰티의 세계적 인지도와 함께 한국의 의료 기술은 신뢰를 얻고 있으며, 특히 리프팅 시술에서는 지속적으로 트렌드를 선도하는 위치를 유지할 것으로 보입니다.

CURRICULUM VITAE

도재운 / Doh Jaeun M.D., PhD
전문의

1. 경력 및 이력
- 이지동안의원 강남본점 원장
- 전)코헨의원 원장(성형)
- 전)강남라벨라의원 원장(성형·피부)

- 대한필러학회 학술이사
- 한국미용성형학회 정회원
- 대한미용외과학회 정회원
- 대한피부외과학회 정회원
- 대한피부모발학회 정회원
- 대한의학레이저학회 평생회원
- 대한비만학회 평생회원
- 대한비만체형학회 평생회원
- 대한유방암학회 평생회원
- 대한미용웰빙학회 정회원

2. 진료철학
환자 중심의 진료를 통해 진정한 아름다움을 선사하는 것이 저의 목표입니다. 환자의 입장에서 생각하고 공감하며, 개개인이 추구하는 아름다움의 본질을 이해하고자 노력합니다.
세심한 배려와 열린 소통으로 고객의 기대와 바람을 깊이 이해하며, 외적인 아름다움뿐 아니라 내적인 자신감까지 함께 채워드리는 맞춤형 진료를 실현합니다.

- 홈페이지: https://egsns.com/
- 인스타그램: https://www.instagram.com/egdongan.official/
- 카카오톡채널: @이지동안의원강남
- 유튜브(닥터도도): https://www.youtube.com/@DR_DODO_EG
- 네이버블로그: https://blog.naver.com/odasam9011

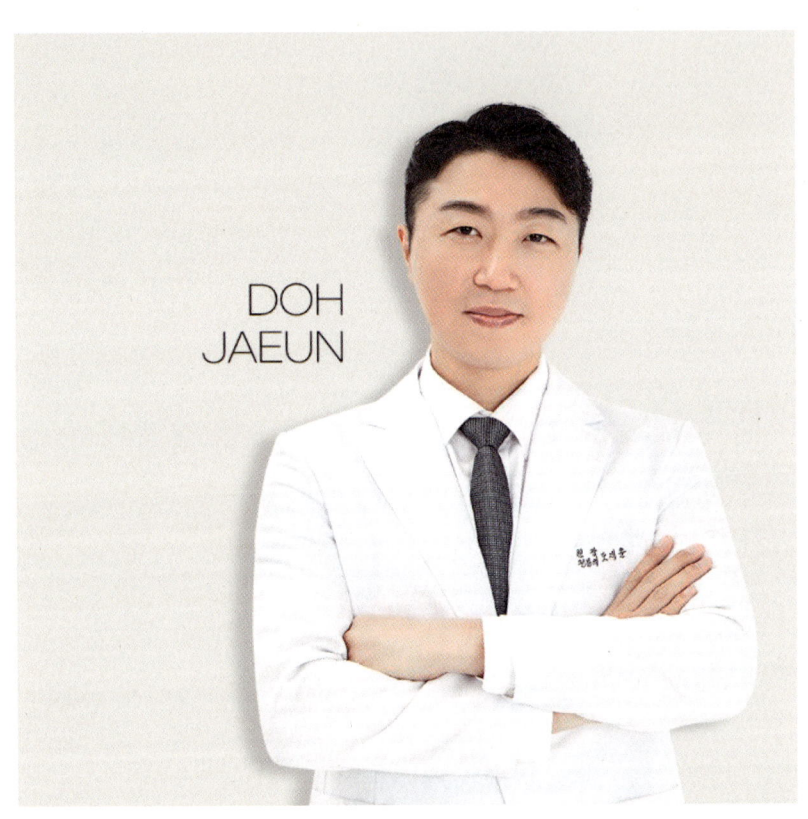

이지동안의원 도재운 원장

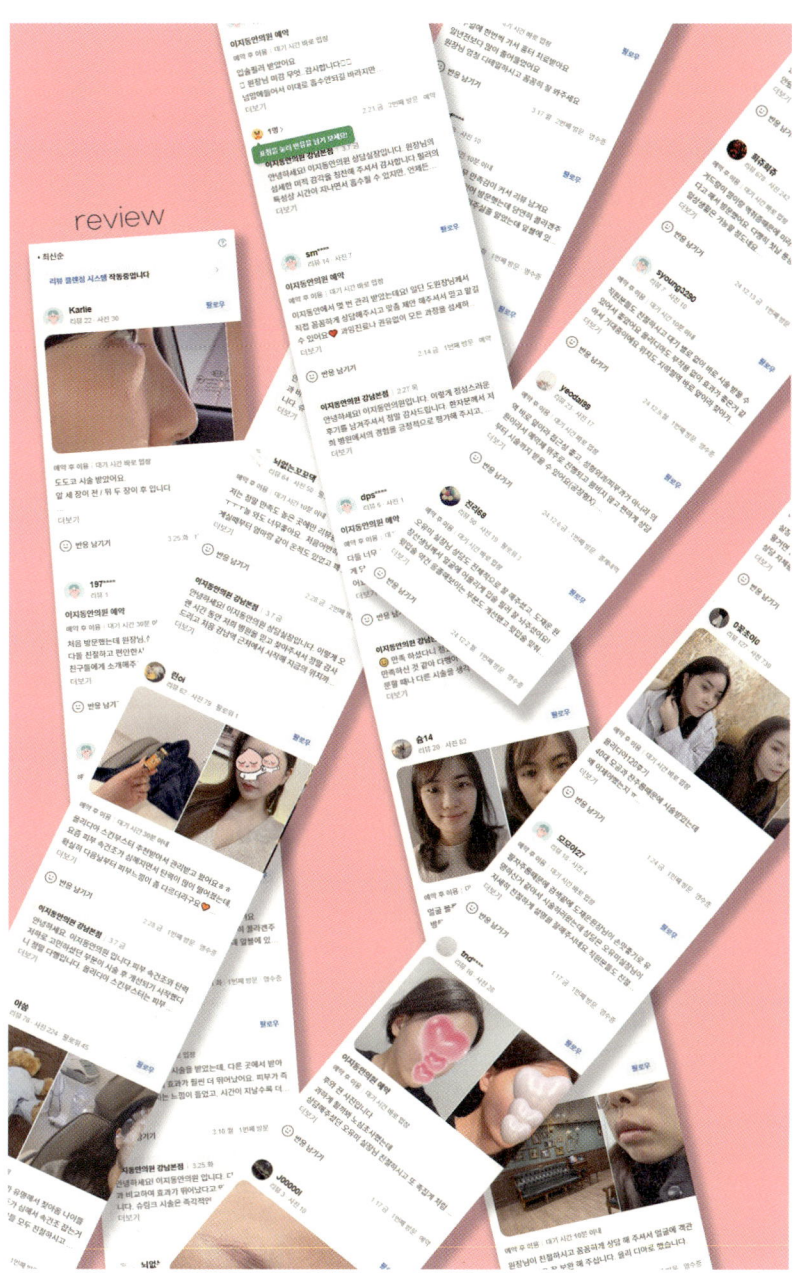

안티에이징, 이제는 원인을 치료하는 시대

이제는 단순한 미용 관리 영역을 넘어선 안티에이징. 한국에서 안티에이징은 전 연령대가 관심을 갖는 필수 관리로 자리 잡았습니다. 이지동안의원 도재운 원장은 지난 수년간 다양한 고객을 진료하면서 '만성 알레르기로 인한 조기 노화', '윤곽 수술 후 볼륨 소실과 처짐', '급격한 다이어트 후 급속도로 노화가 진행되는 경우' 등 다양한 다른 사례들을 분석해 왔습니다. 이를 통해 알게 된 사실은 얼굴과 신체의 노화가 단순히 나이만으로 설명되지 않는다는 점이었습니다.

과거에는 나이가 들면 주름이 생기고 볼륨이 꺼지는 걸 당연한 것으로 받아들이거나 큰 수술로 '확' 바꾸는 게 주된 선택지였습니다. 그러나 최근에는 정기적으로 콜라겐·스킨부스터 시술을 받거나 필요에 따라 가볍게 필러와 레이저 리프팅을 병행하여 '티 안 나게, 자연스럽게' 젊음을 유지하려는 흐름이 뚜렷해지고 있습니다. 이는 곧 염증, 골격·지방 변형, 체중 변화 등 개인별 원인을 면밀히 파악하고, 그에 맞는 맞춤형 접근이 필수임을 시사하죠.

도재운 원장의 사례 분석 결과를 보면 안티에이징의 세 가지 특성이 두드러집니다. 첫째, 만성 알레르기나 비만과 같이 만성 염증이 있으면 피부 탄력과 콜라겐이 눈에 띄게 소실돼 예상보다 빠른 노화가 진행됩니다. 둘째, 윤곽 수술 등으로 얼굴 뼈나 연조직에 변화가 생기면 뼈만 깎는 것으로 끝나지 않고 볼륨 보강·탄력 재생이 뒤따라야 자연스러운 인상을 유지할 수 있습니다. 셋째, 급격한 다이어트 후 체중은 줄었지만 얼굴이 확 늙어 보이는 상태에 빠지는 사람도 늘고 있어, 체중 조절과 피부·탄력 관리를 동시에 설계하는 방법론이 강조되고 있습니다.

이처럼 고객층이 세분화되고 피부 고민의 원인과 목적이 다양해지면서 안티에이징 또한 종합적이고 복합적인 전략으로 발전하고 있습니다. 도재운 원장은 "노화는 결과적으로 콜라겐·볼륨·탄력의 '총합'이 흔들리는 현상인 만큼 문제의 뿌리를 정확히 진단해야 한다"라고 강조합니다. 만성 염증이 우세한지, 수술·다이어트 등 급격한 체형 변화가 원인인지에 따라 시술 순서와 치료 방법을 달리해야만 장기적이고도 만족스러운 결과를 얻을 수 있다는 것이죠.

다음은 만성 알레르기, 윤곽 수술 후 볼륨 소실, 그리고 비만 및 급격한 다이어트라는 세 가지 문제로 노화가 가속화된 사례들을 바탕으로, 어떤 방식으로 접근해야 안티에이징 솔루션을 최적화할 수 있는지 살펴본 내용입니다.

사례 1 : 만성 알레르기(염증)로 인한 빠른 노화 & 피부 트러블

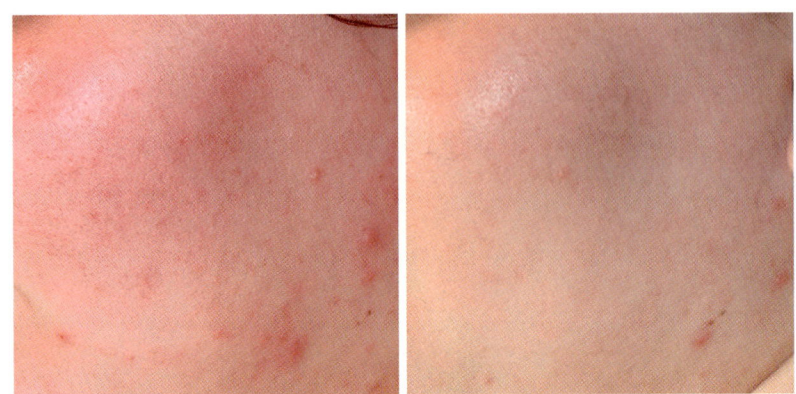

[고객 고민]

어릴 때부터 알레르기 비염과 가벼운 아토피를 앓아온 30대 후반 오영미 씨(가명)는 최근 들어 피부 노화가 급격히 진행되는 듯한 느낌을 받고 있었습니다. 계절이 바뀌거나 미세먼지가 심해지면 재채기와 코막힘은 기본이고, 얼굴까지 푸석해지며 잔주름이 한층 도드라졌죠. 게다가 가려움과 각질, 건조증이 겹치면서 마음고생도 커졌습니다.

"그냥 좀 예민한 체질일 뿐이라고 생각했는데, 요즘 거울을 보면 제 나이보다 더 들어 보이는 것 같아요. 화장품을 바꿔보고 홈케어도 해봤지만 큰 효과는 없었고요. 도대체 왜 이렇게 피부가 빨리 늙는 건지 걱정입니다."

영미 씨는 우선 알레르기를 전문적으로 다루면서 피부 노화도 같이 관리해준다는 이지동안의원을 찾았습니다. 알레르기와 노화가 별개가 아닐 수 있다는 사실을 알게 된 순간, 자신이 고민해온 문제의 근본적인 원인이 무엇인지 궁금해졌던 것입니다.

[전문가 진단]

알레르기와 피부 노화는 매우 밀접한 관련이 있습니다. 특히 아토피 피부염과 같은 만성적인 알레르기 질환은 피부에 지속적인 염증을 유발하여 피부 장벽을 손상시키고, 결과적으로 피부 노화를 촉진하게 됩니다. 예를 들어, 습진 환자의 피부는 장기간 반복되는 염증과 가려움으로 인해 피부가 건조해지고 탄력이 떨어지면서 주름이 쉽게 생기게 됩니다. 또한, 알레르기 증상을 완화하기 위해 사용하는 스테로이드 연고 역시 장기 사용 시 피부를 얇게 만들어 피부 노화와 유사한 변화를 일으킬 수 있습니다.

알레르기 반응이 피부 노화에 직접적인 영향을 미치는 이유는 면역 반응에서 분비되는 특정 물질 때문입니다. 알레르기 반응이 발생하면 피부의 비만세포(mast cell)에서 히스타민과 같은 염증 물질이 분비되는데, 이 히스타민이 피부 조직의 콜라겐 분해 효소(MMP-9)를 활성화하여 피부 탄력을 유지하는 콜라겐과 탄력섬유를 손상시킵니다. 즉, 알레르기 염증이 반복될수록 피부가 탄력을 잃고 주름이 깊어지는 것입니다. 실제로 히스타민 분비를 억제하는 약물(비만세포 안정제)을 사용한 연구에서도 자외선으로 인한 피부의 콜라겐 손상과 주름 형성이 감소하는 결과가 나타났습니다. 이는 면역 반응을 조절하는 것이 피부 노화 예방에도 효과적이라는 것을 의미합니다.

결론적으로 알레르기로 인한 피부 노화를 예방하려면 근본적으로 알레르기를 잘 관리하는 것이 필수적입니다. 가장 먼저, 알레르기 유발 물질을 피하고 자외선이나 피부 자극을 줄이는 것이 중요합니다. 꾸준한 보습제 사용으로 피부 장벽을 강화하면 만성 건조와 염증을 완화해 노화를 늦추는 효과를 얻을 수 있습니다. 또한 항산화와 항염 효과가 뛰어난 오메가-3 지방산이나 비타민 C, D가 풍부한 식단을 섭취하면 체내 염증을 낮추는 데 도움이 됩니다. 필요에 따라 항히스타민제나 면역 조절제를 적절하게 사용하는 것도 좋은 방법입니다. 이렇게 피부 알레르기를 적극적으로 관리하는 것이 곧 피부 건강과 안티에이징의 핵심입니다.

영미 씨는 먼저 알레르기 유발 인자에 대한 정밀 검사를 받았습니다. 동시에 피부 탄력도 검사와 피부 장벽 상태도 체크해 현재 그녀의 피부가 얼마나 예민해졌는지 파악할 수 있었죠. 이 결과를 토대로 내린 결론은 다음과 같았습니다.

1) 만성 염증에 의한 콜라겐 소실
알레르기가 꾸준히 지속되는 경우, 염증 물질(히스타민, 사이토카인 등)이 체내·피부 곳곳에 쌓이면서 콜라겐을 조금씩 파괴합니다. 이로 인해 잔주름이 쉽게 생기고, 탄력이 급격히 떨어지는 결과를 낳습니다.

2) 피부 장벽 약화

　알레르기 반응과 함께 피부가 건조해지고 각질이 잘 일어나는 상태가 이어지면 외부 자극에 취약해져 노화가 더 빨리 진행될 수 있습니다. 부종이나 가려움 같은 증상까지 동반되면 긁거나 문지르는 행위 자체가 2차 손상을 유발해 피부가 더욱 상하게 됩니다.

3) 피부 노화와 알레르기 관리의 필요성

　단순히 보습 화장품을 쓰거나 알레르기 증상만 잠깐 억제하는 치료로는 한계가 있습니다. 그래서 만성 염증을 줄이면서 이미 소실된 콜라겐을 어떻게 회복할 것인가가 핵심 과제입니다.

　알레르기 체질을 '그냥 타고난 것' 정도로 여겨 방치하다 보면 피부 콜라겐이 빠른 속도로 소실되면서 노화가 가속화됩니다. 중간에 한두 번 심해졌다가 조금 나아지는 정도로만 넘기지 말고, 근본적으로 염증과 노화를 함께 관리하는 전략이 필요합니다.

[시술 및 관리 과정]

　만성 알레르기가 가져오는 콜라겐 파괴를 막기 위해서는 염증 수치를 낮추고 피부 재생을 돕는 치료를 병행해야 합니다. 영미 씨의 경우, 크게 세 단계로 접근하기로 했습니다.

(1) 알레르기 관리 및 항염증 치료

　알레르기 유발 인자 파악 & 회피: 간단한 피부 반응 검사와 혈액 검사를 통해 어떤 물질(집먼지 진드기, 특정 음식, 미세먼지 등)에 특히 민감한지 확인했습니다. 가급적 유발 인자에 노출되지 않도록 생활 환경을 개선했고, 필요 시 항히스타민제를 단기 복용해 염증 반응을 완화했습니다.

　면역 반응 모니터링: 증상이 심해질 때마다 염증 수치가 높아져 콜라겐이 더 손상될 수 있으므로, 주기적으로 증상을 체크하며 심해지기 전에 조치하는 것이 중요했습니다.

(2) 콜라겐 회복을 위한 스킨부스터·레이저 리프팅

　스킨부스터(콜라겐 촉진 주사): 영미 씨처럼 만성 염증 상태가 장기화된 경우, 자연적인 콜라겐 생성만으로는 회복이 더디기 쉽습니다. 따라서 히알루론산, 성장인자, 펩타이드 등 피부 재생에 도움을 주는 물질을 직접 주사해 탄력을 높이고 주름을 완화시키는 방식을 택했습니다.

　레이저 리프팅(울쎄라·써마지 등) 병행: 레이저를 통해 진피층을 자극하면 탄력 섬유(콜라겐·엘라스틴)의 재배열과 신생이 촉진됩니다. 스킨부스터와 레이저 리프팅을 동시, 혹은 순차적으로 받으면 안에서부터 콜라겐이 차오르는 효과가 극대화됩니다.

(3) 생활습관·스킨케어 개선

　보습 & 진정 강화: 알레르기로 인해 건조해진 피부 장벽을 복구하기 위해 저자극·고보습 제품을 꾸준히 사용했습니다. 각질이나 가려움 증상이 심할 때는 무작정 긁지 않고, 수딩팩이나 피부 진정 성분을 활용해 관리하도록 교육했습니다.

　항염증 식단 & 수면 관리: 음식 중에서도 염증 반응을 유발하는 식재료(과도한 정제 탄수화물, 포화지방 등)를 줄이고, 오메가-3나 항산화 성분이 풍부한 식품을 권장했습니다. 또한 불규칙한 수면이 알레르기를 악화시킬 수 있기에 수면 습관을 교정해 면역 체계를 안정화했습니다.

[결과 및 만족도]

　3~4개월에 걸쳐 위 과정을 성실히 지킨 결과, 영미 씨는 피부 상태의 뚜렷한 개선을 확인할 수 있었습니다. 우선 노화가 멈춘 듯한 탄력 개선이 이루어졌습니다. 이전보다 잔주름이 부드러워지고 피부톤이 한 단계 밝아졌다는 평가를 받았습니다. 항히스타민제와 보습 케어가 병행되며, 가려움이 줄어들었고 긁어서 생기던 붉은 자국도 거의 사라졌습니다. 알레르기 증상 자체가 완전히 없어지진 않았지만, 피부 손상이 훨씬 줄어든 것이 핵심이었습니다. 그리고 병원을 주기적으로 방문해 작은 트러블도 바로잡았고, 전반적인 피부 스트레스가 줄어들면서 표정도 밝아졌습니다.

이 사례가 보여주듯, 알레르기와 노화는 결코 별개의 문제가 아닙니다. 만성 염증이 지속되면 우리 몸이 스스로 만들어낸 콜라겐을 파괴해 버리고, 그 여파는 곧바로 주름과 탄력 저하로 이어집니다. 물론 일반 보습 화장품이나 항히스타민제로 단기적인 개선을 볼 수도 있지만, 근본적인 해법은 염증을 최대한 낮추는 동시에 이미 손상된 콜라겐을 촉진시켜주는 다각적 접근에 있습니다.

염증 수치가 100이었다면, 30 혹은 50으로 낮추기만 해도 피부 노화를 크게 늦출 수 있습니다. 그래서 알레르기 체질을 가진 이들은 평소에 자신만의 '알레르기 트리거'를 파악하고 꾸준히 관리해야 합니다. 여기에 스킨부스터·레이저 리프팅 등 최신 안티에이징 기술을 병행하면 생각보다 빠른 속도로 '더 젊고 건강한 피부'를 만들 수 있죠. 결론적으로, '작은 알레르기 증상이 누적되어 결국 큰 노화를 부른다'는 사실을 기억하고, 일상에서부터 생활습관·항염증 관리·피부 시술을 통합적으로 진행해야 합니다.

사례 2: 윤곽 수술 후 볼륨 소실 & 처짐, 콜라겐 시술로 극복하기

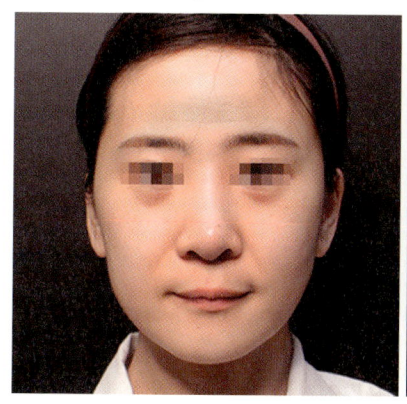
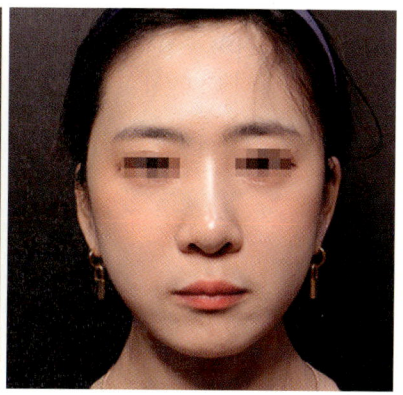

[고객 고민]

20대 후반의 박나연 씨(가명)는 2년 전, 광대와 사각턱을 줄이는 윤곽 수술을 받았습니다. 처음 몇 달은 얼굴이 갸름해진 것 같아 만족했지만, 시간이 지나면서 예상치 못한 문제가 생기기 시작했습니다.

1) 볼 부위 꺼짐과 탄력 저하: 광대뼈가 줄어든 자리 주변이 울퉁불퉁해 보이고, 볼륨이 줄어들면서 피부가 살짝 처지는 현상이 나타났습니다.
2) 단순 리프팅 시술로는 부족: 울쎄라·써마지 같은 레이저 리프팅과 실 리프팅도 시도했지만, 생각만큼 개선되지 않았습니다.
3) 외모 스트레스: 나연 씨는 메이크업으로 광대·볼 꺼짐 부위를 가리려고 해도 한계가 있었고, 외모 콤플렉스가 점점 심해졌습니다. 결국 전

문 클리닉을 찾아 수술 후 꺼짐과 처짐 문제를 근본적으로 해결하고 싶다는 마음을 먹게 되었습니다.

[전문가 진단]

안면 윤곽 수술 후 얼굴이 더 빨리 늙어 보이는 현상은 뼈 구조가 변형되면서 피부를 지탱하는 조직이 감소하기 때문에 나타납니다. 턱이나 광대뼈를 깎거나 이동시키면 피부와 연부 조직이 지지력을 잃게 되어 중력의 영향으로 피부가 아래로 처지게 됩니다. 그 결과 볼 처짐, 턱선의 탄력 저하, 팔자주름 부위의 불독살, 이중턱 등 노화 징후가 빠르게 진행됩니다. 전문가들은 수술 전에 이러한 부작용을 환자에게 설명하고, 리프팅과 같은 처짐 방지 시술을 함께 시행하는 것을 권장합니다. 최근에는 광대뼈를 단순히 줄이는 대신, 위쪽으로 올려 고정하여 피부 처짐을 예방하고 젊은 얼굴 라인을 유지하는 방향으로 수술 방법이 발전하고 있습니다.

윤곽 수술 후 가속화된 노화를 완화하기 위해서는 피부 자체의 콜라겐 생성을 촉진하는 시술이 효과적입니다. 대표적인 방법으로는 고주파(RF)나 초음파 리프팅(HIFU)이 있는데, 이들은 피부 깊은 곳에 열을 가해 콜라겐과 엘라스틴을 재생시켜 피부의 탄력과 지지력을 회복시키는 데 도움을 줍니다. 또한 녹는 실을 이용한 실리프팅이나 콜라겐 생성을 유도하는 콜라겐 주사(Sculptra) 같은 시술도 피부의 탄력과 재생력을 강화하여 처진 살을 효과적으로 관리할 수 있습니다. 결국, 윤곽 수술

이후 발생할 수 있는 노화 가속을 최소화하려면 수술 방법 선택에서부터 사후 피부 관리까지 종합적이고 체계적인 접근이 필수적입니다.

이지동안의원에서는 나연 씨의 상태를 정밀 분석한 결과, 다음과 같은 진단을 내렸습니다.

1) 윤곽 수술 후 골격 변형 → 볼륨 손실: 광대·사각턱을 줄이는 수술을 했을 경우, 뼈 주변의 연조직과 지방 패드도 위치가 변하거나 부족해질 수 있습니다. 수술 직후 부기가 빠지면 얼굴 윤곽이 더 선명해지지만, 볼륨을 지탱해주던 구조가 감소해 시간이 지날수록 꺼짐과 처짐이 나타나기 쉽습니다.
2) 리프팅만으로는 부족한 이유: 울쎄라·써마지·실리프팅 등은 늘어진 조직을 당겨주거나 콜라겐을 자극해 어느 정도 탄력을 보강합니다. 그러나 '볼륨 자체가 소실된 부위'에서는 단순히 리프팅만 해서는 꺼진 부위를 매끄럽게 채우기 어렵습니다.
3) 콜라겐과 지방층의 동시 보강 필요: 단순 리프팅보다는 콜라겐 시술을 통해 내부 볼륨을 살리고, 필요한 곳엔 필러나 미세 지방이식을 고려해야 한다고 설명했고, 얼굴의 골격 + 연조직 + 탄력을 종합적으로 디자인하는 접근이 필수라는 결론에 도달했습니다.

[시술 및 관리 과정]

(1) '이지 동안 주사(안티에이징 주사)'를 통한 탄력 회복

　콜라겐 활성화: 만성적으로 탄력이 떨어진 얼굴 라인을 올리기 위해 병원에서 개발한 맞춤형 항노화 시술(일명 '이지 동안 주사')을 진행했습니다. 히알루론산·성장인자·고분자 물질 등을 혼합 주사해 진피층이 스스로 콜라겐을 만들도록 자극하는 원리입니다.

　자연스러운 볼륨 유지: 지방이식이나 필러와 달리, 과도하게 '빵빵한 느낌' 없이 서서히 볼륨이 차오르는 장점이 있습니다. 2~3개월 뒤부터 본격적으로 효과를 체감할 수 있으며, 장기적으로 1년~1년 반 간격으로 시술을 반복하면 탄력이 누적된다는 설명이 있었습니다.

(2) 부족한 부위엔 추가 필러·보톡스 조합

　필러로 미세 볼륨 보강: 광대 아래와 볼 중간 부위가 특히 꺼져 있었기에 0.1~0.2cc씩 수차례로 나누어 필러를 주입했습니다. 필러 종류는 탄성이 있는 타입을 선택해 자연스럽게 볼 윤곽을 살리고 이물감은 최소화했습니다. 미세 주름 필러의 경우 특수하게 계량된 주사기로 0.01ml씩 일정하게 주입하며 주름을 펴줍니다.

　보톡스로 근육 밸런스 조절: 윤곽 수술 후에도 남아있는 광대 주변 근육 불균형을 완화하기 위해 보톡스를 소량 사용했습니다. 이 과정을 통해 광대 주변의 근육 과긴장을 줄여 볼륨 보강 효과가 더 돋보이도록 했습니다.

(3) 레이저 리프팅·실리프팅 병행(필요 시): 처짐이 심각하지 않은 경우에는 콜라겐 시술과 필러만으로도 개선이 충분하다고 판단했지만, 피부 탄력 저하 정도가 크면 레이저 리프팅(울쎄라·써마지), 혹은 실리프팅를 병행하기도 합니다.

(4) 수술 후 유착이 심한 경우에는 유착을 풀어주는 관리를 병행하는 경우도 있습니다. 특히 지방 흡입이나 이식 수술을 포함한 윤곽 수술의 경우 피부가 근막과 붙어 표정을 지을 때마다 피부가 일그러지는 상황을 자주 마주합니다. 어느 곳에서도 해결할 수 없었던 불편함을 말끔히 해결할 수 있으니, 고객이나 의료진 모두 큰 만족감을 얻을 수 있습니다.

[결과 및 만족도]

이지동안 주사와 필러를 병행한 지 약 3개월 후, 나연 씨는 "얼굴이 한층 어려 보이고, 광대 주변 부드러운 곡선이 살아났다"라는 말을 많이 들었습니다. 특히, 전에는 어색하게 패어 보이던 볼 부위가 채워지면서 환한 인상을 얻게 된 점에 큰 만족감을 표했습니다. 지방이식이나 재수술에 비해 주사 시술은 회복이 비교적 빨라 일상생활 복귀가 수월했습니다. 간혹 멍이나 약간의 부기가 있을 수 있지만, 대부분 며칠 정도면 가라앉아서 큰 불편은 없었습니다.

이지동안의원에서는 "윤곽 수술 후에는 잦은 요요 현상이 있을 수 있다"고 조언했습니다. 예를 들어 체중 변화나 나이가 들면서 더욱 볼륨이 감소할 수 있다는 것이죠. 따라서 6개월~1년 주기로 탄력 상태를 점검하고, 필요 시 콜라겐 시술이나 필러 리터치를 해주면 지속적으로 좋은 상태를 유지할 수 있습니다.

이 사례는 윤곽 수술이라는 고강도의 뼈 수술을 했음에도 불구하고, 시간이 지나면서 오히려 볼륨 부족으로 고민하게 된 대표적인 경우를 잘 보여줍니다. 수술로 뼈가 깎여 얼굴 라인이 달라졌을 때, 연조직이나 피부 탄력이 고루 따라와 주지 못하면 불균형이 발생하기 쉽습니다.

단순히 '들어 올리는' 리프팅 시술만으로는 윤곽 수술 후의 꺼짐 현상을 완전히 해소하기 어렵습니다. '콜라겐 촉진 시술 + 미세 필러 주입'을 통해 내부 볼륨을 자연스럽게 채우는 방식이 가장 이상적인 해결책이 될 수 있습니다. 아울러, 수술 전후로 장기적 관리(피부 재생·콜라겐 유지·체중 안정화 등)를 고려해야 수술 효과가 오랜 기간 예쁘게 유지될 수 있음을 시사합니다. 결국, 뼈를 줄였다고 모든 것이 해결되는 건 아닙니다. 얼굴의 볼륨, 탄력, 골격이 조화롭게 어우러져야만 진정한 '자연미'가 완성됩니다. 윤곽 수술 후 회복기에 들어가거나 수년이 지났어도 처짐 때문에 혹은 부자연스러운 표정으로 스트레스를 받는다면 이번 사례처럼 콜라겐 시술과 맞춤형 볼륨 보강으로 문제를 극복해보는 것을 적극 추천드립니다.

사례 3: 비만 & 급격한 다이어트 이후, 안티에이징이 절실해진 이유

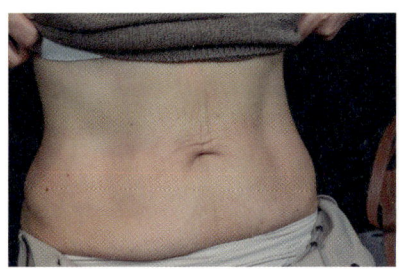 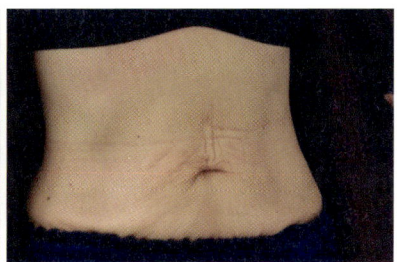

[고객 고민]

40대 초반인 최민호 씨(가명)는 과체중 상태로 오랫동안 지내다, 건강상의 이유로 최근 급격한 다이어트를 진행했습니다. 식이 요법과 위고비(Wegovy) 같은 비만 치료제를 병행한 결과, 3개월 만에 10kg 이상 감량에 성공했는데 예상치 못한 문제가 뒤따랐습니다.

1) 얼굴 볼륨 소실 & 탄력 저하
2) 복부·허벅지 피부 늘어짐: 급격한 체중 감소로, 복부와 허벅지 부위가 탄력을 잃고 처져 보이는 상태였습니다.
3) 일상 피로도 증가: 체중 감량 과정에서 영양 불균형이 생겼고, 운동과 병행하지 못한 탓에 근육량도 줄어들어 체력이 떨어졌습니다. '노화가 가속되는 느낌'으로 얼굴과 몸 전체가 푸석하고 생기가 없어 보여, 이제는 안티에이징에 관심을 가지게 되었습니다.

[전문가 진단]

급격한 다이어트는 체중 감량이라는 목표는 이룰 수 있지만, 피부 탄력 측면에서 큰 부작용을 유발할 수 있습니다. 단기간에 많은 체중을 줄이면 피부를 지탱하던 지방층과 근육량이 빠르게 감소하여, 피부가 여유 있게 남으면서 처지게 됩니다. 특히 피부 진피층의 콜라겐과 엘라스틴 섬유는 급격한 변화에 제대로 적응하지 못하고 손상되는데, 실제 연구에서도 대규모 체중 감량 후 피부의 콜라겐 밀도가 낮아지고 탄력 섬유가 얇고 약해지는 현상이 확인되었습니다. 이 때문에 피부가 마치 헐거운 옷처럼 늘어지고, 얼굴과 몸에서 주름과 처짐이 뚜렷해져 노화가 가속화된 모습으로 나타납니다.

급격한 체중 감량으로 인한 피부 노화를 예방하거나 최소화하려면 몇 가지 중요한 관리가 필요합니다. 우선, 천천히 단계적으로 체중을 줄이는 것이 중요하며, 건강 전문가들은 주당 0.5~1kg 정도의 완만한 감량이 피부 탄력 유지에 이상적이라고 조언합니다. 또한 다이어트 과정에서 피부 재생에 꼭 필요한 단백질과 비타민C, 구리 등 영양소를 충분히 섭취하는 것이 필수적입니다. 더불어, 근력 운동을 병행하여 근육량을 유지하면 피부 아래에서 탄탄한 지지층 역할을 해주어 처짐을 방지할 수 있습니다. 이미 처진 피부에는 고주파나 초음파 리프팅과 같은 피부 타이트닝 시술, 콜라겐 주입술 등 전문적 방법을 통해 도움을 받을 수 있으며, 심한 경우 늘어진 피부를 제거하는 수술적 방법도 고려할 수 있습니다. 결국 피부 탄력을 지키기 위한 가장 좋은 전략은 처음부터 급격한 다이어트를 피하고, 다이어트 과정에서 세심한 피부 관리를 함께 실천하는 것입니다.

이지동안의원에서는 최민호 씨의 체중 감량 과정과 피부 상태, 생활 습관을 종합적으로 분석했습니다. 그 결과 도출된 중요한 포인트는 다음과 같았습니다.

1) 비만 자체가 만성 염증을 유발: 과도한 체지방은 인슐린 저항성을 높이고, 염증성 물질(사이토카인 등)을 분비하여 노화를 촉진합니다. "과체중이 오래 유지되면 체내 염증 반응이 활발해져 피부 콜라겐 파괴도 가속화된다"라는 설명을 덧붙였습니다.
2) 급격한 다이어트 시 '얼굴 볼륨' 감소: 체중을 단기간에 크게 감량하면 몸은 물론 얼굴에서도 지방이 급격히 빠집니다. 동시에 피부 탄력을 유지해주던 콜라겐 조직도 스트레스를 받기 쉬워 주름과 처짐 현상이 한층 눈에 띄게 됩니다.
3) 튼살·늘어진 피부는 콜라겐 감소의 결과: 허벅지나 복부 부위에 남은 튼살과 늘어진 피부 역시, 콜라겐 부족과 급격한 부피 변화 때문에 생긴 문제입니다. 단순히 운동으로도 해결하기 어려워 적극적인 콜라겐 재생 시술이 필요하다는 결론에 이르렀습니다.

[시술 및 관리 과정]

(1) 영양 & 항염증 관리

　인슐린 저항성 개선 & 항염증 식단: 기존 식이요법을 재점검해 단백질 섭취를 충분히 하고 정제 탄수화물을 줄이는 방식으로 개선했습니다. 항산화 물질(비타민, 미네랄, 오메가3 등)을 적극적으로 보충해 만성 염증을 완화시키는 것이 핵심이었습니다.

　칼로리 제한과 영양 밸런스: 체중을 더 감량할 필요가 있다면 지나친 단식보다는 적절한 칼로리 제한과 영양 균형 유지가 필수입니다. "과도한 단식이나 약물 의존보다는 몸 상태에 맞춰 서서히 감량하는 게 얼굴 노화를 막는 길"이라고 강조했습니다.

(2) 콜라겐 시술 & 레이저 리프팅

　콜라겐 촉진 주사(PLLA, PDLA, PDO) 혹은 이지동안주사: 콜라겐 자극 필러의 임상적 효과는 다양한 연구를 통해 명확히 입증되고 있습니다. 대표적인 성분인 PLLA는 얼굴의 주름 개선과 볼륨 회복에 뛰어난 효과를 보이며, 피부 두께 증가와 주름 완화 효과가 12~24개월까지 지속됩니다. 이는 일반적인 히알루론산(HA) 필러보다 효과 지속기간이 두 배 이상 긴 수준입니다. 또한 엉덩이 부위의 셀룰라이트 및 피부 처짐을 대상으로 한 연구에서도 PLLA 주입 후 피부 탄력과 처짐 개선이 장기적으로 유지되었으며, 환자들의 만족도 역시 매우 높았습니다. 이러한 콜라겐 촉진 필러는 수술적 방법과 비교해 부작용이 적고 회복 기간이 짧으며, 자연스럽고 지속적인 탄력 개선 효과로 인해 체중 감량이나 노화 등으로 탄력을 잃은 피부의 효과적이고 안전한 치료법으로 인정받고 있습니다. 얼굴 볼륨이 꺼지고 주름이 깊어 졌다면 히알루론산·펩타이드·성장인자 등을 활용한 스킨부스터 시술로 진피층을 보강해주어야 합니다. 노화가 진행된 부위를 중심으로 주사 시술을 2~3회 진행해 점진적 탄력 회복을 유도했습니다.

울쎄라·써마지 같은 레이저 리프팅: 다이어트로 처진 얼굴선을 올리고, 복부나 허벅지의 탄력을 높이기 위해 레이저 리프팅 기기를 병행했습니다. 얼굴에는 주로 울쎄라·써마지를, 바디에서는 고주파나 초음파 리프팅 기기를 적절히 사용해 피부 탄력을 촉진했습니다.

(3) 튼살 & 바디 피부 관리
바디 콜라겐 시술·PRP 등: 허벅지와 복부에 심하게 늘어진 피부와 튼살이 있다면 콜라겐 자극 시술을 통해 흉터 조직을 개선해야 합니다.

스킨부스터(PN, PDRN, 엑소좀) 기반 피부 재생: 스킨부스터는 전통적 필러와 달리 볼륨 확대보다는 피부 품질 개선(보습, 잔주름 개선, 피부결 향상)에 초점을 둔 시술입니다. 히알루론산 외에도 PN(Polynucleotide), PDRN(Polydeoxyribonucleotide), 엑소좀 등의 다양한 재생 성분을 진피층에 주입합니다.

고압산소치료, 고주파 시술, 수액 치료 등 보조적 관리: 피부 회복과 혈액순환을 돕기 위해 고압산소치료나 고주파·광선치료를 병행하기도 합니다. 이런 '부가 시술'들이 조직 재생을 가속화하고, 셀룰라이트나 미세 순환 장애를 완화해줄 수 있습니다. 고압산소치료와 정맥 수액 치료는 최근 피부 노화 지연 및 개선을 위한 치료법으로 주목받고 있습니다. 두 방법 모두 세포 수준에서 작용하여 콜라겐 생성 촉진, 피부 탄력 향상, 산화 스트레스 감소, 세포 재생 등에 기여할 수 있습니다.

[결과 및 만족도]

콜라겐 주사와 레이저 리프팅을 받은 후, 꺼져 있던 볼 주변이 적당히 채워지고 주름이 완화되었습니다. 외모에 대한 만족도가 높아지면서 심리적으로도 자신감을 회복했습니다. 또 허벅지와 복부 부위에 시술받은 레이저·PRP 효과로, 몇 달이 지나자 튼살이 옅어지고 피부가 부드러워졌습니다. 그리고 영양·운동·수면 패턴을 함께 교정하면서 체력과 피로도 개선되었습니다. 단순히 '살만 빼는' 것이 아니라, '노화를 함께 억제'하는 방식으로 접근해 장기적으로 유지하기 쉬워졌다는 점이 큰 장점입니다.

이 사례는 '다이어트와 노화'가 밀접하게 연결되어 있음을 분명히 보여줍니다. 비만 상태가 오래 지속되면 만성 염증과 산화 스트레스가 커져 콜라겐 파괴와 피부 노화를 가속화합니다. 그러나 체중 감량이 지나치게 빠르면 얼굴 지방과 콜라겐까지 한꺼번에 소실되어 볼륨 부족, 주름, 튼살 같은 노화 현상이 더욱 부각됩니다. 따라서 건강한 체중 감량과 피부 탄력 관리가 함께 이뤄져야 '몸도 가벼워지고, 얼굴도 젊게 유지'할 수 있습니다.

결국, 다이어트 중에 혹은 그 직후에 '왜 얼굴과 바디가 갑자기 늙어 보이지?'라며 고민한다면, 이번 사례처럼 콜라겐 촉진 시술, 레이저 리프팅, 항염증 식단, 바디 튼살 관리를 복합적으로 고려해야 합니다. 몸과 얼굴이 동시에 건강하고 예뻐지는 길, 그것이야말로 진정한 안티에이징의 핵심일 것입니다.

내 피부를 위한 작은 혁명, 안티에이징

보톡스와 필러, 이제는 '얼굴 비율'을 디자인하다

[과도한 볼륨의 시대를 지나 '얼굴 비율'을 다시 보다]

한때 성형 시술의 기본 공식처럼 여겨졌던 '크면 클수록 좋다'는 기준은 이제 점차 사라지고 있습니다. 과거에는 눈, 코, 가슴 등 특정 부위를 크게 만들어야만 '예뻐졌다'고 여기는 시각이 지배적이었고, 필러 역시 얼굴에 빵빵하게 넣는 방식이 유행처럼 번졌습니다. 하지만 시간이 지날수록 과도한 볼륨은 얼굴이 더 처져 보이거나 빛이 부자연스럽게 반사되는 문제를 야기했고, 결과적으로 인상이 오히려 나이 들어 보이는 역효과를 낳기도 했었죠.

최근에는 한 번에 확 바꾼 얼굴보다는 본인 고유의 개성은 그대로 살리면서 자연스럽게 젊고 생기 있어 보이게 만드는 방법이 주목받고 있습니다. 이런 흐름 속에서 얼굴 비율이 다시금 화두가 되고 있는데, 특정 부위만 따로 교정하는 대신 전체적인 조화를 고려해야 원하는 결과를 얻을 수 있기 때문입니다. 예를 들어 턱이나 광대를 매끈하게 정리하더라도 이마나 볼, 눈밑 부위가 어색하면 전체적인 인상이 무너질 수 있습니다. 결국 미세한 디테일을 세심하게 살피는 것, 즉 얼굴 비율을 전반적으로 재설계하는 것이야말로 자연스럽고도 확실한 변화를 만들어 내는 핵심 관건이 되었습니다.

[눈가·입술·입 주변, 부위별 필러 시술의 특징]

얼굴의 각 부위마다 필러 시술의 목적과 방법에는 조금씩 차이가 있습니다. 예를 들어, 눈가(눈 밑 지방 고랑)에 시행하는 필러는 꺼진 다크서클 부위를 자연스럽게 채워주어 피곤하거나 나이 들어 보이는 인상을 효과적으로 개선합니다. 여러 연구에 따르면 눈 밑 고랑에 히알루론산 필러를 주입했을 때 환자들의 단기 만족도는 84% 이상, 장기 만족도는 76% 이상으로 매우 높은 수준이었으며, 부작용은 주로 일시적인 멍이나 부기와 같은 경미한 증상으로 나타났습니다. 구체적으로, 비수술적 눈물고랑 필러 시술에 대한 체계적 리뷰에서는 단기 만족도가 84.4%, 1년 이상의 장기 만족도가 76.7%로 높게 보고되었으며, 대부분의 부작용은 시간이 지나면 자연스럽게 회복되는 일시적인 증상들이었습니다.

입술 필러의 경우 입술의 볼륨을 자연스럽게 증가시켜 더욱 도톰하고 생기 있는 인상을 만들어줍니다. 또한, 입 주변 팔자주름과 입가의 미세 주름을 위한 필러 시술은 깊게 주름진 부위를 팽팽하게 펴주어 한층 젊고 건강한 외모로 개선시켜 줍니다. 필러 시술의 전반적인 만족도는 매우 높은 편인데, 한 설문 연구에서는 필러 시술을 받은 환자의 90% 이상이 시술 후 외모가 개선되었다고 응답했습니다. 좀 더 구체적으로 살펴보면, 500명의 환자를 대상으로 한 설문 조사에서 응답자의 90% 이상이 필러 시술 후 '외모가 좋아졌다'고 평가했으며, 시술 후 발생하는 국소적인 부기나 홍조와 같은 부작용 역시 대부분 경미하고 일시적인 것으로 나타났습니다. 물론, 각 부위에 따라 적절한 필러 제품을 선택하고 숙련된 전문의의 세심한 시술을 받는 것이 중요하며, 개인의 상태와 요구에 맞는 맞춤형 접근이 필수적입니다.

이처럼 눈 주변과 입술 및 입 주변 필러 시술은 비교적 간단하면서도 효과적인 외모 개선 방법입니다. 때로는 경험이 부족한 병원이나 시술자의 잘못으로 부작용이 생기는 경우도 있지만, 이러한 부작용은 필러를 쉽게 녹이는 시술을 통해 해결이 가능하며, 이후 안전하게 재시술을 받을 수 있으므로 환자에게 큰 부담을 주지 않는다는 점도 장점입니다.

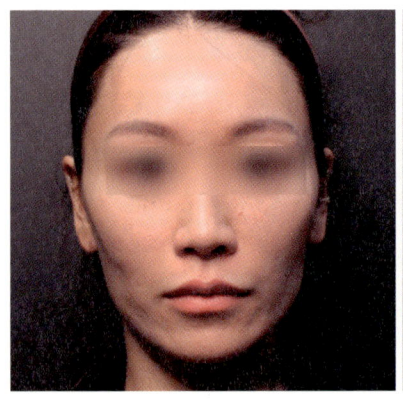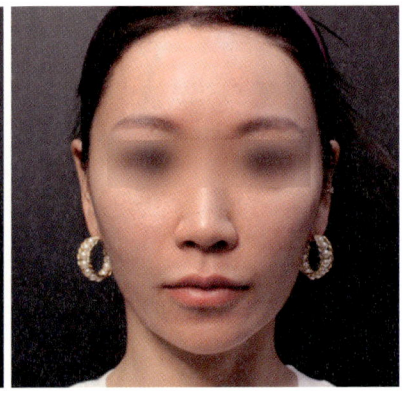

[보톡스와 필러 시술 전후 사진]

[콤비네이션 시술의 힘, 보톡스·필러·리프팅의 조화]

보톡스와 필러는 시술 방식과 역할에서 뚜렷이 구분됩니다. 보톡스는 근육 움직임을 완화해 주름을 펴거나 사각턱을 정리하는 데 뛰어나고, 필러는 꺼지거나 부족한 곳에 볼륨을 채우는 데 유용합니다. 이렇게 상반된 특성이 시너지 효과를 내기 때문에 두 가지 시술을 함께 적용하는 '콤비네이션'이 점차 각광받고 있는 것이죠.

예를 들어 이마가 움푹하거나 광대가 꺼져 피곤해 보이는 경우, 주변 근육을 보톡스로 완화한 뒤 필요한 부위에 필러를 조금씩 주입하면 인상이 훨씬 부드럽고 탄탄해집니다. 팔자 주름 때문에 고민인 사람들도 실제 원인이 광대나 볼 처짐이라면 해당 부위를 다듬거나 볼륨을 채워주는 접근이 더 적절합니다. 그저 팔자 주름 부위만 덮으려다 보면 광대가 더 부각되거나 볼이 불룩 떠 보이는 역효과가 생길 수 있지요.

여기에 레이저 리프팅 장비인 울쎄라나 써마지를 함께 활용하면 수술 없이도 콜라겐을 재생시키고 피부 탄력을 높일 수 있습니다. 예를 들어 '광대가 전체적으로 처져서 우울해 보인다'는 사람이 기본적인 리프팅 시술로 탄력을 끌어올린 다음, 모자란 부분에 필러를 채우고 보톡스로 근육 움직임을 조정하면 불과 몇 번의 주사 시술만으로도 얼굴 전체가 한결 어려 보이는 효과를 얻을 수 있습니다. 흉터가 거의 없고 일상생활 복귀가 빠르다는 점도 큰 장점입니다.

[더 알아보기] 보톡스와 필러 시술, 무엇을 조심해야 할까?

보톡스는 보툴리눔 톡신이라는 물질을 주입해 해당 부위의 근육 움직임을 일시적으로 약화시키는 원리입니다. 잔주름이나 표정주름을 개선하여 얼굴이 한층 매끈해 보이도록 만들고, 과도한 근육 사용(예: 사각턱, 승모근 등)을 줄여주는 효과를 얻습니다. 보톡스의 대표적인 부작용은 주사 부위의 부기, 멍, 두통 등이 일시적으로 나타날 수 있다는 점입니다. 심한 경우에는 주사 부위가 비대칭으로 보이거나 미간 주름을 제거하는 보톡스 시술 후 자연스럽지 않은 표정이 나타날 수도 있습니다. 또 알레르기 반응으로 두드러기 등이 드물게 발생할 수도 있습니다.

필러는 히알루론산(Hyaluronic Acid) 등과 같은 물질을 피부 조직 내에 주입하여 부족한 볼륨을 채워주는 역할을 합니다. 꺼진 볼, 팔자 주름, 입술, 턱선 등 특정 부위를 자연스럽게 볼륨감 있게 만들어 주며, 상대적으로 즉각적인 효과를 볼 수 있죠. 대표적인 부작용으로는 보톡스와 비슷하나 간혹 색소침착이 생기는 경우도 있습니다. 또 매우 드물게 혈관이 막히거나 감염으로 이어질 수 있는데, 이 같은 증상이 나타나면 즉시 의사의 진료가 필요합니다.

보톡스와 필러 시술 전에는 무조건 가장 저렴한 가격의 제품을 찾아가기보다는 시술 경력이 풍부한 성형외과 전문의가 있는 곳을 선택하는 것이 안전합니다. 과거 보톡스, 필러 시술 이력과 함께 알레르기나 질환(특히, 근육·신경질환, 심혈관계 질환 등), 복용 약물 등을 솔직하게 알려야 합니다. 염증성 여드름 등이 심한 경우 시술 부위 감염 위험이 높아질 수 있으니, 사전에 의료진과 상의하여 치료 후 진행하는 것이 좋습니다.

[전문의 노하우와 꾸준한 관리가 만드는 자연스러운 업그레이드]

시술의 결과는 결국 '의사의 기술'과 '적절한 재료 선택'이 좌우합니다. 필러 하나만 보더라도 탄성, 점성, 주입감 등이 달라 부위와 목적에 맞추어 섬세하게 골라야 합니다. 예민한 부위인 눈밑이나 입술에는 부드러운 필러를, 코나 턱처럼 형태가 중요한 곳에는 탄탄한 필러를 선택하는 식이죠. 게다가 같은 필러를 쓰더라도 '어느 각도에서, 얼마나 정밀하게, 얼마만큼 넣느냐'에 따라 결과는 크게 달라집니다. 따라서 시술을 결정할 때는 가격만 비교하기보다는 의료진의 숙련도와 상담 과정의 신뢰도를 함께 따져보아야 합니다.

본인이 '이 부위가 문제'라고 생각하더라도, 전문가 입장에서는 전혀 다른 곳에 원인이 있다고 판단할 때가 많습니다. 광대 처짐 때문에 생긴 팔자 주름을 없애려면 정작 볼과 광대를 다듬는 과정이 필요할 수 있기 때문입니다. 정확한 원인을 찾아야 진짜 만족스러운 결과를 얻을 수 있기에 시술 전 세심한 상담이 무엇보다 중요합니다.

또 한 가지 기억해야 할 점은 보톡스나 필러의 효과가 반영구적이지는 않다는 것입니다. 다만 6개월에서 1년 정도 주기로 필요한 시술을 조금씩 보강해주면 '늘 괜찮은 상태'를 유지할 수 있습니다. 예를 들어 봄에는 리프팅 장비로 탄력을 잡고, 가을에는 부족해진 부위에 필러를 채우는 식으로 꾸준히 관리하면 급격한 노화를 막는 동시에 과거보다 자연스럽게 업그레이드된 인상을 고수할 수 있습니다.

결국 내 얼굴을 '더 나은 버전'으로 만드는 길은 생각보다 복잡하지 않습니다. 큰 수술 없이도 작지만 정교한 시술들의 조합으로 충분히 매끈하고 어려 보이는 효과를 얻을 수 있기 때문입니다. 과거처럼 눈에 띄게 '확 바꾸는' 것이 아니라, 현재의 나를 최대한 살리면서 생기를 불어넣는 접근이야말로 진정한 의미의 안티에이징이라 할 수 있습니다. 오늘보다 내일, 더 밝고 자신감 있는 얼굴을 꿈꾼다면 과잉이 아닌 '균형 잡힌 디자인'으로 작은 차이를 만들어보길 권합니다.

미용과 건강을 한 번에! 피부 재생의 과학

[피부 재생의 의미와 '스킨부스터'의 역할]

과거에는 건강한 피부 하면 흔히 표면이 하얗고 잡티가 없는 정도로만 생각하곤 했습니다. 그러나 오늘날에는 피부가 단순한 외양을 넘어 우리 건강과 직결된 중요한 장기라는 사실이 널리 알려지면서 내부부터 근본적으로 튼튼해야 진정한 아름다움을 구현할 수 있다는 인식이 확산되고 있습니다.

이런 흐름 속에서 각광받고 있는 기술이 바로 '피부 재생', 그중에서도 스킨부스터 시술입니다. 스킨부스터란 히알루론산이나 콜라겐 촉진 물질, 다양한 성장인자 등을 피부 진피층에 직접 주입하여 우리 몸이 스스로 콜라겐과 엘라스틴을 생성하도록 돕는 방법을 말합니다. 단순히 외부 물질로 표면만 채워주는 것이 아니라, 내부의 자생력을 깨우는 데 초점을 두고 있다는 점이 가장 큰 특징입니다.

스킨부스터가 특히 주목받는 이유는 바로 '콜라겐 재생'에 있습니다. 콜라겐은 진피 구조를 지탱하는 핵심 물질로, 나이가 들수록 그 양이 줄어들고 배열이 흐트러지면서 주름이나 피부 처짐이 생깁니다. 스킨부스터는 우리 몸이 콜라겐을 새로 만들어내도록 자극하여 시술 직후뿐 아니라 시간이 흐르면서 더욱 개선 효과가 두드러지도록 해줍니다.

이러한 재생 시술의 장점은 미용과 건강을 함께 잡을 수 있다는 점에 있습니다. 피부가 탄탄하면 어려 보이는 것은 물론이고, 외부 자극(자외선·미세먼지 등)을 막아주는 방어 기능도 강화됩니다. 다만, 당뇨나 염증 질환처럼 만성 질환이 있는 경우에는 콜라겐 시술 시 부작용 위험이 있을 수 있으므로, 반드시 의료진과 충분히 상담해 체질에 맞는 방식으로 진행해야 합니다.

[더 알아보기] 대표적인 스킨부스터(Skin Booster)

스킨부스터는 피부 깊은 층(진피)에 보습과 재생에 도움이 되는 성분들을 직접 주입해, 건조함을 개선하고 잔주름이나 탄력을 보강하는 시술입니다. 보통 히알루론산, PDRN(연어 DNA 추출물), 비타민 칵테일 같은 다양한 성분을 활용하는데, 피부 속에 바로 전달되기 때문에 일반 화장품보다 즉각적이고 깊은 보습 효과를 기대할 수 있습니다. 시술 직후 피부가 촉촉해지거나 광채가 살아나는 '물광 피부' 느낌이 나타나며, 시간이 지날수록 콜라겐 합성이나 피부결 개선 같은 장기적인 효과도 함께 볼 수 있습니다.

스킨부스터에는 종류가 여러 가지 있어, 각 성분마다 장단점과 목표 효과가 조금씩 다릅니다. 예를 들어, 히알루론산을 주 성분으로 한 제품은 단시간 내에 수분 공급을 극대화해 피부가 매끈해지는 편이고, 연어에서 추출한 PDRN은 세포 재생을 촉진해 모공이나 잔흉터 개선에도 도움이 됩니다. 피부톤을 개선하거나 각종 영양소를 한 번에 공급하기 위해 비타민이나 아미노산 등을 섞어 주입하기도 하며, 보다 오랜 기간 탄력을 유지하기 위해 콜라겐 생성을 돕는 방식이 쓰이기도 합니다. 어떤 종류를 선택하든 시술 전에는 자신의 피부 상태와 원하는 결과를 전문의와 충분히 상담해 맞춤형으로 진행하는 것이 안전하고 효과적입니다.

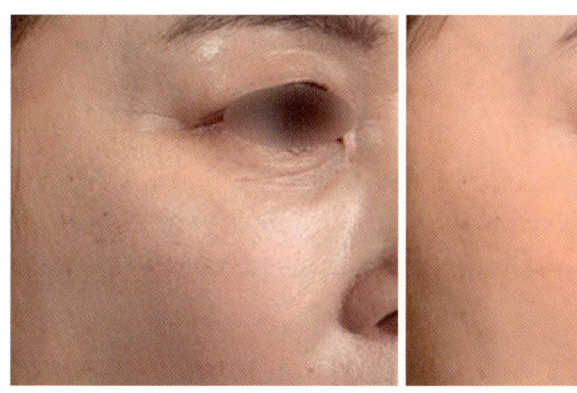

[스킨부스터 전후 사진]

[콤비네이션 시술과 개인 맞춤형 관리의 중요성]

피부 재생 효과를 극대화하기 위해서는 한 가지 방식에 의존하기보다 다양한 시술과 관리법을 유기적으로 결합하는 '콤비네이션 시술'이 중요합니다. 예를 들어, 레이저 리프팅(울쎄라·써마지 등)으로 피부 속 콜라겐을 자극하면서 스킨부스터나 콜라겐 주사를 주기적으로 맞아 탄력을 높인 뒤, 재생 크림·고보습 제품 등 전문 화장품으로 사후 관리를 꼼꼼히 해주면 상승효과가 훨씬 큽니다.

또한 최근에는 '작은 시술로 큰 변화를 얻는' 트렌드가 자리 잡았습니다. 예전에는 지방이식이나 리프팅 수술처럼 비교적 큰 수술을 택했다면 지금은 소량의 주사 시술만으로도 충분히 눈밑 탄력 개선이나 다크서클 완화 등의 효과를 기대할 수 있습니다. 시술 시간이 짧고 회복 기간이 길지 않아 바쁜 현대인의 라이프스타일에 잘 맞는다는 점도 장점으로 꼽히죠.

개인 맞춤형 접근 역시 빠질 수 없습니다. 스킨부스터나 콜라겐 촉진 시술을 친구나 지인이 받아서 좋은 결과를 얻었다 해도 같은 제품을 같은 방식으로 시술했을 때 똑같은 효과가 나올 것이란 보장이 없습니다. 생활습관, 진피층 상태, 호르몬 밸런스 등이 사람마다 다르기 때문입니다. 따라서 전문가와 1:1 상담을 통해 피부 탄력과 두께, 모공 상태, 주름 위치 등을 종합적으로 점검하고, 단계별 시술 계획을 세우는 과정이 무엇보다 중요합니다.

[전 연령을 위한 지속 가능한 안티에이징]

스킨부스터나 콜라겐 촉진 시술은 20~30대부터 시작해 예방적 차원에서 활용할 수 있습니다. 아직 주름이나 탄력 저하가 두드러지지 않았을 때 미리 콜라겐 생성을 촉진해두면 40대 이후에 피부가 급격히 나빠지는 현상을 어느 정도 막을 수 있습니다. 반면, 이미 노화가 진행된 40대 이상의 경우에도 '늦었다'고 단정 짓기보다는 콜라겐 재생을 유도하는 시술로 꾸준히 관리하면 생각보다 훨씬 어려 보이는 인상을 유지할 수 있습니다.

결국 '피부 재생'이라는 개념은 거창한 기술을 의미하기보다는 내 피부가 가지고 있는 원래의 능력을 되살리는 작업입니다. 표면적 아름다움뿐 아니라 피부 속 구조가 건강해야 오랫동안 탄력 있고 윤기 있는 모습을 유지할 수 있습니다. 오늘날 스킨부스터와 콜라겐 자극 시술은 부작용 위험을 크게 줄이면서도 높은 만족도를 얻을 수 있는 단계에 이르렀고, 작은 시술이라 할지라도 누적 효과가 상당히 크게 작용합니다.

가장 중요한 것은 나에게 꼭 맞는 솔루션을 찾는 일입니다. 의료진과의 충분한 상담을 통해 체질과 생활습관을 고려한 맞춤형 계획을 세운다면 생각보다 훨씬 짧은 시간 안에 피부가 달라지는 경험을 하게 될 것입니다. 이런 지속 가능한 방법이야말로 현대적 안티에이징 과학의 정수이자 가장 확실한 뷰티 노하우라고 할 수 있습니다.

작은 변화가 큰 차이를 만든다

[안티에이징을 바라보는 새로운 시선]

"나이는 숫자에 불과하다"라는 말은 흔히 들어보지만, 거울 속 깊어진 주름이나 줄어든 탄력을 마주할 때면 마음이 복잡해지는 건 어쩔 수 없습니다. 과거에는 노화가 한참 진행된 뒤에야 큰 수술을 감행하거나 주름이 심해진 다음에서야 병원을 찾는 경우가 많았습니다. 그러나 최근에는 안티에이징을 마지막 수단이 아닌, 라이프스타일의 일부로 받아들이는 경향이 뚜렷해지고 있습니다.

이처럼 과거에는 '늦게 시작해도 한 번에 강력하게 바꾸면 된다'는 식이었다면, 이제는 작은 시술을 꾸준히 반복함으로써 자연스럽게 노화 속도를 늦추는 접근법이 주목받고 있습니다. 노화는 외모만의 문제가 아니라 몸 전체 기능이 점차 약해지고 있음을 시사하기에 수술 대신 미니 시술과 정기 관리를 택하는 것이 '내 몸을 아끼는 태도'로 이어진다는 인식도 함께 확산되고 있습니다.

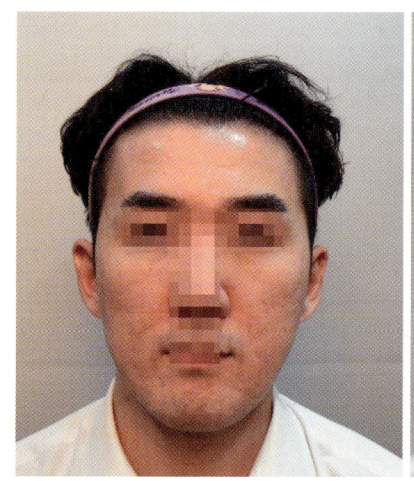 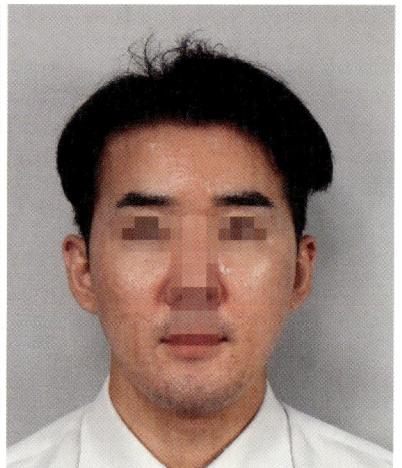

[시술 전후 사진]

[정기적 관리와 소부위 집중, 자연스러운 개선의 힘]

과거에는 드라마틱한 결과를 얻기 위해 절개나 큰 수술을 감수하기도 했습니다. 마취, 부기, 긴 회복 기간 등의 부담이 컸지만, 그만큼 극적인 변화를 기대했기 때문입니다. 반면, 오늘날에는 회복 기간이 거의 없고 일상생활에 지장이 적은 비수술적 시술이 빠르게 대세로 자리 잡았습니다.

예컨대, 눈가 주름이나 팔자 주름이 본격적으로 깊어지기 전부터 보톡스·필러·레이저 리프팅 등의 간단한 시술을 받으면 심각하게 '늙어 보이는' 인상을 예방할 수 있습니다. 이 과정에서 시술 자체는 매우 짧게 끝나고, 며칠 안에 일상으로 복귀할 수 있어 20~30대부터 중장년층까지 폭넓은 연령층의 호응을 얻고 있습니다.

소부위 미세 시술이 각광받는 이유도 여기에 있습니다. 예전 같았으면 '이 정도 불편감으로 굳이 병원을 가야 하나?'라고 생각했을 작은 문제(눈밑 칙칙함·미간 주름·입술 윤곽 등)도 이제는 조금씩 시술을 받아 개선하는 분위기가 자리 잡았습니다. 필러를 0.1~0.2cc씩 몇 차례에 걸쳐 나누어 주입하면 티가 거의 나지 않으면서도 인상이 조금씩 누적 변화해 몇 달 뒤에는 훨씬 밝아진 이미지를 완성하게 됩니다. 게다가 점심시간이나 퇴근 후 짧은 시간 내에 받을 수 있어 바쁜 현대인에게는 더욱 매력적인 방식이죠.

[더 알아보기] 몸 속 콜라겐, 왜 중요한 걸까?

콜라겐은 우리 피부의 '뼈대' 역할을 하는 단백질로, 피부가 탄력 있고 매끈하게 보이도록 돕는 핵심 성분입니다. 피부 속 콜라겐 섬유들이 촘촘하고 건강하게 유지될수록 잔주름이 덜 생기고, 피부가 탱탱해 보이는 효과를 얻을 수 있습니다. 그러나 나이가 들거나 자외선, 스트레스 같은 외부 요인에 의해 콜라겐이 점차 줄어들거나 변성되면 피부가 탄력을 잃고 주름과 처짐이 발생하기 쉽습니다.

> 콜라겐 양을 적절히 유지하거나 늘리면 피부 노화 속도를 늦추고, 보다 탄탄하고 건강한 피부 결을 가질 수 있습니다. 콜라겐은 음식을 통해 보충하거나 콜라겐 합성을 촉진해주는 시술이나 제품을 활용할 수도 있습니다. 예를 들어 적당한 운동과 단백질·비타민C가 풍부한 식단은 자연스럽게 콜라겐 생성을 돕고, 레이저나 리프팅 시술, 스킨부스터 같은 피부과적 관리와 병행하면 더욱 시너지 효과를 낼 수 있습니다. 이러한 노력들을 통해 콜라겐을 잘 관리하면 피부가 오랜 기간 동안 유연하고 윤기 있게 유지될 수 있습니다.

[예방과 꾸준함이 만드는 진정한 차이]

오늘날 20~30대 중에는 표정 주름이 자리 잡기도 전에 보톡스나 스킨부스터 등을 통해 '예방적 시술'을 시작하는 경우가 점차 늘고 있습니다. 노화가 본격화된 후에 뒤늦게 대처하기보다 미리 콜라겐 생성이나 탄력 유지를 돕는 시술을 받아두면 훗날 더 많은 비용과 시간을 들이지 않고도 자연스러운 결과를 얻을 수 있기 때문입니다.

안티에이징 시술의 또 다른 장점은 '작은 변화의 누적'이 어느 순간 큰 차이를 만들어낸다는 점입니다. 한꺼번에 큰 수술을 진행하면 그만큼 회복 기간이 길고, 과도한 변화로 인한 부작용 위험도 존재합니다. 반면, 주기적으로 보톡스·필러·리프팅 장비를 활용해 조금씩 개선해나가면 자연스러운 노화 과정을 유지하면서도 주름이나 탄력이 급격히 나빠지는 것을 효과적으로 지연시킬 수 있습니다.

물론, 이를 위해서는 전문가와의 충분한 상담을 통해 본인의 얼굴형·피부 상태·생활습관 등을 고려한 맞춤형 로드맵을 세우는 것이 필수입니다. 예를 들어, 잔주름이 잘 생기는 얇은 피부라면 눈가나 이마, 볼 부위에 스킨부스터나 극소량의 필러 시술을 정기적으로 반복할 수 있고, 광대나 턱선이 일찍 처지기 쉬운 경우라면 리프팅 장비(울쎄라·써마지 등)를 활용해 탄력을 올리는 접근이 적합할 수 있습니다.

결국 안티에이징이란 단순히 주름을 펴거나 어려 보이는 외모를 만드는 것을 넘어, '시간이 흘러도 자신감을 잃지 않도록 건강과 미용을 함께 관리하는 과정'이라 할 수 있습니다. 하루아침에 큰 변화를 추구하기보다는 작은 시술부터 천천히 시작해 보길 추천합니다. 그렇게 누적된 결과가 어느 날 갑자기 '예전보다 훨씬 젊어 보인다'라는 칭찬으로 돌아올 것입니다. 작은 시술이 쌓여 만들어내는 큰 차이는 자기 자신을 가꾸는 즐거움과 함께 더욱 밝고 건강한 라이프스타일로 이끌어 줄 것입니다.

[인터뷰]
통합적 노화 관리, 만성 염증과 노화를 함께 잡다

노화, 더는 자연 현상만이 아니다

"나이가 들면 어쩔 수 없다"라는 말은 이제 옛말이 됐습니다. 알레르기, 비만, 윤곽수술 후 부작용처럼 다양한 원인이 '조기 노화'를 부추기고, 그 뒤에는 콜라겐 파괴와 만성 염증이 복잡하게 얽혀 있습니다. 이지동안의원 도재운 원장은 오랜 진료 경험을 통해 단순히 주름만 없애는 안티에이징을 넘어, 염증과 면역, 생활습관 전반을 고려한 '통합적 노화 관리'의 필요성을 강조합니다. 도 원장의 인터뷰에서 "아프지 않아도 내 몸의 노화 속도를 늦춰야 한다"라는, 보다 확장된 관점을 엿볼 수 있습니다.

알레르기부터 윤곽수술 후유증까지, 범위는 무궁무진

피부가 거칠어지고 탄력을 잃는 원인은 생각보다 다양합니다. 단순히 비타민이 부족해서가 아니라, 만성 비염·아토피 같은 알레르기 질환이 끊임없이 염증을 생성해 콜라겐을 갉아먹을 수 있고, 무리한 윤곽수술 뒤 볼륨이 꺼지거나 처지며 노화가 가속되기도 합니다. 도재운 원장은 각 문제의 근본 원인을 분석해 한 번에 강력한 시술로만 해결하기보다 단계적·맞춤형 접근을 강조합니다.

이 과정에서 필요한 것이 콜라겐 촉진, 스킨부스터, 수액 영양치료 같은 '내부 재생 중심' 솔루션이라는 설명이 특히 흥미롭습니다.

'티 안 나는 안티에이징'을 향해

　남성 환자의 급증, 소셜미디어로 인한 이미지 관리, 그리고 현대인의 바쁜 라이프스타일은 자연스러운 시술을 요구합니다. 반짝이는 이마 필러나 가벼운 콜라겐 주사만으로도 인상이 훨씬 밝아지는 사례가 속속 등장하며, '어색하지 않게 젊어지는' 문화가 자리 잡았습니다. 이번 인터뷰에서는 통해 도 원장이 강조하는 '노화를 예방하고, 얼굴은 반짝거리게, 몸은 건강하게 만드는' 현대적 안티에이징의 패러다임을 함께 살펴봅니다. 만성 염증을 비롯해 근본부터 관리하는 통합 솔루션이야말로, 바쁘게 살아가는 우리에게 필요한 참신한 제안이 아닐까요?

만성 알레르기(비염, 아토피 등)가 '조기 노화'를 일으키는 주요 요인이라고 하셨는데, 구체적으로 어떤 기전으로 알레르기가 피부 콜라겐이나 탄력에 영향을 주나요?

　알레르기는 생각보다 몸 전체에 큰 영향을 미칩니다. 비염이나 아토피가 단순히 코가 막히고 피부가 가려운 증상에 그치는 것이 아니라, 만성 염증 상태를 계속 유지하게 만든다는 데 문제가 있습니다.

예를 들어, 알레르기가 발현되면 우리 몸은 히스타민, 사이토카인 같은 염증물질을 대량으로 분비합니다. 이 물질들이 혈류를 타고 돌아다니며 곳곳에서 콜라겐 섬유를 분해하고 조직 손상을 유발하게 되죠. 한번 심한 염증 반응이 나타나면 그 부위 피부가 움푹 패이거나 주름이 갑자기 깊어지는 식으로 갑작스러운 노화가 진행될 수 있습니다.

또한 알레르기가 계속되는 분들은 체내 면역 체계가 항시 과민 상태에 놓여 있기 때문에 몸 안에서 일어나는 미세한 염증 반응이 스스로 쉽게 사그라들지 못합니다. 이게 누적되면 탄력 저하와 피부 장벽 손상으로 이어져 결과적으로 평균보다 더 빠른 속도로 노화가 진행되는 셈입니다. 따라서 알레르기가 있다면 증상만 잠깐 억제하기보다는 염증 수치와 면역 상태를 근본적으로 관리해 주는 게 매우 중요합니다.

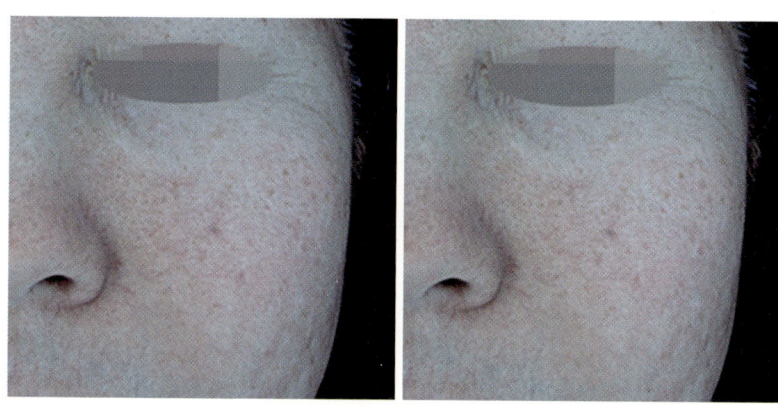

[노화 관리 전후 사진]

윤곽수술 후 '골격은 깎였는데 볼륨이 꺼지고 피부가 처져서 더 나이 들어 보인다'는 고민을 토로하는 분들이 많습니다. 이런 케이스에 단순 리프팅이 아닌 '콜라겐 시술'을 강조하는 이유는 무엇 때문인가요?

윤곽수술은 광대나 턱선을 줄이는 수술인데, 수술 직후에는 '얼굴이 확 작아졌다'며 만족하시는 분이 많습니다. 하지만 시간이 지나며 부기가 빠지고, 연조직(지방·피부)까지 함께 줄어든 상태가 고착되면 볼륨 부족이나 처짐이 도드라지는 문제가 생기죠.

우리가 흔히 쓰는 울쎄라·써마지 같은 레이저 리프팅은 늘어난 조직을 어느 정도 당겨줄 수는 있지만, 잃어버린 볼륨을 메우는 데는 한계가 있습니다. 그래서 저는 콜라겐 촉진 주사나 필러 등으로 내부 볼륨을 보충하는 과정을 권합니다. 특히 콜라겐 시술은 단순히 겉모습만 채우는 게 아니라, 진피층 스스로 새로운 콜라겐을 생성하도록 유도하므로 훨씬 자연스러운 볼륨감을 회복할 수 있습니다.

결국, 뼈만 깎아선 안 되고 수술 후에 줄어든 연조직을 다시 살려주는 과정이 필요하다는 것입니다. 이를 무시하면 '윤곽은 작아졌는데 왠지 볼이 꺼지고, 나이가 들어 보이는' 상태가 돼버립니다.

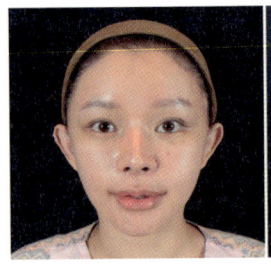 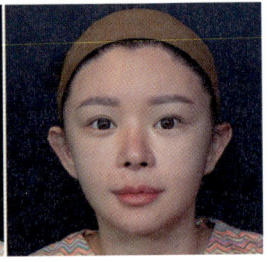

급작스러운 체중 감량이나 비만 자체가 노화를 가속한다고 하셨습니다. 체중 변화와 염증·콜라겐 분해 사이에는 어떤 상관관계가 있는지, 또 이를 근본적으로 개선하려면 어떤 접근이 필요할까요?

우선 비만 상태가 지속되면 체지방 세포가 크게 늘어나고, 그 과정에서 몸 안의 만성 염증이 함께 높아집니다. 지방조직은 단순 '에너지원 저장고'가 아니라, 렙틴이나 $TNF-\alpha$ 같은 염증성 물질을 분비하기도 하거든요. 이 염증 물질이 콜라겐과 주변 조직을 계속 자극해 손상시켜서 노화가 눈에 띄게 가속될 수 있습니다.

반대로, 급격한 다이어트도 문제입니다. 단기간에 체중을 확 줄이면 살과 함께 얼굴이나 바디의 지방·콜라겐이 한꺼번에 소실되어 피부 탄력이 떨어져 주름이 부각되기 쉽습니다. 또 영양이 제대로 공급되지 않으면 피부 재생에 필요한 단백질·비타민·미네랄이 부족해 결과적으로 노화가 더 빨라지는 악순환에 빠집니다.

이렇듯 체중 변화와 노화는 '염증'과 '콜라겐 파괴'를 고리로 깊이 연결되어 있기 때문에 근본적 해결을 위해서는 식습관·생활습관 개선과 의료적 접근을 함께 설계해야 합니다. 만약 비만 상태라면 조금씩 서서히 체중을 감량하되, 영양관리·콜라겐 시술·피부관리 등을 병행해 다이어트와 안티에이징을 함께 고려해야 하죠.

최근 남성들의 안티에이징 수요가 크게 늘었습니다. 남성 고객들은 어떤 시술을 주로 찾고 과거와 비교했을 때 구체적으로 어떤 변화나 특징이 나타나는지도 궁금합니다.

불과 3~4년 전만 해도 '남자가 무슨 미용 시술이냐'라는 인식이 강했지만, 요즘은 완전히 달라졌습니다. 첫 번째로, 비즈니스나 대외 활동에서 좋은 인상을 주기 위해 외모에 투자를 하는 남성들이 많아졌습니다. 유튜브·인스타 등 SNS로 자기 이미지를 직접 발산하는 분들도 늘어났고, 기업 대표나 영업직 분들처럼 사람을 자주 만나는 직군에서도 '좀 더 호감형으로 보이고 싶다'라며 많이 찾아오십니다.

남성들이 선호하는 시술은 '과하지 않게 어려 보이기' 쪽이 많습니다. 예를 들면, '간단한 콜라겐·스킨부스터 주사를 통해 피부 톤이나 탄력을 개선하는 방법', '남성 얼굴 골격을 살리면서 이마·눈밑·팔자 부위에 최소한으로 필러를 넣어주는 방식', '잔주름 개선을 위한 보톡스' 등입니다. 과거에는 콧대 높이기나 턱선 각 잡기처럼 확 티 나는 변화를 원했다면 요즘은 '광택 나는 피부', '피곤해 보이지 않는 인상'에 집중하는 분위기입니다. 본인 스스로도 관리에 관심이 높아졌기 때문에 병원에서 시술할 때 대체로 적극적으로 상담에 임하는 편입니다.

유튜버나 기업 대표, 대면 업무가 잦은 사람들은 특히 매력도(어트랙티브함)를 중요하게 여기는데요. 이런 분들에게는 주로 어떤 시술을 권하고, 실제로 어떤 만족도 변화를 보이나요?

말씀하신 '어트랙티브함'은 제 고객들 중에서도 많이 거론되는 키워드입니다. 유튜버나 인플루언서, 기업 대표 분들은 영상·사진 속에서 쉽게 노출되고, 첫인상의 중요성을 잘 알고 계시죠. 이분들은 저에게 "조금만 피곤해 보여도 구독자 반응이 다르다", "미팅에서 설득력이 떨어지는 것 같다"처럼 구체적인 고민을 털어놓곤 합니다.

이런 경우, 광채 피부를 만드는 시술을 먼저 권합니다. 예를 들어, 콜라겐과 히알루론산을 조합한 스킨부스터 주사나 이마·광대에 극소량 필러를 주입해 빛 반사를 높여주는 방법이 있습니다. 얼굴 어디 한 곳을 과하게 바꾸기보다 전체적인 윤기와 생기를 불어넣는 쪽으로 접근하죠.

만약 턱선이나 주름 등 특정 부위가 고민이라면 '티 안 나게 세심하게 보완'하는 식으로 필러와 레이저를 병행합니다. 보톡스도 근육의 과도한 움직임을 줄이는 선에서만 사용해 자연스러운 표정을 해치지 않도록 합니다. 이런 맞춤형 조합 시술을 받으신 분들은 대개 방송·미팅 때 '예전보다 훨씬 생기 있어 보인다'는 피드백을 받고, 업무나 콘텐츠 제작 면에서도 자신감을 얻었다고 말씀하시더군요.

이마 필러 시술만으로도 얼굴이 반짝거리고 젊어 보일 수 있다고 하셨는데, 이마가 왜 이렇게 중요한 부위인지, 그리고 실제 시술 과정과 효과는 어떤지 궁금합니다.

사실 이마는 얼굴 전체에서 가장 먼저 빛을 받는 스크린 같은 부위입니다. 이마가 매끈하게 정돈되어 있어야 얼굴이 전반적으로 밝아 보이고, 피곤함 대신 생기가 도는 이미지를 줄 수 있습니다.

예를 들어, 이마가 울퉁불퉁하거나 살짝 꺼져 있으면, 빛이 고르게 퍼지지 않아 그늘이 생기고 나이 들어 보이는 효과가 커집니다. 반면, 적은 양의 필러, 가령 3~4mm 정도만 조심스럽게 주입해 울퉁불퉁한 부위를 메워주면 이마가 부드럽게 반사판 역할을 해줍니다. 그러면 메이크업을 하지 않아도 자연스럽게 광채가 나는 거죠.

시술 자체는 국소 마취를 한 뒤, 초소량의 필러를 여러 지점에 나눠 주사하는 방식으로 진행됩니다. 이때 가장 중요한 건 '과하지 않게' 하는 겁니다. 필러를 너무 많이 넣으면 오히려 이마가 '부풀어 보이는' 부자연스러움을 초래할 수 있기 때문에 고객의 두개골 형태나 원래 이마 윤곽을 꼼꼼히 체크하는 게 핵심입니다.

개원하실 때부터 수술·피부·레이저·필러 등 정말 다양한 분야를 폭넓게 섭렵했다고 들었습니다. 이렇게 방대한 영역으로 관심을 확장하게 된 결정적인 계기가 있으신가요?

저는 원래 무언가 분석하는 일을 좋아했습니다. 인턴 시절부터 컴퓨터 네트워크, 홈페이지 제작처럼 전혀 다른 분야까지 기웃거리며 공부했던 것도 단순한 호기심이 아니라 '어떻게 작동하지?'라는 근본적인 궁금증을 풀어보고 싶었기 때문입니다.

의사로 일하면서도 똑같았습니다. 처음엔 코 수술만 주로 하는 병원에 있으면서 집중적으로 배웠고, 그다음엔 레이저·지방흡입·필러 등 다른 영역을 또 파고들었습니다. 저는 늘 '얼굴과 몸의 구조가 어떻게 변화되고, 그걸 어떻게 개선할 수 있을까?'에 대해 끝없이 궁금했거든요. 학회도 1년에 20~30번씩 출석하고, 관련 논문과 책은 닥치는 대로 읽으면서 제 시야를 넓혀 갔습니다.

수술을 해보니 수술만으로는 해결이 안 되는 부분이 보였고, 레이저를 배우니 또 다른 분야와 접목하면 시너지가 난다는 걸 알게 됐습니다. 이런 과정을 거치다 보니까 이제는 안티에이징에 관한 전반적 '토털 솔루션'를 제공할 수 있는 거죠.

필러·보톡스·레이저 시술 관련 학회와 기업 강의를 많이 해오셨는데, 오랜 기간 강의자로 활동하면서 안티에이징 시술의 핵심 원칙이라고 느끼게 된 가장 중요한 포인트는 무엇일까요?

처음 필러 회사 쪽에서 강연 요청을 받았을 때, 솔직히 망설였습니다. 그동안 스스로 연구하고 터득한 노하우를 다 공개해버리는 게 아깝기도 했고, '내가 강의를 할 정도로 잘하는가?'라는 의문도 있었죠. 그런데 막상 강의 무대에 올라 환자 케이스와 시술 노하우를 공유해보니 다른 의료진과 소통하면서 얻게 되는 장점이 훨씬 더 컸습니다.

오랜 기간 학회 활동과 강의를 하면서 제가 깨달은 핵심은 '안티에이징 시술은 고객의 원인을 정확히 분석하고, 지나치거나 부족하지 않게 알맞은 양을 넣는 것이 전부다'라는 겁니다. 보톡스, 필러, 레이저 등 각종 시술이 있지만, 가장 중요한 건 '고객의 얼굴·체형 구조와 노화 요인을 얼마나 제대로 이해하느냐'에 달려 있습니다.

강의할 때도 늘 강조하지만, 테크닉은 누구든 열심히 배우면 늘어납니다. 그러나 고객이 왜 볼륨이 줄었는지, 왜 주름이 저기서 생기는지, 만성 염증이 있는지 없는지를 통합적으로 파악하고 거기에 맞는 접근을 해야만 진짜 '자연스럽고 건강한 결과'가 나온다고 믿습니다.

알레르기나 비만 같은 만성 염증을 줄이기 위해서는 식단, 수액 치료, 약물 요법 등을 함께 이뤄져야 한다고 하셨습니다. 실제 병원에서 어떤 프로그램을 운영하고 있으며, 고객들에게 어떤 구체적 효과를 기대할 수 있나요?

저희 병원에서는 '항노화·면역 밸런스' 프로그램를 운영하는데, 이 안에 수액 치료와 기본적인 염증 수치 검사 등이 포함됩니다. 간단히 말해, 환자의 염증 상태를 확인하고, 부족한 비타민·미네랄·항산화 물질 등을 수액 형태로 공급하는 겁니다.

예컨대 알레르기가 심하거나 비염·아토피로 고민하는 분들은 만성 염증이 높아 피부가 푸석하고 주름이 빨리 생기기도 하죠. 이때 항염증 작용을 하는 특수 성분이나 비타민 C·D·아연 등을 주기적으로 수액으로 보충해주면 몸 전체의 면역체계가 좀 더 안정화되고, 콜라겐 파괴 속도도 낮아지는 경향이 있습니다.

물론 수액만으로 모든 게 해결되는 건 아니고, 식습관 교정과 약물·주사 시술을 병행해야 완전한 개선을 볼 수 있습니다. 하지만 고객들이 단순히 "네, 알겠어요" 하고 끝나는 게 아니라, '아, 내 몸 상태가 이러이러한 이유로 염증이 높은 거구나'를 인지하고 꾸준히 관리하게끔 유도하는 것이 핵심입니다. 그 결과, 피부나 체력 면에서 확실히 차이를 느끼는 분들이 점차 늘어나고 있습니다.

알레르기, 비만, 윤곽수술 후유증 등 노화의 원인이 다양한데, 이를 '한 번에' 해결할 만능 솔루션은 사실 없을 것 같습니다. 원장님이 생각하시는 '맞춤형 노화 해결 로드맵'은 어떻게 구성되나요?

맞습니다. 노화는 단순히 주름이나 탄력 저하로 나타나는 결과일 뿐이고, 그 뒤에는 수많은 요인, 예를 들면 만성 염증, 골격·지방 변화, 식습관, 생활습관이 복잡하게 얽혀 있습니다. 그래서 저희가 쓰는 접근은 다층적입니다.

1. 검사 & 원인 파악
  기본 혈액검사, 염증 지표, 알레르기 검사를 통해 만성 염증 여부와 호르몬·영양 상태를 살핍니다. 얼굴이나 체형 특이점을 CT 혹은 초음파 등으로 확인해 볼륨 부족인지 단순 처짐인지 구분하죠.

2. 1차 해결: 콜라겐·피부 시술
  급하게 개선이 필요한 부분, 예를 들어 주름이 깊거나 볼륨이 많이 꺼진 곳에는 스킨부스터·필러·레이저 등을 통해 1차적인 '보완'을 합니다. 이 단계는 눈에 보이는 노화를 빠르게 완화하여 환자가 심리적 안정감을 얻도록 돕는 과정이기도 합니다.

3. 2차 해결: 근본적 관리
  비만이라면 서서히 체중을 줄이고, 알레르기·비염 등 만성 염증이 있다면 항히스타민 치료나 수액·영양 보충, 항염 식단 등을 권장합니다.

이 부분을 소홀히 하면 시술로 잠시 좋아졌어도 시간이 지나 다시 노화가 가속될 수밖에 없습니다.

4. 정기 모니터링 & 보완 시술

　3~6개월 간격으로 다시 검사·상담을 진행합니다. 체중이나 피부 상태가 어떻게 변했는지, 염증 수치는 내려갔는지 체크하면서 필요에 따라 추가 시술(보톡스·필러 리터치·레이저) 등을 병행합니다. 결국, 한 번의 마법 같은 시술로 모든 걸 해결하긴 어렵고, '빠른 개선'과 '장기적 관리'를 교차적으로 진행하는 게 저희가 생각하는 최적의 로드맵입니다. 고객 입장에서도 '아, 지금 내 몸에서 문제가 어디고, 어떤 단계를 밟아야 하는구나'를 인식하면 훨씬 동기부여가 커지고 실제로 만족도도 훨씬 높아집니다.

사람들은 대부분 '비염은 그냥 콧물 나는 거고, 아토피는 단순 피부질환일 뿐'이라고 생각해 대수롭지 않게 여기기도 합니다. 만성 질환이 몸 전체 노화를 촉진한다고 하셨는데요. 구체적으로 어떤 경로로 전신 건강까지 흔드는지 궁금합니다.

　비염이나 아토피 같은 알레르기성 질환은 단순히 한 부위의 증상으로만 끝나지 않습니다. 우리 몸은 알레르기가 활성화될 때 지속적인 염증 반응을 일으키는데, 이 염증은 히스타민·사이토카인 같은 물질을 전신으로 퍼뜨립니다. 즉, 콧물·재채기나 피부 발진만 겉으로 보일 뿐이지, 내부적으로는 염증으로 인한 손상이 누적되는 거죠.

더 큰 문제는 만성 염증 상태에 들어가면 우리 몸의 콜라겐이나 탄력 섬유가 서서히 파괴되고, 혈관 건강에도 악영향이 미칠 수 있다는 점입니다. 예를 들어, 비염이 있는 사람 중에는 자꾸 "별 불편함 없어, 익숙하니까"라고 말씀하시는 분들이 많습니다. 하지만 그분들 몸은 늘 염증 인자가 높게 유지되어 피부가 푸석푸석해지거나 잔주름이 빠르게 생기고, 경우에 따라선 심혈관계까지 나빠질 가능성이 높아집니다.

제가 늘 말씀드리는 건, 알레르기 치료를 단순히 '콧물만 잡자'가 아니라, 나이가 들어 보이는 속도를 늦추는 과정으로 이해해 달라는 겁니다. 이건 피부·혈관·면역체계 전반을 건강하게 유지하는 문제이니까요.

실비보험을 활용해 염증 치료를 받고자 하는 고객들도 있는데, 막상 보험사 측에서는 과잉 진료로 보거나 고객 본인도 '이거 꼭 필요해?'라고 회의적으로 느끼는 경우가 있다고 들었습니다.

현실적으로 의료비 부담 없이 몸을 관리하고 싶다는 고객들의 니즈와, 필요한 치료가 아니면 실비 지급을 꺼린다는 보험사의 입장이 충돌하는 경우를 자주 봅니다.

예를 들어, 만성 염증으로 인한 피로·피부 문제를 개선하려고 수액 치료나 항히스타민·면역 관리 프로그램을 받으면 초반에는 실비 처리가 되기도 합니다. 그런데 이를 꾸준히 반복하다 보면 보험사 쪽에서 '왜 이렇게 자주 병원에 다니느냐', '과잉 처방 아니냐'고 문제를 삼을 수 있습니다. 결국 고객은 '이 치료 계속 받았는데, 어느 날부터 보험이 안 된다니 손해 본 느낌'이 들고, 치료를 중단하는 상황이 생기기도 합니다.

사실 제가 보기에 만성 염증을 조절하고 노화를 늦추는 일은 장기적으로는 심혈관 질환 등 더 큰 문제를 예방하는 '진짜 의료행위'입니다. 하지만 짧은 진료 시간과 시스템적 한계 때문에 환자에게 충분히 설득하거나 보험사와 오해를 풀기가 쉽지 않습니다. 이렇다 보니 염증 치료를 꾸준히 받다가 포기하는 분들이 꽤 있는 게 현실입니다.

원장님은 안티에이징을 단순히 미용이나 젊은 외모가 아니라, 건강 관리의 연장선으로 보시는데요. 이렇게 '노화도 결국 건강 문제'라는 개념을 환자들에게 어떻게 설득하시나요?

맞습니다. 많은 사람들이 "나는 특별히 아픈 데 없는데, 왜 관리가 필요하죠?"라고 질문합니다. 저 역시 충분히 그 심정을 이해합니다. 아파야 병원에 간다는 전통적인 사고방식이 강하니까요.

제가 권하는 방법은 수치와 사례를 활용해 고객 스스로 문제점을 인식하게끔 돕는 겁니다. 예를 들어, 염증 수치를 혈액 검사로 확인하고, "보통 이 정도 수치라면 콜라겐 손실이 눈에 띄게 증가합니다"라든지, "피로감·피부 노화가 빨리 올 수 있습니다"라는 식으로 객관적 데이터를 근거로 말씀드립니다. 또 실제로 염증 치료 프로그램을 받은 뒤에 "훨씬 피곤함이 덜하다"거나 "피부가 살아났다"는 사례를 같이 보여드리기도 하고요.

결국, 가장 중요한 건 고객 본인이 '이게 단순히 예뻐지기 위한 게 아니라 내 몸을 좀 더 건강하게, 덜 늙게 만드는 일이구나'라고 인식하는 순간입니다. 그때부터는 저도 굳이 설득할 필요 없이, 고객이 먼저 '조금 귀찮아도 해봐야겠다'는 쪽으로 바뀌시더라고요.

수술·레이저·보톡스 등 여러 시술법을 사용하지만, 결국 원장님이 가장 강조하시는 건 콜라겐 재생처럼 보입니다. 왜 콜라겐이 노화 관리의 핵심이라고 보시는지요?

우리 몸, 특히 피부와 연조직은 콜라겐으로 이루어진 '뼈대' 위에 살이 붙어있는 구조입니다. 쉽게 말해 집을 지탱하는 '철근'이 콜라겐이고, 시멘트나 벽돌 같은 나머지 성분은 주변을 채우는 역할이라고 보시면 됩니다. 이 콜라겐이 모자라거나 변성이 일어나면 피부가 탄력을 잃고 볼륨이 줄고, 주름이 생기면서 노화가 한꺼번에 진행됩니다.

특히 알레르기나 비만, 윤곽수술 후유증 등 거의 모든 문제에서 콜라겐 파괴가 공통 요소로 작용합니다. 염증이든 골격 변화든, 최종적으로는 콜라겐의 손실이나 변성을 불러와 노화를 가속시킵니다. 그래서 저는 고객 개개인의 노화 원인이 무엇이든, 결국 콜라겐을 어떻게 지키고 재생시키느냐가 관건이라고 봅니다.

시술 측면에서도 필러나 보톡스는 특정 부위를 채우거나 근육 움직임을 억제하는 데 초점을 맞추지만, 콜라겐 촉진 주사나 레이저 리프팅은 내 조직을 스스로 회복시키는 힘을 키워줍니다. 이런 자가 재생 능력이 바로 오래 가는 젊음의 비결이죠.

의료진 입장에서는 증상 개선만이 아니라, 만성 염증과 노화 속도를 줄이는 근본적 관리가 더 중요하다고 느끼실 것 같습니다.

솔직히 5분~10분 만에 모든 걸 설명하고 납득시키는 건 불가능합니다. 병원이 바쁜 것도 있지만, 고객들도 당장 불편한 것만 해결해 주면 된다는 기대치를 갖고 오시거든요. 그래서 저희는 상담 프로세스를 두세 번에 걸쳐 나눠서 하도록 유도합니다. 처음엔 시술이나 처방 중심으로 설명하되, 추후에 '계속 이렇게 관리하지 않으면 이런 위험이 있다. 오히려 비용이 더 들 수 있다'라는 논리를 단계적으로 알려드리는 겁니다.

또 포괄적인 건강관리 플랜을 제안할 때는 고객 입장에서 과도한 금전적·시간적 부담이 없도록 작게 쪼개서 접근합니다. 예를 들어, 한 번에 고가의 프로그램을 권하기보다 먼저 1~2회의 영양 수액이나 항염증 치료를 받아본 뒤 변화를 느끼도록 합니다. 그러면 고객들이 생각보다 효과가 있네? 하면서 자연스레 다음 단계로 넘어가는 거죠.

결정적으로 저희가 아무리 강조해도 환자가 귀찮게 여기며 안 오면 방법이 없습니다. 그래서 가능하면 현실적이고 실행 가능한 수준의 목표만 잡고, 고객 스스로 작은 성공을 경험하게 만드는 전략이 중요하다고 봅니다. 결국, 장기적 관리는 고객과 의료진이 서로 믿고 조금씩 함께 만들어가는 과정이니까요.

CURRICULUM VITAE

신동진 / Shin DongJin M.D., PhD
의학박사 / 전문의

1. 경력 및 이력
- 고려대학교 의학박사
- (현) SC301의원 대표원장
- 한국대학발병협회 이사
- 아시아로하스인증 심사위원
- 대한외과학회 정회원
- 세계발명창의올림픽 심사위원
- 대한미용의학회 정회원
- ISAPS (국제미용성형외과학회) 정회원
- (전) 대한 지방성형연구회 회장
- (전) 대한 줄기세포 성형학회 회장

2. 진료철학
저는 '올바른 진료, 바른 생각'을 병원의 근본 가치로 삼고 있습니다. 이를 바탕으로 줄기세포의 놀라운 치유 및 재생 능력을 미용 의료 분야에 창의적이고 효과적으로 접목하고 있습니다. 진료는 철저한 과학적 근거와 실제 수술 결과에 기반을 두며, 환자분들이 믿고 맡길 수 있는 전문적이고 안전한 줄기세포 성형 전문 병원으로 자리매김하는 것이 목표입니다. 항상 환자분들의 신뢰와 만족을 최우선으로 생각하며, 진정한 아름다움과 건강한 변화를 제공하는 의료 서비스를 실현하겠습니다.

- 홈페이지: https://www.sc301.co.kr/
- 인스타그램: https://www.instagram.com/sc301ps_official
- 카카오톡채널: @에스씨301의원
- 유튜브 (신동진의 줄기신닥터신): https://www.youtube.com/@Dr.Cell_Shin?app=desktop
- 네이버블로그: https://blog.naver.com/manne1950

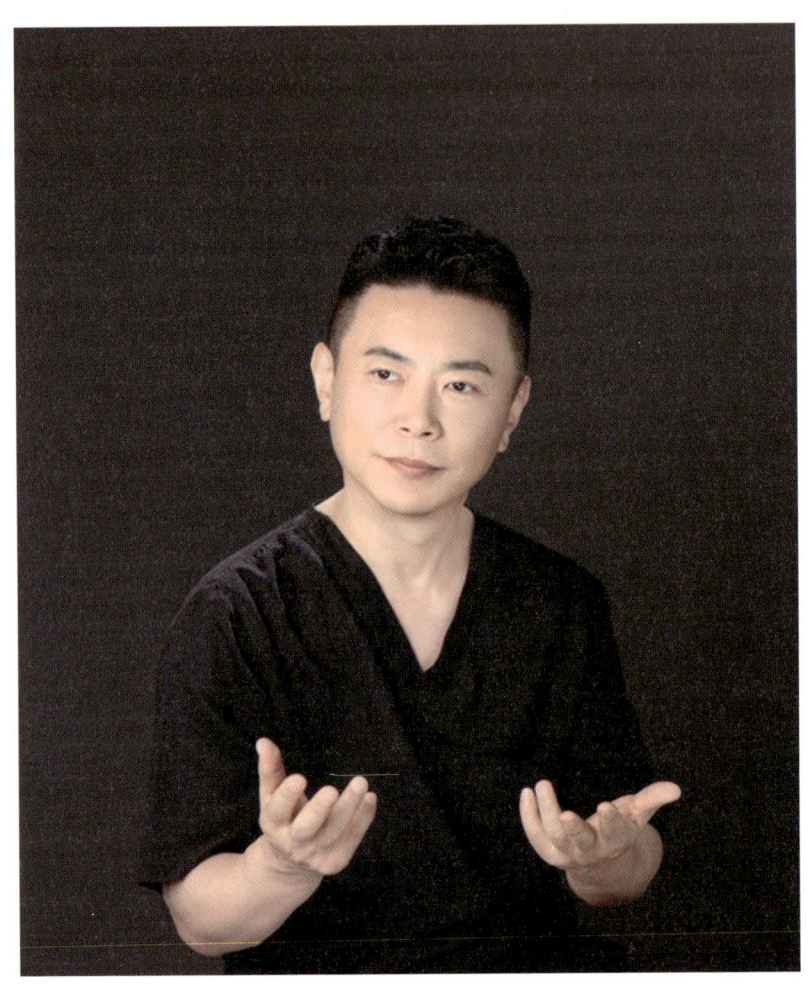

SC301의원 신동진 원장

review

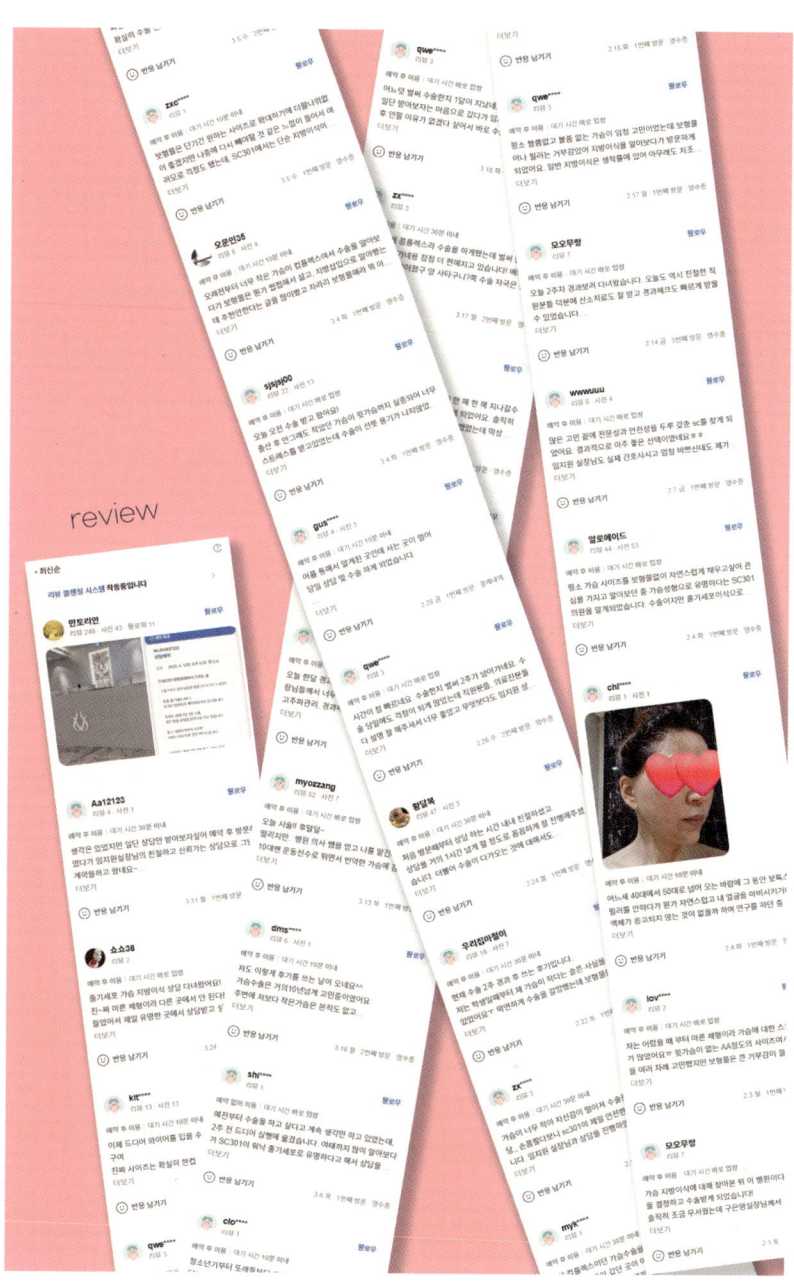

줄기세포 가슴성형, 자연스러움을 디자인하다

　과거에는 가슴성형이라 하면 보형물 삽입이 가장 먼저 떠오르곤 했습니다. 하지만 최근에는 내 몸에서 흡입한 지방과 줄기세포를 활용함으로써 보다 자연스러운 볼륨과 촉감을 얻으려는 흐름이 두드러지고 있습니다. 이른바 '재생의학적 접근'이라 불리는 이러한 수술은, 단순 미용 목적을 넘어 건강과 안전까지 고려하는 새로운 트렌드로 자리 잡아가고 있습니다. 특히 SC301의원에서 선보이는 줄기세포 가슴성형은 보형물이 주는 이물감을 부담스럽게 느껴온 사람들에게 확실한 대안이 되고 있으며, 지방 흡입을 통해 체형 개선도 동시에 이룰 수 있어 더욱 주목을 받고 있습니다.

　그동안 보형물 수술을 경험했던 분들이 재수술을 고민하면서 찾기도 하고, 출산 후 급격히 변한 체형을 되돌리고 싶어 하거나 체질적으로 워낙 말라서 무리 없이 가슴 볼륨을 키울 수 있을지 궁금해하는 사람들도 많습니다. 사람마다 체형이나 피부 상태, 원하는 목표가 천차만별이기 때문에 줄기세포 가슴성형 역시 고객 개개인을 세밀하게 분석하고 맞춤형으로 수술하는 노하우가 핵심입니다. 지방 흡입부터 줄기세포 추출, 지방 주입과 사후 관리에 이르기까지 하나하나가 정교하게 이뤄져야 만족스러운 결과를 얻을 수 있기 때문입니다.

이렇게 섬세하고도 융합적인 수술은 '내 몸을 내 방식대로 회복하고 싶다'는 현대인들의 욕구와도 맞닿아 있습니다. 최근에는 여성성 회복, 건강한 아름다움, 수술 티가 잘 나지 않는 자연스러움을 추구하는 사람들이 늘면서 줄기세포 가슴성형을 고려하는 경우가 더욱 증가하는 추세입니다. 보형물에 비해 회복이 빠르고, 비교적 큰 흉터가 남지 않으며, 부작용 발생률이 낮다는 이점도 크다고 할 수 있습니다.

이어지는 세 가지 사례는 바로 이런 줄기세포 가슴성형이 어떻게 각자의 상황에 맞춰 적용되는지를 잘 보여주는 실제 예입니다. 출산 후 급격히 변해버린 체형을 되찾고 싶은 30대 여성, 구형구축으로 고생하다가 보형물을 제거하기로 결심한 40대 여성, 체질적으로 마른 편이라 걱정이 컸지만 무리하지 않은 범위 내에서 자연스러운 볼륨을 얻고자 한 20대 여성의 이야기를 통해 각기 다른 고민과 해결 과정을 함께 살펴보도록 하겠습니다.

사례 1 : 출산 후 체형이 변해버린 30대 여성

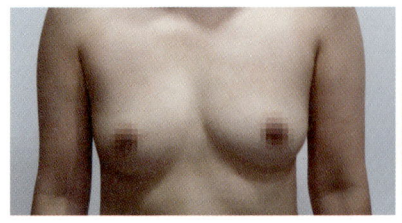 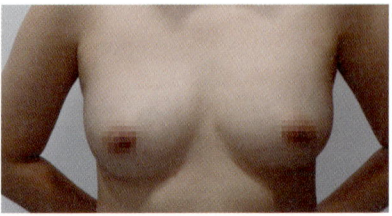

수술 전후 정면 사진

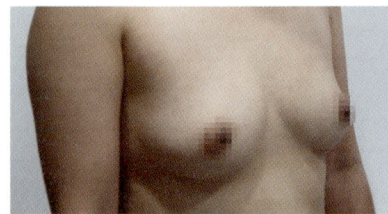 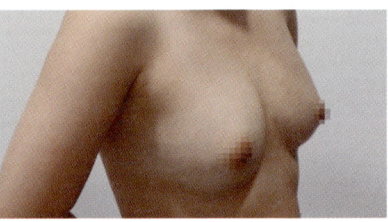

수술 전후 측면 사진

[고객 고민]

김영민 씨(가명, 32세)는 출산과 모유 수유가 끝난 뒤로 상체 라인이 급격히 달라져버렸습니다. 임신 전에는 55사이즈를 유지해왔지만, 출산 후부터는 허리와 골반 부위에 체지방이 늘어난 데 비해 가슴 볼륨은 눈에 띄게 줄어든 상태였습니다. 특히 처진 가슴과 늘어진 복부 살이 한눈에 보이다 보니, 헐렁해진 옷맵시와 함께 자신감도 잃어버린 듯한 기분을 느끼게 되었습니다.

이에 '다시 예전의 체형으로 돌아가고 싶다'는 마음을 품고 여러 방법을 고민하던 중, 자가 지방과 줄기세포를 이용해 가슴 볼륨을 복원할 수 있다는 이야기를 접하게 되었습니다. 보형물 삽입이 부담스럽기도 했고, 출산 후 체형 전반을 고치면서도 자연스러운 결과를 얻고 싶었던 터라 SC301의원을 찾게 되었습니다.

[전문가 진단]

SC301의원에서는 영민 씨의 상태를 '출산 후 허벅지·복부 지방 증가와 상체 볼륨 감소가 동시에 진행된 전형적인 포스트맘 체형'으로 진단했습니다. 눈에 띄게 변한 부분은 다음과 같았습니다.

(1) 가슴 조직의 탄력 감소: 수유 후 유선 조직이 위축되어 볼륨이 상당히 줄었고, 피부 탄력도 떨어져 가슴이 아래로 처져 있었습니다.
(2) 허벅지·복부 지방 축적: 임신·출산 과정을 거치면서 허벅지와 복부에 지방이 집중적으로 늘었고, 군살이 쉽게 빠지지 않는 상태로 굳어졌습니다.
(3) 전반적 체형 밸런스 저하: 상체와 하체 비율이 맞지 않아 보이고 가슴이 줄어들어 상부 체형이 작아 보이면서 옷 맵시도 떨어진 상황입니다.

의료진은 자연스러운 복원과 볼륨 업을 위해 줄기세포 가슴성형을 제안했습니다. 허벅지·복부 부위에서 불필요한 지방을 흡입해 그 지방에서 줄기세포를 추출한 뒤, 안전한 범위 내에서 볼륨을 형성하는 방식을 계획했습니다.

[수술 과정]

수술 당일 오전, 영민 씨는 전신 마취 없이 수면마취로 편안하게 수술을 진행했습니다. 우선 복부와 허벅지 안쪽을 중심으로 지방을 흡입하고, 원심분리 과정을 거쳐 지방유래 줄기세포(SVF, Stromal Vascular Fraction)를 추출했습니다. 이어서 줄기세포가 풍부하게 섞인 지방을 가슴에 여러 층으로 분산 주입했습니다.

(1) 지방 흡입: 정밀한 설계 아래 허벅지 안쪽과 복부 위주로 불필요한 지방을 흡입했습니다. 수술 전 상담에서 무리하지 않을 정도의 피하지방 양만 뽑기로 결정했으며, 당일 지방 흡입량에 따라 부가적인 지방이식(팔뚝, 옆구리) 가능성도 논의했지만 우선순위는 가슴 확대였습니다.
(2) 줄기세포 추출: 흡입한 지방에 효소를 처리하여 지방유래 줄기세포(SVF)를 추출했습니다.
(3) 가슴 주입: 주사 바늘이 들어갈 정도의 작은 절개 부위로 지방을 골고루 분산시켜 소량씩 주입해 지방 괴사나 뭉침이 발생하지 않도록 주의했습니다. 이때 줄기세포가 함유된 지방을 가슴 윗부분과 중앙부, 바깥 라인에 고루 분산해 자연스러운 윤곽을 형성했습니다.

수술 시간은 총 2시간 반 ~ 3시간 가량 소요되었고, 수술 후 영민 씨는 중등도 부기와 멍을 동반했지만 큰 통증 없이 당일 퇴원했습니다.

[수술 후 관리]

수술 직후 의료진은 지방흡입을 진행한 부분에는 압박 의복 착용과 멍과 부기 관리를 위한 냉찜질을 권장했습니다. 지방이 생착되는 초기 3달간은 가슴에 직접적인 압력을 가하지 않도록 안내하고, 체내 수분 공급과 충분한 영양 섭취를 도모하도록 했습니다.

1주 차에 실밥을 제거 진행한 후, 그 이후부터는 지방흡입한 부분(복부와 허벅지)의 부기가 눈에 띄게 가라앉았습니다. 가슴 볼륨은 수술 직후보다 약간 줄었지만, 한 달이 지나니 안정적으로 윤곽이 자리를 잡기 시작했습니다. 영민 씨는 병원에서 제공한 ① 고압 산소테라피, ② 트리플바디(중저주파, 고주파, 저출력레이저), ③ 고주파를 모두 소화하며 체계적인 추적관리를 받았습니다.

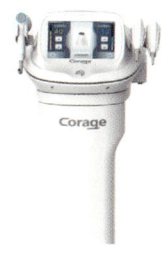
고주파 장비

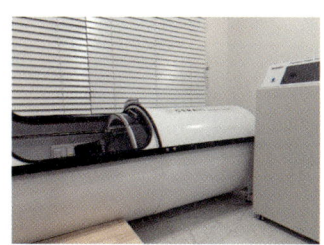
산소테라피

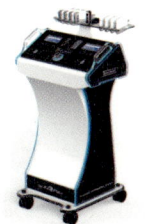
트리플바디

[수술 결과 및 만족도]

한 달 만에 영민 씨는 원하던 체형에 한걸음 가까워졌다는 느낌을 받았다고 합니다. 무엇보다도 "보형물을 넣지 않았는데도 가슴이 단단하거나 딱딱하지 않고, 내 살처럼 부드럽게 움직인다"는 점에 큰 만족감을 보였습니다. 허벅지 안쪽 살과 복부가 일부 슬림해지면서 출산 전의 옷을 다시 입었을 때도 상체·하체 비율이 한층 조화로워 보였다고 합니다.

수술 후 3개월이 지난 시점에는 줄기세포가 결합한 지방이 비교적 탄탄하게 생착되어 과거에는 브래지어로도 잘 모이지 않던 가슴골이 자연스레 잡혔다는 피드백을 전했습니다. 이처럼 출산 후 무너진 체형을 자연스럽게 재정비했다는 점이 영민 씨가 가장 크게 만족한 부분이었습니다.

전반적인 과정을 종합하면, 한 번의 수술만으로 복부·허벅지 지방 흡입과 가슴 볼륨 증대가 함께 진행되어 체형 밸런스가 개선되었고, 영민 씨는 자가조직을 활용한 줄기세포 가슴성형으로 한층 자신감 넘치는 일상을 회복하게 되었습니다. 무엇보다도 보형물에 대한 부담감 없이 안전성과 자연스러움을 얻었다는 점이 이 사례의 핵심적인 의의라 할 수 있습니다.

사례 2: 기존 보형물 부작용으로 고민하는 40대 여성

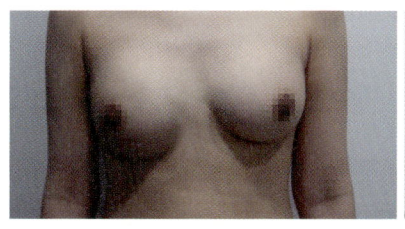
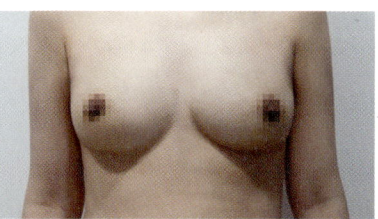

수술 전후 정면 사진

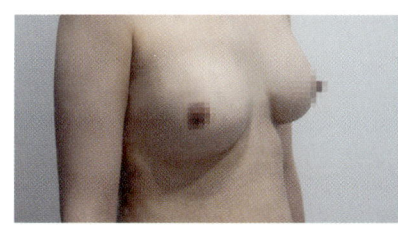
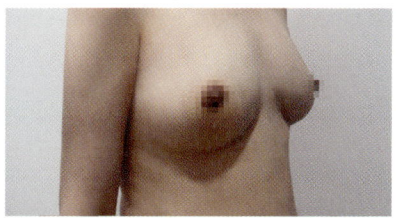

수술 전후 측면 사진

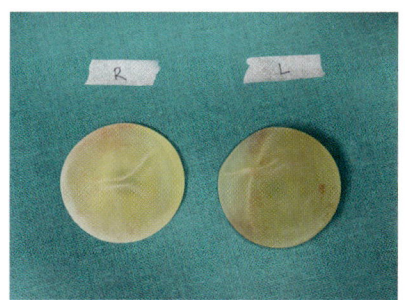

보형물 제거

[고객 고민]

박연주 씨(가명, 44세)는 약 5년 전 실리콘 보형물을 이용해 가슴성형을 받았습니다. 처음에는 빠른 시일 내에 원하는 크기를 얻을 수 있어 만족했지만, 시간이 지날수록 가슴이 점차 단단해지고 위로 올라가 보이는 현상을 겪게 되었습니다. 병원 검진을 받아보니 피막 구축이 심화된 상태로, 촉감이 딱딱해지고 모양도 뒤틀려 보이는 단계였습니다. 보형물을 제거하는 재수술을 고민했지만, 다시 보형물을 넣을 생각을 하니 또다시 이물감이나 구형구축이 올까 불안했습니다. 자연스럽고 안전한 대안을 찾던 중 '줄기세포 가슴성형'을 접하고 SC301의원을 찾게 되었습니다.

[전문가 진단]

SC301의원에서는 연주 씨가 심한 구형구축 상태에 놓여 있다고 판단했습니다. 구형구축은 보형물을 감싸고 있는 막(피막)이 과도하게 수축해 가슴 모양이 변형되는 현상으로, 원인이 명확히 하나로 규정되진 않지만 체질적 요인이나 염증 반응이 작용했을 가능성이 큽니다. 연주 씨의 경우 이미 이물감이 상당히 커져, 가슴을 만졌을 때 본인도 심리적으로 큰 스트레스를 받고 있었습니다.

다음과 같은 점을 특히 주목했습니다.

(1) 보형물 제거 후 가슴 조직 위축: 보형물을 오래 유지하다가 빼게 되면 피부와 유방조직이 이미 늘어나 있거나 탄력을 잃은 상태가 될 수 있습니다.
(2) 재수술에 대한 불안감: 또다시 보형물에 의존하고 싶지 않다는 환자의 심리적 부담이 컸습니다.
(3) 자연스러운 촉감과 볼륨 회복: 연주 씨는 크기보다도 건강하고 유연한 가슴 라인을 원했습니다.

이에 SC301의원은 '보형물 제거 + 자가 지방 + 줄기세포 이식'을 결합한 맞춤형 수술 계획을 세웠습니다.

[수술 과정]

수술은 총 두 단계로 진행되었습니다. 먼저 단단하게 굳어진 보형물을 제거하고, 이 과정에서 만들어진 유착이나 염증 조직을 세심하게 정리했습니다. 이어서 지방 흡입과 줄기세포 추출 과정을 거쳐, 환자의 가슴 라인을 복원하는 이식 수술을 시행했습니다.

(1) 보형물 제거: 기존 절개선을 통해 보형물을 꺼냈으며 피막이 두껍게 형성된 부위를 제거·정리했습니다. 구형구축이 심해 재수술이 다소 까다로웠지만, 스카 플랩(scar flap) 등 유착 부위를 조심스럽게 박리해냈습니다.

(2) 지방 흡입 및 줄기세포 추출: 허벅지 안쪽과 복부 부위에서 지방을 흡입했습니다. 회복 기간이나 환자의 전체 체형을 고려해 무리하지 않는 선에서 적정량의 지방만 흡입했습니다. 지방에서 줄기세포(SVF)를 추출해, 보형물이 제거된 가슴 내 조직 공간에 안전하게 주입할 준비를 했습니다.

(3) 줄기세포 가슴성형 이식: 보형물을 제거한 후 남아 있는 유방 조직과 피부탄력 상황을 면밀히 확인한 뒤, 새로 확보한 줄기세포와 지방을 골고루 분산시켜 주입했습니다. 피막 구축이나 이물 반응의 위험이 적은 만큼, 지방이 부드럽게 자리 잡도록 유방조직 안쪽과 주변부를 고르게 채웠습니다.

수술 시간은 3시간 가까이 소요되었고, 재수술 특성상 출혈이나 부기 가능성이 높았지만 수면마취와 국소마취를 병행해 안정적으로 진행할 수 있었습니다.

[수술 후 관리]

수술 직후 연주 씨는 가슴 부위의 통증과 부기를 호소했지만, 보형물을 빼내는 과정이 추가된 재수술이었기 때문에 이는 예상 가능한 범위였습니다. 가슴 내부에 주입된 지방과 줄기세포가 안정적으로 정착되려면 최소 3주 정도는 가슴에 압박이 가해지지 않도록 주의해야 했습니다. 환자 스스로도 '이번에는 절대 무리하지 말아야겠다'는 의지를 보였고, 가벼운 산책 외에는 격렬한 운동을 자제하며 회복에 전념했습니다.

[결과 및 만족도]

2주 정도가 지나면서 부기가 확연히 줄었고 보형물 제거로 인해 가슴이 많이 꺼질 것으로 예상했던 연주 씨는 오히려 "생각보다 볼륨이 적당히 살아있고, 보형물과 달리 촉감이 너무 좋다"는 반응을 보였습니다. 압박감이나 딱딱한 느낌이 사라져 마음까지 편안해졌다는 것이 가장 큰 변화였습니다.

3개월 뒤 검진에서는 가슴 모양이 자연스럽게 잡혀 있었고, 지방이 일부 흡수된 부분을 제외하면 상당한 볼륨이 유지된 상태였습니다. 보형물 특유의 위로 치솟는 모양이나 울퉁불퉁함 없이 유선과 지방 조직이 자연스럽게 섞여 부드러운 라인을 형성했다고 합니다. 재수술이라 초기에는 걱정이 많았지만, "처음부터 이 방법을 알았다면 그때 보형물을 선택하지 않았을지도 모르겠다"는 말을 할 정도로 만족스럽게 회복 중이었습니다.

연주 씨 사례는 구형구축 같은 보형물 부작용으로 힘들어하던 분들이 줄기세포 가슴성형으로 자연스러운 대안을 찾을 수 있음을 보여주는 대표적인 예라고 할 수 있습니다. 몸에서 얻은 지방과 줄기세포를 이용해, 결과적으로 촉감과 안전성을 모두 확보할 수 있었다는 점이 가장 큰 의의였습니다.

사례 3: 체질적으로 마른 20대 여성

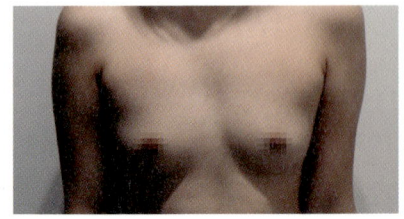 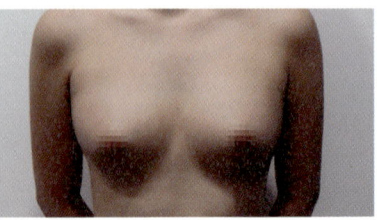

수술 전 앞/옆 사진

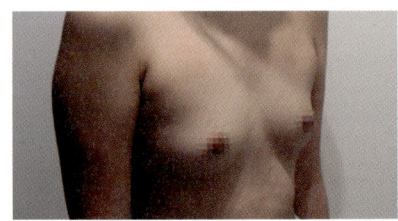 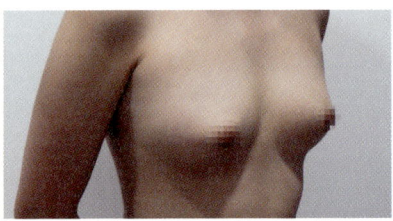

수술 후 앞/옆 사진

[고객 고민]

최미란 씨(가명, 25세)는 어릴 때부터 마른 체질이었습니다. 전반적으로 팔다리가 가늘고 BMI가 낮아, 옷을 입었을 때 체형이 작아 보인다는 이야기를 자주 들었습니다. 성인이 되고 나서도 가슴 볼륨이 거의 없어 브래지어를 착용할 때 패드를 여러 겹 넣어야 하는 불편을 겪어왔습니다. "평소 운전석에 앉았을 때 안전벨트가 가슴 위로 뜬 채 흔들릴 정도"라고 표현할 만큼 상체가 빈약한 편이었습니다.

미란 씨는 성형외과 상담을 받아보기도 했으나 보형물을 넣는 방식은 이물감이나 재수술 문제 때문에 선뜻 결심하기 어려웠습니다. 자연스러운 1~2컵 정도 업그레이드를 희망하던 차에 자가지방과 줄기세포를 활용하는 방법을 알게 되어 SC301의원을 찾았습니다. 문제는 체질적으로 워낙 마른 편이라 지방 흡입량이 충분할지 걱정이 컸다는 점이었습니다.

[전문가 진단]

의료진은 "미란 씨처럼 크게 마른 체형이라도 특정 부위에 소량의 지방은 확보 가능하다"는 판단 아래 꼼꼼하게 신체를 측정했습니다. 주목한 부위는 옆구리, 팔뚝, 허벅지 안쪽으로, 피부가 얇아서 무리한 흡입은 금물이고, 한 번에 너무 많은 볼륨을 넣으면 지방괴사나 뭉침이 생길 위험이 높으므로, 첫 수술에서는 안전한 범위 내에서 1컵 정도를 목표로 하기로 결정했습니다.

병원에서는 "줄기세포 가슴성형은 체형 밸런스를 조정하면서 자연스러운 볼륨을 얻고자 할 때 큰 장점이 있다. 피하지방을 더 늘려서 수술 환경을 만든 뒤, 한번의 수술로 진행하는 것이 좋은 방법이라고 조언했습니다. 미란 씨 역시 욕심을 부리지 않고, 옷을 입었을 때 패드를 덜 넣어도 볼륨감이 사는 정도를 바랐습니다.

[수술 과정]

(1) 지방 흡입: 옆구리와 팔뚝, 허벅지 안쪽에서 소량씩 지방을 흡입했습니다. 전신마취 없이 수면마취하에 진행했고, 한 부위에서 무리해 뽑지 않도록 주의했습니다.
(2) 줄기세포 추출: 흡입한 지방 중 순도 높은 지방세포를 선별해 원심분리와 특수 효소 처리를 거쳐 줄기세포(SVF) 추출 과정을 실시했습니다.
(3) 가슴 이식: 작은 절개나 주사 바늘을 통해 가슴 위·아래·중앙부에 걸쳐 지방을 여러 겹으로 나누어 주입했습니다. 미란 씨가 원했던 자연스러움을 위해 가슴 윗볼륨보다는 중간과 아랫라인 쪽에 조금 더 집중해 주입했고, 과도한 부피를 한 번에 넣지 않는 것을 원칙으로 삼았습니다.

수술 시간은 약 2시간 반 ~ 3시간 소요되었으며, 의료진은 "한 번 수술만으로 큰 컵수를 올릴 수는 없지만, 안전성과 자연스러움은 확실히 얻을 수 있을 것"이라고 설명했습니다.

[수술 후 관리]

수술 직후 미란 씨는 허벅지와 팔뚝 부위에 멍이 들었지만, 통증은 경미한 편이었습니다. 가슴부위가 워낙 평평했던 탓에 수술 직후 본인의 모습만 보고도 '이 정도만 해도 큰 변화'라고 느꼈다고 합니다. 병원에서는 최소 2주간은 압박 속옷이나 타이트한 브래지어 착용을 피하도록 지도했고, 수술 부위를 지지할 수 있는 소프트 브래지어를 권장했습니다.

가벼운 스트레칭과 충분한 영양 섭취가 지방 생착을 돕는 데 도움이 된다고 설명하면서 한 달 차에는 정기 검진을 통해 가슴 볼륨 변화를 관찰했습니다. 수술 당일을 100으로 봤을 때, 약 70% 안팎의 볼륨이 남으면 성공적인 편이라고 안내했습니다.

[결과 및 만족도]

한 달 뒤에는 부기가 빠지면서 일부 지방이 흡수되긴 했으나 패드를 여러 겹 넣던 이전 상황보다 훨씬 자연스러운 가슴라인이 잡혔다고 합니다. 미란 씨는 "가슴을 만져봤을 때 이질감이 전혀 없고, 살짝 들떠 있던 옷 앞부분이 이제는 평평하지 않고 자연스럽게 채워진다"며 만족감을 표현했습니다.

3개월 정도 지나자 가슴라인이 좀 더 부드럽게 안정되고, 큰 컵 상승은 아니어도 브래지어를 바꿔야 할 정도로 1컵 이상 사이즈 차이가 실감됐다고 합니다. 미란 씨는 "주변에서 '살이 좀 붙었냐'고 물어볼 정도로 자연스럽게 체형이 변했다. 이 정도면 내가 원하던 만큼 충분히 만족한다"고 밝혔습니다.

미란 씨 사례는 마른 체형이라 지방량이 많지 않아도 줄기세포 기술을 접목한 지방이식으로 자연스럽고 안정적인 볼륨을 얻을 수 있다는 점을 보여줍니다. 무리하지 않는 수술 계획과 단계적 접근이 중요하며 자신의 한계와 가능성을 제대로 파악해 전문의와 함께 목표를 설정할 때, 만족도 높은 결과가 나올 수 있음을 시사하는 대표 사례라 할 수 있습니다.

가슴성형도 이제는 줄기세포가 대세

더 자연스럽게, 더 건강하게! '줄기세포'가 바꾼 가슴성형의 패러다임

[달라진 아름다움의 기준, 그리고 가슴성형의 새로운 물결]

　가슴성형은 오랫동안 여성들에게 매력과 자신감을 회복하는 하나의 선택지로 여겨져 왔습니다. 과거에는 체형 자체를 바꾼다는 사실이 사회적 편견이나 두려움으로 이어지기도 했지만, 현대에 들어서면서 성형수술은 외모를 가꾸는 개인의 자유이자 자기표현의 영역으로 받아들여지고 있습니다. 그런데 점차 사람들이 더 건강하고 자연스러운 아름다움을 추구하게 되면서 가슴성형 시장에도 큰 변화의 바람이 불고 있습니다. 예전에는 보형물을 삽입해 즉각적으로 볼륨을 크게 키우는 방식을 선호했다면 이제는 가능한 한 내 몸에 무리가 적고 보다 자연스러운 촉감과 모양을 원하는 추세가 뚜렷해진 것입니다.

　이러한 흐름에 따라 '탈(脫)보형물'이라는 말이 등장하고, 몸과 마음의 안정까지 고려하는 체계적 성형이 주목받고 있습니다. 가슴성형을 생각하는 사람들 중 일부는 보형물 수술 후 나타날 수 있는 다양한 부작용, 예컨대 구형구축이나 피막 형성, 희귀암에 대한 우려에 마음이 무거워집니다. 그래서 더 부드럽고 생체친화적인 방법이 있다면 선택하고 싶어 하고, 바로 이 지점에서 줄기세포를 활용한 자가지방 이식이 가슴성형의 새로운 패러다임으로 떠오르게 됩니다.

[과거의 보형물 수술에서 벗어나고 싶은 욕구]

기존의 가슴성형에서 가장 대표적인 방식은 실리콘이나 식염수 보형물을 가슴 조직 안에 삽입하는 수술입니다. 이 수술은 비교적 빠른 볼륨 확대를 가능하게 하면서도 여러 해 동안 표준치료처럼 널리 시행되어 왔습니다. 하지만 보형물 수술이 가진 특유의 단점이 해결되지 않은 채 누적되어 왔다는 점이 문제로 지적됩니다.

보형물을 삽입한 뒤 시간이 지나면서 나타날 수 있는 피막 구축, 즉 몸이 이물질에 대해 방어하려고 형성하는 두꺼운 막 때문에 가슴의 모양이 부자연스러워질 수 있다는 사실은 고객들에게 적잖은 불안감을 줍니다. 또한 드물지만 보형물 파열의 위험성이나 보형물로 인한 희귀암인 역형성 대세포 림프종(BIA-ALCL)까지 보고되면서 여성들이 겪는 심리적 부담이 한층 커졌습니다. 재수술에 대한 두려움도 빼놓을 수 없습니다. 보형물 수술은 10년에서 15년 정도의 주기로 교체가 필요할 수 있고, 수술 전과 같은 건강이나 체형을 유지하기 어려운 상황이라면 재수술 자체가 또 다른 고민거리로 다가올 것입니다.

이처럼 보형물 가슴성형이 가진 부담감이 점차 알려지면서 '한 번 수술받을 때 제대로, 그리고 자연스럽게 하고 싶다'는 욕구가 커지고 있습니다. 이전에는 무조건적으로 큰 볼륨을 추구하며 보형물을 넣겠다가 주류였다면, 이제는 '보다 내 몸 친화적인 방법은 없을까' 하는 질문이 사람들 마음속에 자리를 잡고 있습니다.

[줄기세포, 재생의학의 시대를 열다]

사람들이 더 자연스러운 접근법을 찾기 시작하자, 재생의학 기술이 가슴성형 분야에 도입되기 시작했습니다. 줄기세포는 인체 안에서 스스로 복제하고 다양한 세포로 분화할 수 있는 능력을 지니고 있는데, 그중 지방유래 줄기세포(SVF)는 지방에서 비교적 쉽고 대량으로 추출이 가능하면서도 조직 재생 능력이 우수한 것으로 알려져 있습니다. 바로 이 줄기세포를 이용해 내 몸의 지방과 함께 가슴에 이식하는 방식을 줄기세포 가슴성형이라 부릅니다.

이 수술의 가장 큰 특징은 이물질이 아니라 내 몸에서 뽑아낸 자가조직을 사용한다는 점입니다. 따라서 피막 구축이나 알레르기 반응의 위험이 없고, 지방을 이식한 부위에 새 혈관이 형성되도록 줄기세포가 돕기 때문에 이식된 조직이 보다 안정적으로 생착될 수 있습니다. 자연스럽게 조성된 가슴 조직은 보형물처럼 교체할 필요가 없으며, 몸의 움직임이나 체중 변화에 따라 유연하게 반응합니다. 이 과정에서 지방흡입이 이뤄지는 복부나 허벅지 부위가 슬림해지는 효과를 기대할 수도 있습니다.

물론 줄기세포 가슴성형이 등장했던 초기에는 안전성에 대한 우려가 있었지만, 일본과 한국을 비롯한 여러 나라에서 축적된 임상 데이터를 통해 상당한 안전성과 효과가 입증되어 왔습니다. 지방이식과 줄기세포 추출 기술은 점차 정교해지고 있고, 실제 수술 후 6개월에서 1년 정도가 지났을 때 70% 이상의 볼륨이 남아있는 사례도 보고되고 있습니다. 줄기세포가 혈관 생성에 기여함으로써 지방이 더 잘 생착한다는 점이 핵심이며, 이는 자연스럽지만 일정 수준 이상의 볼륨 확대도 가능하게 만드는 중요한 메커니즘이 되는 것입니다.

[더 알아보기] 재생의학과 미용성형, 어떻게 시너지를 낳고 있을까?

줄기세포 가슴성형이 부각되기 전에도 재생의학은 상처 치유나 화상 치료, 심장 조직 손상 복구처럼 인체의 결손 부위를 회복하는 데 주로 활용되어 왔습니다. 이런 재생의학적 접근이 가슴성형을 비롯한 미용 분야로 확대되면서, 그동안 '흉터 없이 자연스럽게 가능할까?'라고 여겨졌던 수술들이 점차 현실이 되고 있습니다.

가령 안면 지방이식에 줄기세포를 접목하면 주름이나 볼 꺼짐을 개선하면서도 본래 얼굴 윤곽과 색감, 탄력을 더욱 부드럽게 살려낼 수 있습니다. 가슴성형도 이와 같은 원리로, 보형물보다 인체 친화적인 재생 접근을 택함으로써 더 자연스럽고 안전한 결과를 얻게 됩니다.

재생의학은 본래 손상된 조직을 새것처럼 회복시키는 의학을 지향했지만, 그 범주가 점차 넓어지면서 미용성형마저도 포함하게 된 것입니다. 이는 단순히 '예쁘게 보이기'보다 '신체 조직을 건강하게 유지·회복시키는' 관점이 뒷받침되어 있기에 가능해졌습니다. 미래에는 3D 프린팅, 세포치료, 바이오 스캐폴드 같은 첨단기술과 결합해, 미용과 치료가 경계를 허무는 수준의 시너지 효과를 보여줄 것으로 기대되고 있습니다.

[건강과 아름다움을 동시에 추구하는 길]

과거의 가슴성형은 단순히 '어떻게 하면 원하는 크기를 빨리 만들 수 있을까'라는 목적에 치중해 있었습니다. 그러나 현재는 더 건강하고 내 몸에 적합한 방식으로 가슴을 키우는 사고방식으로 줄기세포 가슴성형이 이목을 끌기 시작하면서 자리를 잡게 되었습니다. 이 수술은 단순한 미용 목적을 넘어 재건수술, 즉 유방암 수술 뒤 유방조직을 잃은 환자들에게도 희망이 될 수 있습니다. 자기 신체에서 나온 줄기세포를 활용한다는 점은 심리적 안정감을 높여주고, 결과적으로 자연스럽고 부드러운 새로운 조직을 만듦으로써 환자들의 삶의 질을 끌어올리는 데 기여하는 겁니다.

그렇다고 해서 모든 사람이 무조건 줄기세포 가슴성형을 선택해야 한다는 뜻은 아닙니다. 줄기세포 가슴성형 역시 수술 과정이 복잡하고, 수술 비용이 높다는 현실적 문제도 있습니다. 또한 의사마다 보유한 장비나 기술력, 경험이 다르기 때문에 만족스러운 결과를 위해서는 병원 선택이 매우 중요합니다. 줄기세포 수술을 표방하면서 사실상 일반 지방이식만을 반복하는 경우도 없지 않으므로, 다양한 정보를 꼼꼼히 확인하고 충분한 상담을 거친 뒤에 결정해야 합니다.

그럼에도 불구하고 점차 사람들은 이 새로운 패러다임에 관심을 기울이게 되었습니다. 수술 후 느낌이 자연스럽고, 보형물 때문에 생길 수 있는 불편함에서 벗어날 수 있으며 복부나 허벅지에서 뺀 지방을 가슴에 활용함으로써 체형 관리에도 도움을 받을 수 있기 때문입니다. 무엇보다 '내 몸'이라는 커다란 울타리 안에서 이루어지는 수술이라는 사실이, 과거의 가슴성형과는 다른 차원의 안심과 만족을 가져다줍니다.

줄기세포 가슴성형은 재생의학이 열어가는 미래 의료의 한 단면이기도 합니다. 사람들은 점차 병을 치료하고 상처를 메우는 단계를 넘어, '자연스럽고 건강한 아름다움'을 유지하고 회복하는 방식에 주목하고 있는 것이죠. 줄기세포는 이에 대한 강력한 해답이 될 가능성이 높습니다. 이는 단순한 미용 성형을 넘어선, 건강과 아름다움을 동시에 추구하는 새로운 물결이라 할 수 있습니다. 그리고 그 물결의 출발점에서 우리 몸이 지닌 재생 능력을 적극적으로 활용하는 시도가 점점 현실화되고 있습니다.

이처럼 줄기세포가 바꾼 가슴성형의 패러다임은 더 자연스럽고, 더 건강하며, 더 안전한 미래를 열어가고 있습니다. 과거에는 상상하지 못했던 방식으로 인체의 잠재력을 활용하게 된 것입니다. 앞으로 기술이 발전할수록 줄기세포 가슴성형의 효과와 안전성은 더욱 진화될 것이며, 우리의 아름다움에 대한 관점도 함께 달라질 것입니다. 이는 단순한 유행이나 신기술을 넘어, 인체의 회복력과 재생력을 믿고 존중하는 시대 정신을 반영하는 흐름이라고 볼 수 있습니다. 그리고 그 흐름 속에서 많은 사람들이 새로운 희망과 만족을 얻고 있습니다.

보형물을 넘어서다, 줄기세포 가슴성형의 특장점

[보형물이 가진 구조적 한계와 불안 요소]

가슴성형을 고려할 때 가장 먼저 떠오르는 방식은 보통 보형물 삽입술입니다. 실리콘이나 식염수 주머니를 가슴 안에 넣어 보다 큰 볼륨을 즉각적으로 만들어낼 수 있다는 점이 장점으로 꼽혀 왔습니다. 짧은 기간 안에 가슴 크기를 크게 키울 수 있기 때문에 실제로 오랜 세월 동안 많은 여성이 이 방법을 선택해 왔습니다. 그러나 한편으로는 보형물이 몸속에서 부자연스럽게 느껴지거나, 시간이 지나면서 피막 구축이나 보형물 파열 같은 문제를 겪을 수 있다는 단점이 점차 부각되어온 것도 사실입니다. 실제로 보형물과 우리 몸은 완전히 하나가 되지 못하기 때문에 이물질을 방어하려는 생체반응이 유발되는 경우가 드물지 않았던 겁니다.

보형물이 들어간 지 오랜 시간이 지나면 촉감이나 모양이 변형될 가능성도 높아지고 재수술의 부담이 뒤따르기도 합니다. 특히 구형구축으로 인한 딱딱한 촉감이나 비대칭적인 가슴선은 환자들에게 심리적 불편을 안겨주었습니다. 희귀암인 역형성 대세포 림프종(BIA-ALCL)이 보형물 삽입과 관련이 있다는 보도도 나오면서 보형물에 대한 불안감은 점차 커져 왔습니다. 이러한 여러 문제로 인해 이물질 삽입에 대한 거부감이 커지고, 더 자연스러운 대안을 찾으려는 사람들의 관심은 계속해서 높아지고 있습니다.

[내 몸에서 온 것으로 내 몸을 채우는 자연스러움]

줄기세포 가슴성형은 보형물 삽입과 달리, 환자 자신의 지방 조직과 지방유래 줄기세포를 활용한다는 점이 가장 큰 특징입니다. 이것은 단순히 보형물을 쓰지 않는다는 것에 그치지 않습니다. 몸에 이물질이 들어오지 않기 때문에 면역 거부반응이나 피막 구축 같은 고민도 훨씬 덜어낼 수 있습니다. 무엇보다 내 몸에서 뽑아낸 지방을 가슴에 이식한다는 사실 자체가 심리적 안전감을 줍니다.

가슴을 만졌을 때 딱딱한 이질감이 아니라 부드러운 지방층을 느낄 수 있기 때문에 주변에서 수술 여부를 눈치채지 못할 정도로 자연스러운 촉감을 얻게 됩니다. 또 지방흡입 과정에서 허벅지나 복부 같은 부위의 군살을 제거할 수 있어 체형 개선 효과가 함께 나타나는 것도 매력입니다. 실제 고객들의 경험담을 보면 보형물을 넣었을 때와 달리 자기 몸 일부가 들어간 것이니 가슴이 움직일 때도 어색함이 없고, 시간이 흐르면서도 크게 변형되는 일이 적다고 말합니다. 이는 줄기세포가 단순한 지방세포보다 더 나은 생착률을 갖게 해주고, 이식한 지방이 가슴 조직과 함께 융합되면서 스스로 자연스러운 형태를 만들어가기 때문입니다.

물론 과도한 볼륨 확대를 원하는 사람들에게는 한 번에 극적인 사이즈 업이 쉽지 않을 수 있습니다. 일반 보형물이 즉시 큰 컵을 구현할 수 있는 것과 달리, 자가지방 이식은 욕심을 부리면 지방괴사나 석회화가 생길 수 있기 때문입니다. 그런 면에서 줄기세포 가슴성형은 '과도한 욕심보다는 건강하고 자연스러운 아름다움'을 추구하는 사람들에게 더욱 적합하다고 볼 수 있습니다.

[더 알아보기] 줄기세포 가슴성형과 일반 지방이식은 무엇이 다를까?

줄기세포 가슴성형을 이해하기 위해서는 기존의 일반 지방이식과 어떤 점에서 다른지 살펴볼 필요가 있습니다. 먼저, 일반 지방이식은 흡입한 지방을 걸러낸 뒤 바로 원하는 부위에 주입하는 방식으로, 수술이 비교적 단순해 보이지만 생착률이 제각각이라는 한계가 있었습니다.

반면 줄기세포 가슴성형은 지방을 흡입한 뒤 지방유래 줄기세포(SVF)를 추출하는 과정을 거칩니다. 이때 줄기세포가 풍부하게 포함된 지방을 가슴에 주입하면 새로운 혈관이 형성되고 조직이 재생되는 능력이 강화되어, 생착률이 높아지는 결과를 얻을 수 있습니다.

일반 지방이식으로도 자연스러운 가슴 보형이 가능하지만, 줄기세포 추출 기술을 접목하면 지방이 훨씬 오랜 기간 동안 자리잡으면서 형태 유지가 용이해집니다. 물론 수술 과정이 조금 더 복잡하고, 병원마다 줄기세포를 다루는 노하우와 장비가 달라 수술 비용에 차이가 생길 수 있습니다. 그럼에도 불구하고 '보형물 없는 가슴성형'을 고민하는 사람들에게는 줄기세포 활용이 좀 더 높은 만족도를 가져다주는 추세가 이어지고 있습니다.

[생착률을 높이는 줄기세포의 재생 잠재력]

줄기세포 가슴성형을 시행할 때, 단순히 지방만 빼내 가슴에 주입하는 것이 아니라 지방유래 줄기세포(SVF)를 추출해 함께 넣는 방식이 주목을 받고 있습니다. 이것이 일반 지방이식과 가장 다른 점이기도 합니다. 지방세포는 혈액 공급이 원활하지 않으면 금세 흡수되거나 괴사될 수 있는데, 줄기세포가 이런 문제를 완화해주기 때문입니다. 줄기세포는 새로운 혈관 형성, 즉 혈관신생을 돕고 주변 조직을 재생함으로써 이식된 지방조직이 더욱 튼튼히 자리잡도록 돕습니다.

이러한 원리는 단순히 의학적 이론에서만 머물지 않고, 실제로 임상 결과로도 나타나고 있습니다. 과거에는 자가지방 이식 후 6개월 정도가 지나면 상당 부분이 흡수되어 아쉬움을 느끼는 경우가 많았지만, 줄기세포 추출 기술을 이용한 뒤로는 예전보다 훨씬 높은 수준의 생착률이 보고되고 있습니다. 줄기세포를 풍부하게 포함한 지방을 여러 층에 걸쳐 균등하게 주입하면 보형물에 비견될 만큼의 유지력을 기대하는 것도 가능해지는 추세입니다. 다만 이 작업은 의료진의 높은 기술력과 숙련도가 필수이므로, 병원을 선택할 때 줄기세포 추출 과정을 정확히 수행하는지, 수술 노하우가 충분히 축적되어 있는지 꼼꼼하게 따져보아야 합니다.

[건강과 안전성, 그리고 심리적 만족감]

보형물 삽입을 두려워하는 가장 큰 이유는 신체에 대한 이물감, 재수술 가능성, 그리고 장기적으로 나타날 수 있는 부작용이라고 할 수 있습니다. 줄기세포 가슴성형이 보형물 수술보다 간단하거나 전혀 위험이 없다는 의미는 아니지만, 적어도 이물 반응의 부담을 크게 줄인다는 점에서 환자들이 느끼는 심리적 안전감은 훨씬 높습니다. 자신이 가진 지방을 이식하므로 면역 거부반응이 없고, 수술 이후에도 반영구적으로 유지되는 지방이 많아지면 체형이 자연스럽게 변합니다.

이러한 특장점은 가슴성형을 '무엇보다 안전이 우선'이라고 여기는 사람들에게 긍정적인 대안이 될 수 있죠. 수술 후 며칠이면 가벼운 일상생활에 복귀할 수 있다는 점, 흉터가 크지 않고 가슴의 움직임이 자연스럽게 느껴진다는 점, 그리고 혹여 나중에 다른 치료가 필요해지더라도 보형물에 비해 불안 요소가 적다는 점에서 심리적으로도 한결 편안하다는 후기가 많습니다. 좀 더 부드러운 미감을 얻는 동시에 자기 체형을 슬림하게 가꿀 수 있다는 것도 일석이조의 매력으로 작용합니다.

다만 줄기세포 가슴성형이라고 해서 전혀 부작용이 없다고 단정지을 수는 없습니다. 지방괴사나 석회화가 드물게 발생하기도 하고, 수술 직후 지나친 운동이나 외부 충격을 피해야 한다는 주의사항도 지켜야 합니다. 그럼에도 불구하고 줄기세포 가슴성형을 통한 재생의학적 접근은 보형물 삽입술을 넘어서는 새로운 방식을 제시해주고 있습니다. 앞으로 기술이 발전할수록 줄기세포 이식 과정이 더욱 표준화되고, 안전성과 효과가 한층 높아질 것으로 기대됩니다. 이 점이 많은 이들에게 매력적으로 다가오며, 자연스러운 아름다움을 원하는 시대적 흐름과 맞물려 줄기세포 가슴성형이 보형물을 대신할 중요한 대안으로 부상하고 있습니다.

줄기세포 가슴성형은 내 몸에서 온 조직으로 내 몸을 보다 아름답고 건강하게 가꿀 수 있다는 점에서 큰 관심을 받고 있습니다. 이는 단순히 기존 방법을 대체하는 것 이상의 의미를 지니며, 의료기술과 미용성형이 접목해 만들어내는 하나의 '재생의학적 진보'라고 할 수 있습니다. 보형물이 가지는 한계를 극복하고 싶었던 많은 사람들에게, 그리고 더 자연스러우면서도 안전한 가슴성형을 꿈꾸는 모든 이들에게 줄기세포 가슴성형의 특장점은 매력적인 방향성을 제시하고 있습니다. 앞으로 더 많은 임상 연구와 기술 발전이 이뤄진다면 줄기세포 가슴성형은 더욱 폭넓게 선택될 것이며, 이 과정에서 개인의 만족도 역시 한층 높아질 것으로 보입니다.

줄기세포 기술의 진화, 높은 생착률과 조직 재생의 비밀

[재생의학의 시선으로 본 줄기세포]

줄기세포는 인체의 다양한 조직으로 분화할 수 있는 다분화능을 지닌 세포로, 과거에는 주로 난치성 질환을 치료하기 위한 연구 대상이라는 인식이 강했습니다. 그러나 세포 재생과 조직 복원에 대한 근본적인 가능성이 밝혀지면서 의학 전반에 걸쳐 폭넓게 적용될 수 있는 잠재력이 재평가되고 있습니다. 줄기세포는 이미 손상된 피부나 뼈를 복구하는 단계에서부터, 세포 수준에서 신체를 회복하는 기능을 보여주었습니다. 이러한 재생 능력이 미용성형 분야와 결합되었을 때 나타나는 시너지 효과는 생각보다 훨씬 크다고 할 수 있습니다. 지방유래 줄기세포(SVF)가 가슴성형에 적용되는 과정은 바로 이 재생의학적 시각에서 비롯된 것으로, 내 몸이 가진 탄력과 볼륨을 자연스럽게 복원하고 유지하는 데 중요한 단서를 제공합니다.

[지방 이식과 줄기세포의 융합이 가져온 변화]

단순히 자가지방을 흡입해 원하는 부위에 주입하는 지방이식 수술은 꽤 오래전부터 시도되어 왔습니다. 하지만 지방만 주입했을 때는 혈액 공급이 원활하지 않아 일정 기간 후에 흡수되는 비율이 높고, 그로 인해 최종 볼륨이 예상보다 줄어드는 문제점이 있었습니다. 줄기세포 추출 기술이 접목되면서 이러한 한계가 크게 완화되었습니다. 줄기세포는 조직 재생을 돕는 성장인자와 사이토카인을 분비해 지방세포가 한층 더 안정적으로 생착하도록 돕습니다. 특히 혈관이 생성되는 과정을 촉진하는 능력이 중요하게 작용하는데, 가슴 부위에 주입된 지방세포가 제자리를 잡으려면 혈액 공급이 제대로 이루어져야 하기 때문입니다. 줄기세포가 풍부한 지방을 분산 주입받은 환자들은 이전과 비교해 생착률이 현저히 높아지는 결과를 확인하기도 합니다. 이런 원리는 단순한 수술 기법이 아니라, 재생의학에서 추구하는 근본적 가치를 그대로 구현한 사례라고 볼 수 있습니다.

[더 알아보기] 지방유래 줄기세포, 어디서 어떻게 얻고 활용될까?

지방유래 줄기세포(SVF)는 허벅지나 복부 등 지방조직이 풍부한 부위에서 지방을 흡입한 뒤, 그 지방에서 줄기세포를 추출해 얻어집니다. 일반적으로 교원질 분해효소(collagenase) 처리 과정을 거치고, 원심분리를 이용하여 줄기세포를 추출합니다.

이 과정에서 가장 중요한 점은 세포 손상을 최소화하고, 가능한 살아 있는 상태로 많은 줄기세포를 확보하는 것입니다. 추출된 줄기세포는 성장인자를 분비해 이식된 조직에 혈관을 새로 만들도록 돕고, 주변 세포의 재생 능력을 높이는 역할도 합니다. 가슴성형뿐만 아니라 얼굴 지방이식, 흉터 개선, 연골재생 등 다른 분야로도 응용 범위가 넓어지고 있습니다.

미국이나 유럽 등 일부 지역에서는 이러한 줄기세포 추출 과정을 어떻게 규제·허가해야 할지 논의가 계속되고 있습니다. 줄기세포를 별도로 배양하거나 크게 조작하는 단계는 의료기기 혹은 의약품에 가까운 규정을 적용해야 한다는 견해도 있기 때문입니다. 그럼에도 허술하지 않은 관리와 임상 근거가 쌓인다면 지방 유래 줄기세포는 미래의 의학·미용산업에서 더욱 큰 비중을 차지할 것으로 기대를 모으고 있습니다.

[높은 생착률을 뒷받침하는 과학적 근거]

줄기세포 가슴성형에서 흔히 언급되는 높은 생착률은 다수의 임상연구를 통해 뒷받침되고 있습니다. 초기에는 줄기세포를 이용한 지방이식이 다소 실험적이라는 시각도 있었으나, 일본과 한국을 비롯한 아시아 국가에서 축적된 데이터가 긍정적인 결과를 제시하면서 관심이 크게 늘어났습니다. 특히 지방이식 후 6개월이 지났을 때 일정 수준 이상의 볼륨이 유지되는지를 관찰하는 연구에서 단순 지방이식 대비 줄기세포 보강 지방이식의 유지율이 훨씬 높다는 사실이 여러 차례 보고되었습니다. 지방세포가 혈액공급을 받을 수 있도록 미세하게 분산 주입하는 수술 기법이 더 정교해지면서 생착률 상승 폭도 함께 커지고 있습니다. 이러한 개선은 환자들이 가슴성형 후 만족도를 결정하는 핵심 요인이 되므로, 임상의와 연구자들은 줄기세포를 어떻게 분리·배양해야 가장 효과적인지, 또 어느 정도의 줄기세포 농도가 적절한지를 계속 탐구하고 있습니다. 결국 줄기세포 기술의 발전이 곧 가슴성형의 완성도를 높이는 지름길이라 해도 과언이 아닙니다.

[미래를 여는 줄기세포, 성형의 새로운 지평]

줄기세포와 지방이식의 결합이 현재도 대중화의 길로 나아가고 있지만, 미래에는 이 분야가 더욱 놀라운 형태로 진화할 것으로 기대됩니다. 이미 일부 연구기관에서는 3D 바이오프린팅을 통해 환자의 신체조직에 꼭 맞는 스캐폴드(scaffold)를 만들고, 지방유래 줄기세포를 그 구조물 안에 주입해 스스로 가슴조직을 형성토록 하는 실험을 진행하고 있습니다. 이는 가슴성형의 개념을 뛰어넘어, 망가진 조직을 재건하거나 기능을 회복할 수 있는 재생의학적 해법으로도 확장될 전망입니다. 내 몸이 가진 자연 치유력을 보다 극대화하는 방향으로 의료기술이 발전한다면 수술에 대한 불안감은 줄어들고 만족도는 더욱 높아질 가능성이 큽니다. 환자들의 체형과 건강 상태, 생활 습관 등을 종합적으로 고려하는 맞춤형 수술도 정착될 것이며, 그것이 바로 줄기세포 기술의 궁극적인 방향일 것입니다.

줄기세포 가슴성형은 단순히 아름다움을 창조하는 수술이 아니라, 인체가 가진 재생 능력을 보다 적극적으로 활용한다는 점에서 재생의학의 핵심 정신과 맞닿아 있습니다. 지방조직이 가진 특유의 부드러움과 유연성을 살려, 수술을 받은 후에도 자연스럽고 균형 잡힌 모습으로 가꿀 수 있기 때문입니다. 줄기세포 기술이 가슴성형 분야에 접목되고 빠르게 발전하고 있다는 사실은 우리가 미래의 성형수술을 바라보는 시야를 한층 넓혀주고 있습니다. 무엇보다 내 몸의 세포가 스스로를 재생하고 유지해나가는 과정을 지켜보게 될 때, 인간의 몸은 끊임없이 진화하는 존재임을 새삼 체감하게 됩니다. 이는 건강과 아름다움을 모두 놓치지 않으려는 시대적 요구와도 맥이 닿아 있으며, 앞으로 줄기세포가 펼쳐갈 새로운 지평이 더욱 기대되는 이유이기도 합니다.

[인터뷰]
줄기세포로 완성하는 아름다움, 가슴성형의 새로운 기준

보형물에서 벗어나 찾은 새로운 해법, 줄기세포 가슴성형

최근 들어 가슴성형의 패러다임이 빠르게 바뀌고 있습니다. 과거에는 보형물을 삽입해 단시간에 볼륨을 키우는 방식이 주였다면 요즘은 자연스럽고 건강한 아름다움을 추구하는 흐름이 뚜렷해졌습니다. 이러한 배경에서 몸 자체의 재생력을 활용하는 줄기세포 가슴성형이 '보다 안전하고 자연스러운' 대안으로 떠오르고 있습니다. 지방유래 줄기세포가 보형물의 한계를 보완하는 효과적 기술이라는 점이 알려지면서 예전부터 보형물 수술에 부담을 느꼈던 사람들에게도 큰 호응을 얻고 있는 겁니다.

K-뷰티의 새로운 전진, 재생의학과 만나 시너지를 내다

전 세계적으로 K-뷰티가 주목받으며, 한국의 섬세하고 정교한 미용 수술도 글로벌 무대에서 명성을 높여가고 있습니다. 가슴성형 역시 예외가 아니어서 한국의 성형외과들은 줄기세포 활용과 같은 재생의학적 접근을 빠르게 도입해 기술력을 쌓아 왔습니다. 이는 이물질 삽입이 아닌 자가조직을 사용함으로써, 미용과 안전을 동시에 실현한다는 점에서 다른 나라의 의료진에게도 관심을 끌고 있습니다. 특히 실리콘 보형물로 인한 피막구축이나 재수술에 대한 우려가 커지는 와중에 줄기세포 가슴성형은 자연스러운 촉감과 반영구적인 유지력으로 새로운 전성기를 맞이하고 있습니다.

맞춤형 재생술의 핵심, SC301의원 신동진 원장 인터뷰

이번 인터뷰에서는 줄기세포 가슴성형을 국내에서 활발히 시행해온 SC301의원의 신동진 원장을 만나 최신 수술 트렌드와 실제 임상 경험을 생생하게 들어봅니다. 줄기세포 가슴성형이 기존 방식과 어떻게 다른지, 보형물 수술에서 벗어나고 싶어 하는 고객들에게 왜 대안이 되는지, 그리고 재생의학에 대한 원장님의 철학과 연구 방향을 듣는 과정은 향후 가슴성형을 고민하는 독자들에게도 유익한 인사이트를 줄 것입니다. 자연 치유력이 만드는 건강하고 아름다운 결과물을 목표로, 줄기세포 가슴성형이 개척해 나가는 새로운 길을 함께 살펴보겠습니다.

가슴성형 수술 중에서도 줄기세포 기술에 주목하게 된 이유는 무엇인가요?

오랫동안 보형물 가슴성형을 비롯해 여러 방법을 고민하면서 인체가 스스로 가진 재생능력을 최대한 활용해보고 싶다는 생각을 했습니다.

보형물 삽입술은 즉각적인 볼륨을 얻을 수 있지만, 이물 반응이나 구형구축 등의 단점이 존재합니다. 이에 반해 줄기세포는 몸속의 지방조직과 결합할 때 자연스럽고 안정적인 결과를 만들어냅니다. 제 고객들 중에서도 "정말 수술한 건지 모르겠다"는 반응이 들릴 정도로 자연스러운 촉감과 모양을 원하시는 분들이 많았습니다. 이런 고객들의 니즈와 재생의학 분야의 발전이 맞물리면서 줄기세포 가슴성형에 특별히 주목하게 되었습니다.

지금까지 진행한 줄기세포 가슴성형 사례 중 가장 기억에 남는 사례가 있다면 소개해주세요.

가장 인상적이었던 분은 출산과 수유 후 급격히 처진 가슴 탓에 스트레스를 심하게 받던 환자분이었습니다. 한편으로는 보형물 삽입이 부담스러워 망설이셨지만, 줄기세포 가슴성형으로 자연스럽게 볼륨과 탄력을 회복하고 싶어 하셨습니다. 수술 후 6개월쯤 지났을 때 촉감과 모양이 정말 부드럽게 자리를 잡아 본인도 전혀 이물감 없이 '내 원래 가슴이 돌아왔다'고 느끼셨습니다. 그 환자분께서 자신감을 회복하셨다는 소식을 들었을 때 저 역시 큰 보람을 느꼈습니다.

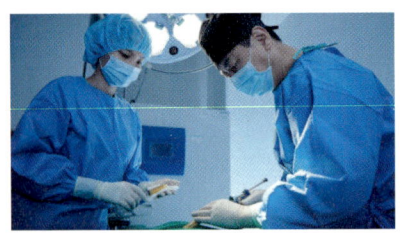 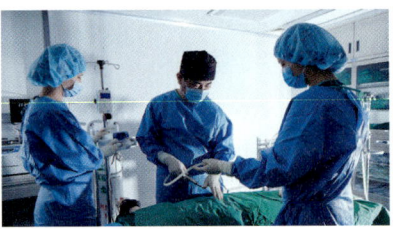

신동진 원장이 줄기세포 가슴성형술을 집도하고 있다.

줄기세포를 활용한 가슴성형은 기존 보형물 방식과 자가 지방 이식과 비교했을 때 어떤 점이 가장 큰 차별화 요소인가요?

일반 자가지방 이식만으로는 생착률이 들쑥날쑥하고, 한 번에 많은 지방을 주입하기 어렵다는 단점이 있었습니다. 보형물 삽입술은 즉각 큰 볼륨을 낼 수 있지만, 이물 반응이나 재수술 부담이 뒤따르기도 합니다. 줄기세포 가슴성형은 이 둘의 장점을 좀 더 균형 있게 조합한 방식이라고 생각합니다. 자가조직을 사용하니 거부반응이 없으며 동시에 줄기세포가 지방조직에 혈관을 잘 형성하도록 도와 생착률을 높입니다. 자연스러우면서도 안정적인 볼륨 유지가 가능하다는 점이 가장 큰 차별화 요소입니다.

줄기세포를 활용한 지방 생착률 향상 과정은 어떻게 이루어지나요?

핵심은 지방유래 줄기세포(SVF)의 혈관신생 능력에 있습니다. 지방을 흡입한 뒤 원심분리나 특수 장비를 통해 줄기세포를 추출하고, 이를 이식에 필요한 지방과 다시 섞어 주입합니다. 이때 줄기세포가 조직 재생을 촉진하는 성장인자 등을 분비해 새로운 혈관이 생성되는데, 바로 이 과정이 지방세포가 생착하는 데 결정적 역할을 합니다. 수술 시에도 지방이 뭉치지 않도록 여러 층에 분산 주입함으로써 혈액 공급이 균일하게 이루어지도록 돕고 있습니다.

고객들이 줄기세포 가슴성형을 선택할 때 가장 주목하는 장점은 무엇인가요?

가장 많이 말씀하시는 부분은 자연스럽다는 점입니다. 보형물 특유의 딱딱함이나 이물감이 없고, 수술 직후에도 일상으로 비교적 빠르게 복귀가 가능합니다. 또 내 몸의 지방을 활용하기 때문에 체형 교정까지 동시에 이뤄진다는 이점도 있습니다. 부가적으로, 보형물 삽입으로 인한 피막 구축이나 파열 등 위험 요소가 없다는 점도 큰 장점입니다.

줄기세포 가슴성형 분야에서도 트렌드의 변화가 있었나요?

처음에는 줄기세포를 '얼마나 많이, 어떻게 효율적으로 추출할 것인가'가 화두였습니다. 요즘은 줄기세포의 질적 향상과 주입 방식의 정교화에 집중하는 경향이 있습니다. 예전에는 회복 기간이나 부작용 관리에 대한 기준이 병원마다 달랐지만, 지금은 임상 데이터가 쌓이면서 보다 체계적이고 표준화된 프로토콜이 확립되고 있습니다. 또 실제 줄기세포 함유량을 확인해 가면서 수술에 반영하는 맞춤형 접근도 시도 중입니다.

하이브리드 가슴성형(보형물과 자가 지방 결합)은 어떻게 생각하시나요?

보형물이 주는 즉각적인 볼륨 확대와 줄기세포 지방이식이 주는 자연스러운 촉감을 동시에 누리고 싶어 하는 분들에게는 매력적인 선택지가 될 수 있다고 봅니다. 특히 이전에 보형물 수술을 받았는데 가장자리나 윗볼륨이 부자연스럽다고 느끼는 분들이 지방이식으로 부드럽게 보완하는 경우도 있습니다. 다만 수술 과정이 더 복잡해지므로, 반드시 숙련된 전문가와 상담하셔야 합니다.

줄기세포와 관련된 최신 연구나 기술 발전 중 주목할 만한 것이 있다면?

3D 바이오프린팅 기술과의 융합이나 생분해성 임플란트에 줄기세포를 주입해 몸 안에서 자연스럽게 재생시키는 시도 등 여러 가지가 시도되고 있습니다. 아직 연구 단계이긴 하지만, 향후에는 보형물을 넣지 않고도 특정 형상을 유지해 줄 수 있는 바이오 스캐폴드가 개발될 가능성이 있습니다. 재생의학의 발전 속도를 보면, 몇 년 뒤에는 지금보다 훨씬 놀라운 방식들이 임상에 도입될 것이라고 예상합니다.

줄기세포 가슴성형은 어떤 고객에게 가장 적합한가요?

보형물 삽입에 거부감이 크거나 기존 보형물로 인한 불편이나 문제를 경험한 분들에게 추천합니다. 또 아예 수술 티가 안 났으면 좋겠다는 분, 출산이나 체중 변화로 인해 자연스럽게 볼륨을 되찾고 싶은 분들도 좋은 후보가 됩니다. 하지만 무리하게 큰 사이즈를 원하시는 경우에는 상담을 통해 단계적 접근이 필요합니다.

수술 전 고객의 체형이나 상태를 분석하는 과정은 어떻게 이루어지나요?

기본적으로 체지방 분포와 피부 탄력도를 확인하고, 얼마나 많은 지방을 흡입할 수 있는지 파악합니다. 유방조직의 상태와 탄력, 흉곽 구조 등도 중요한 요소입니다. 최근에는 3D 스캐너나 초음파 기기를 활용해 지방이식 후 변화를 시뮬레이션하거나 유방조직의 두께·형태를 정밀 분석하기도 합니다. 이는 수술 후 결과를 좀 더 예측 가능하게 만들어줍니다.

수술 후 관리와 회복 기간 동안 고객이 주의해야 할 점은 무엇인가요?

지방이 안정적으로 생착하려면 최소 3~4주 정도는 과격한 운동이나 가슴 부위를 직접 압박하거나 마사지하는 행동도 제한해주시는 편이 좋습니다. 흡연은 혈관생성을 방해할 수 있으므로 반드시 피하는 것이 권장됩니다. 수술 직후에는 충분한 휴식과 지방생착을 위한 영양분 공급을 해주시는 것이 중요합니다.

줄기세포 가슴성형을 선택할 때 고객들이 가장 걱정하거나 궁금해하는 점은 무엇인가요?

아무래도 정말 안전한지, 얼마나 오래 유지되는지에 대한 걱정이 큽니다. 줄기세포 기술을 적용한다 해도 지방이 일부 흡수될 수 있고, 부작용 가능성도 전혀 없다고는 말씀드릴 수 없습니다. 하지만 숙련된 수술팀과 체계적인 사후관리가 이뤄지면 큰 문제 없이 높은 유지율을 기대할 수 있습니다. 또 지방생착률은 개인 차가 있으므로, 수술 전 환자의 체질과 생활습관도 함께 고려해야 합니다.

젊은 층(2030)과 중장년층(4050)의 가슴성형 니즈는 어떻게 다르다고 보시나요?

젊은 분들은 주로 볼륨 업 자체를 기대하는 경우가 많고, 기왕이면 자연스러우면서도 티 나지 않게라는 바람을 갖고 있습니다. 반면 중장년층은 볼륨보다도 처짐 교정이나 탄력 회복에 더 초점을 두는 편입니다. 줄기세포 가슴성형은 이런 두 가지 요구에 모두 대응할 수 있는 장점이 있습니다. 볼륨을 어느 정도 키우면서도 탄력을 개선해주는 방향으로 수술 플랜을 세우기 때문입니다.

남성 고객도 가슴성형을 하는 경우가 있나요?

최근에는 체형 교정을 목적으로, 특히 여성형 유방증(남성에게 과도한 유방조직 발달) 개선 후 가슴을 매끈하게 다듬고 싶어 하는 남성분들이 찾아오기도 합니다. 남성분들의 경우 여성과 같은 방식으로 볼륨을 키우기보다는 체지방 제거나 흉부라인 정리에 초점을 맞춥니다. 간혹 체형 균형을 맞추려고 최소한의 지방이식을 고려하는 사례도 있는데, 빈도는 많지 않습니다.

지방 흡입이 필요한 경우, 지방량이 부족한 고객도 줄기세포 가슴성형이 가능한가요?

체질적으로 매우 마르신 분들은 한 번에 충분한 지방을 흡입하기 어려울 수 있습니다. 이런 경우에는 수술 목표치를 조정하거나 피하지방을 늘린 후 수술을 고려하는 방법밖에는 없습니다. 제일 중요한 것은 안전한 범위 내에서 지방을 흡입하고 주입해야 한다는 점입니다. 무리하게 많은 양을 넣으면 괴사나 석회화 위험이 올라가기 때문에, 환자 상태에 맞는 계획을 세우는 것이 필수입니다.

고객의 기대와 현실적인 결과가 다를 때, 이를 어떻게 조율하시나요?

상담 초기 단계에서 '어느 정도 사이즈와 모습이 가능한지'를 분명히 설명드리는 편입니다. 줄기세포 가슴성형이라도 본인의 신체조건에 따라 제한이 있을 수밖에 없고, 생착률 편차가 존재한다는 사실을 알려드립니다. 환자분이 '한 번에 세 컵 이상 올리고 싶다'고 원하셔도, 안전하고 자연스럽게 가능한 범위를 제시함으로써 현실적인 기대치를 잡아드리는 것이 중요하다고 생각합니다.

줄기세포 가슴성형을 시행하며 가장 중요하게 여기는 철학이나 원칙은 무엇인가요?

첫째도 안전, 둘째도 안전입니다. 수술은 예쁘게 만들어드리는 것도 중요하지만, 그 결과가 오랫동안 건강하게 유지되어야 진정한 의미가 있다고 봅니다. 줄기세포는 대단히 혁신적인 기술이지만, 잘못 다루거나 과잉 수술하면 오히려 역효과가 날 수도 있습니다. 그래서 항상 환자의 상태와 목표를 맞추면서 몸이 감당할 수 있는 수준 안에서 최적의 해법을 찾으려 노력하고 있습니다.

가슴성형의 트렌드가 앞으로 어떻게 변화할 것으로 예상하시나요?

앞으로는 인공적인 것보다 자연스러운 것을 더 선호하는 흐름이 계속될 것으로 봅니다. 이미 보형물에 대한 거부감이 커지는 추세이며, 줄기세포와 같은 재생의학적 기술이 이를 대체해나갈 가능성이 높습니다. 특히 환자 맞춤형 수술이 더욱 세분화되고, 연구가 축적됨에 따라 수술 안전성과 생착률도 한층 높아질 것으로 기대합니다.

줄기세포 기술이 가슴성형 외 또다른 영역에 특화된 것이 있다면 소개해 주세요.

이미 얼굴 지방이식, 흉터 치료, 모발 이식, 상처 재생 분야에서 줄기세포가 폭넓게 사용되고 있습니다. 간혹 무릎연골 손상이나 관절 질환 환자에게도 줄기세포 치료가 적용되고 있는데, 아직은 연구 단계가 많지만 결과가 고무적이라는 보고가 있습니다. 결국 줄기세포는 단순히 미용성형을 넘어서, 전체적인 신체 재생과 건강 유지라는 범주로 확장되고 있는 중이라고 생각합니다.

CURRICULUM VITAE

박영민 / Park YoungMin M.D., PhD
외과 전문의

1. 경력 및 이력
- 에이스타의원 대표원장

- 이화여자대학교 의과대학 졸업
- 이화여자대학교 외과전문의
- 이화여자대학교 외과학교실
- 대한외과학회 정회원
- 대한비만학회 정회원
- 대한레이저피부모발학회 정회원

2. 진료철학
'현재에 최선을 다하는 것'을 가장 중요한 진료 철학으로 삼고 있습니다. 아름다움이란 순간적인 완성이 아니라 꾸준한 관심과 노력을 통해 만들어지는 것이며, 인생의 모든 단계에서 우아하고 건강하게 나이 드는 것이 궁극적인 목표입니다. 현재의 최선을 다해 세월을 이겨내는 아름다움을 추구하며, 이를 통해 환자분들이 자신감을 가지고 품위 있는 삶을 이어가도록 돕겠습니다.

- 홈페이지: https://astarps.com/
- 인스타그램: https://www.instagram.com/astar_ps
- 유튜브(닥터햇살): www.youtube.com/@astarclinic
- 카카오톡채널: @에이스타의원

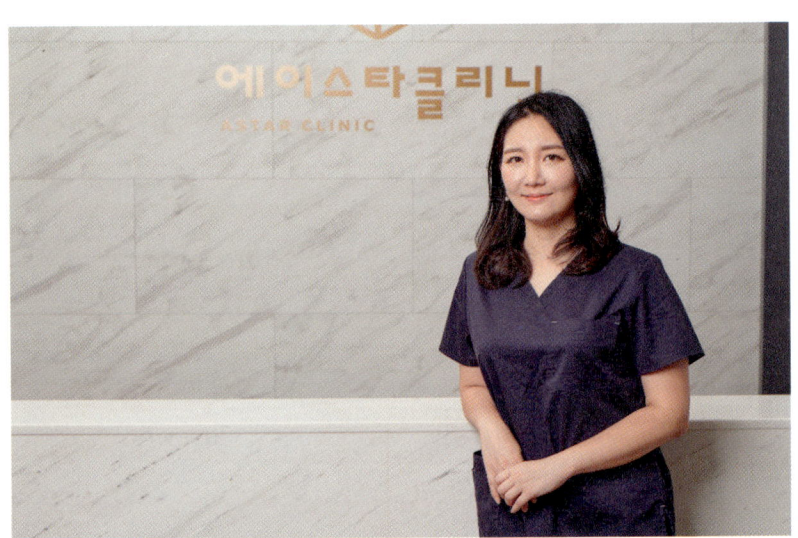

에이스타클리닉 박영민 원장

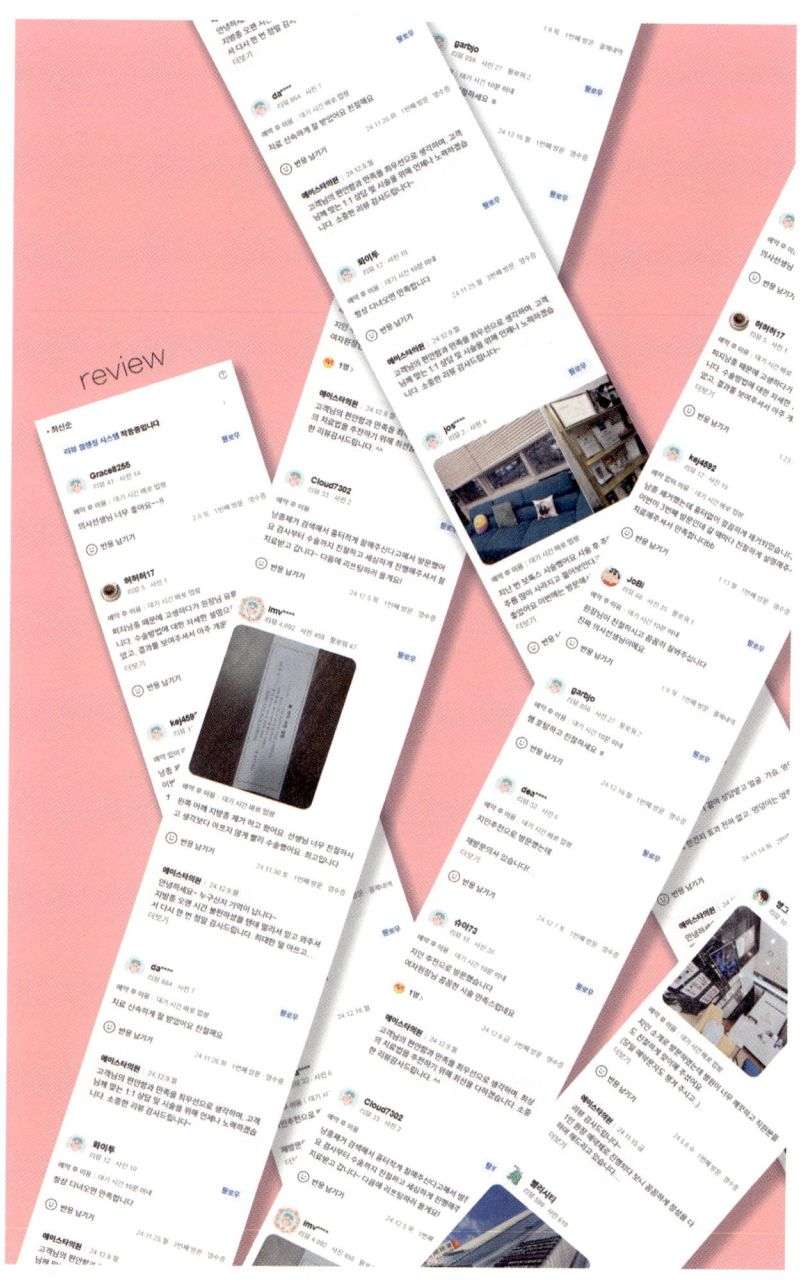

지방흡입, 체형의 균형을 되찾다

지방흡입술을 받는 고객층은 과거와 비교해 봤을 때 크게 변화해왔습니다. 이는 현대인의 체형 관리에 대한 인식 변화와 라이프스타일의 영향으로 인한 변화로 분석됩니다. 에이스타클리닉 박영민 원장은 지난 2019년부터 현재까지의 고객 데이터를 바탕으로, 지방흡입 고객층의 경향성과 요구를 면밀히 분석해왔습니다. 이를 통해 발견된 주요 특징은 고객의 나이, 성별, 주요 수술 부위, 그리고 사회적 배경의 영향을 종합적으로 이해하는 데 중요한 단서를 제공합니다.

먼저, 주요 고객층의 나이는 40~50대 중장년층으로, 과거 20~30대 젊은 여성 중심이던 지방흡입 시장이 보다 성숙한 연령대로 확장된 점이 두드러집니다. 과거 눈코 등 수술을 했던 사람들이 나이가 들면서 성형수술에 대한 거부도가 조금 더 낮아진 것으로도 판단됩니다. 이 연령대의 고객들은 체중 증가와 노화로 인한 체형 변화로 고민하며, 특히 복부와 허리 지방에 대한 관심이 높습니다. 남성 고객의 경우 복부 지방흡입이 90%를 차지할 정도로 복부가 주된 고민 사항이었고, 일부는 가슴 지방이식까지 포함한 전반적인 체형 교정을 요구하는 사례도 많았습니다. 여성 고객은 출산 후 복부 처짐이나 엉덩이와 허벅지 부위의 지방 증가를 주요한 고민으로 꼽으며, 종종 지방흡입과 지방이식을 병행해 이상적인 체형을 설계하고자 했습니다.

또한, 지방흡입의 세부 부위에 대한 수요도 세분화되고 있습니다. 예를 들어, 팔 지방흡입의 경우 단순히 팔의 윤곽만 정리하는 것이 아니라, 팔과 등 부위를 통합적으로 관리해 자연스러운 라인을 만드는 것이 중요해졌습니다. 이는 단순한 지방 제거가 아닌 체형의 전체적인 조화를 추구하는 고객의 요구를 반영한 결과입니다. 특히, 20~30대 고객을 타깃으로 하는 병원에서는 팔과 등 부위의 연계성을 간과하는 경우가 많아, 재수술을 요청하는 사례도 증가하고 있습니다.

흥미로운 점은 지방흡입술에 대한 접근성이 높아졌다는 점입니다. 과거 지방흡입은 비용과 회복 기간의 부담으로 인해 일부 고소득층만이 선택하는 수술로 여겨졌지만, 이제는 다양한 계층에서 비교적 손쉽게 접근할 수 있는 체형 관리 방법으로 자리 잡았습니다. 이는 의료 기술의 발전과 함께, 사회적 인식 변화와 미용 목적을 넘어선 건강 개선의 중요성을 강조하는 경향에서 비롯된 것으로 보입니다.

박영민 원장은 이러한 변화를 분석하며, 고객의 니즈와 기대치를 정확히 이해하고 이를 만족시키는 맞춤형 접근이 지방흡입 수술의 성공을 좌우한다고 강조합니다. 고객층의 확대와 세분화된 요구는 수술 방식의 발전뿐만 아니라, 의료진의 커뮤니케이션 능력과 체형 분석 능력을 더욱 중요하게 만들고 있습니다. 이러한 분석을 통해 지방흡입술은 단순한 지방 제거에서 체형 조각술로 진화하며, 고객의 삶에 긍정적인 변화를 가져오는 강력한 도구로 자리 잡고 있습니다.

사례 1: 40대 여성, 복부 지방흡입과 체형 교정

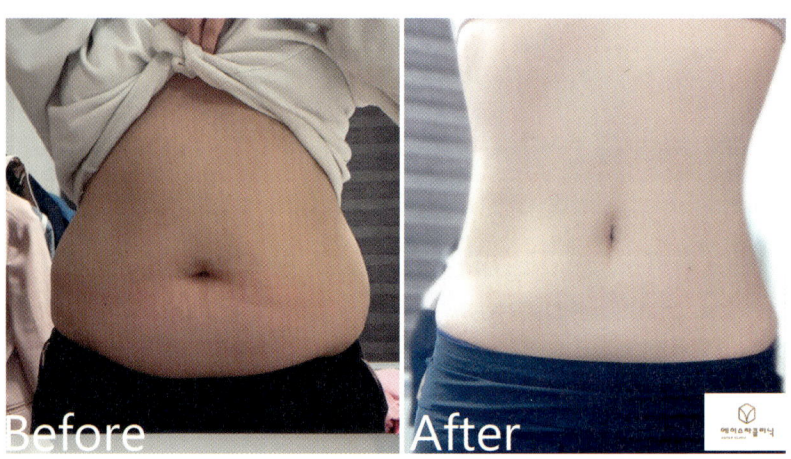

[고객 고민]

40대 여성 정혜 씨(가명)는 두 차례의 출산 후 복부 탄력을 완전히 잃은 상태로 병원을 찾았습니다. 아랫배는 탄력을 잃고 아래로 처져 있어 옷을 입을 때마다 배 부분이 불편하게 도드라져 스트레스를 받았고, 눈에 띄는 튼살과 셀룰라이트는 그녀의 자신감을 떨어뜨리는 주요 요인이었습니다.

정혜 씨는 이미 복부 성형술로 유명한 병원을 방문해 상담을 받은 경험이 있었습니다. 상담 결과, 복부 성형술을 통해 복부 처짐과 튼살을 해결할 수 있다는 설명을 들었지만, 예상보다 큰 흉터와 복부 성형술은 지방흡입을 포함하지 않아서 다시 복부 지방흡입을 받아야 한다는 점이 부담스러웠습니다. 특히 허리와 측면 복부의 불균형적인 지방 문제를 해결하기 어렵다는 점은 수술 결정에 있어 큰 걸림돌이 되었습니다. 이로 인해 정혜 씨는 오랜 시간 고민만 하다 지방흡입 전문 병원을 방문하게 되었습니다.

[전문가 진단]

정혜 씨의 상태를 분석한 결과, 복부 성형술 대신 360도 지방흡입이 더 적합하다는 결론이 나왔습니다. 복부 성형술은 처진 피부를 절개해 제거하는 방식으로 큰 흉터를 남길 가능성이 크며, 조직 유착으로 인해 이후 지방흡입을 진행할 경우 고르게 지방을 제거하기 어려워질 수 있습니다. 에이스타클리닉에서는 "복부 성형술 후 지방흡입을 진행하면 수술 난이도가 상승할 뿐 아니라, 조직 유착으로 인해 원하는 결과를 얻기 힘들다"고 설명했습니다.

또한, 출산을 경험한 환자의 경우 복막과 근막이 약해지고, 복부 근육과 주변 조직이 늘어난 상태일 가능성이 높습니다. 이러한 내부적 변화는 지방흡입을 단순히 지방 제거의 차원이 아니라, 조직의 균형을 회복하는 체형 교정 과정으로 접근해야 함을 시사합니다. 외부적으로는 튼살과 셀룰라이트가 복합적으로 발달해 있어 단순히 지방을 흡입하는 것만으로는 매끄럽고 자연스러운 결과를 기대하기 어렵습니다.

[수술 과정: 360도 지방흡입]

정혜 씨의 경우, 복부와 허리를 아우르는 360도 지방흡입이 최적의 선택으로 판단되었습니다. 이 방식은 복부 중심부뿐 아니라 허리와 옆구리 부위를 포함해 몸 전체의 라인을 고려한 체형 교정술로, 단순히 지방 제거를 넘어 균형 잡힌 체형을 설계하는 데 중점을 둡니다. 수술 과정은 다음과 같이 구성되었습니다.

1. 복부와 허리 전체의 지방층 정밀 분석
수술 전 초음파와 CT 등을 활용해 지방층의 두께와 분포를 정밀하게 분석했습니다. 이를 통해 지방 제거시 필요한 최소한의 흡입량과 제거 방향을 사전에 설계했습니다.

2. 균형 잡힌 지방 제거 기술 적용

복부의 튼살 부위와 셀룰라이트가 심한 부위를 고려해 캐뉼라 삽입 방향을 다각도로 조정했습니다. 특히 복부 아랫부분은 조직 생성 기전을 활용해 지방 제거와 함께 조직이 점차 수축하도록 설계되었습니다. 이 과정은 복부와 허리의 전체적인 윤곽을 매끄럽게 만들기 위한 핵심 단계로, 조직의 자연적인 재생 능력을 극대화하도록 설계되었습니다.

3. 수술 후 변화 과정 고려

수술 직후 아랫복부는 골반 아래로 약간 처져 보일 수 있으나, 조직 회복 기전을 통해 시간이 지나면서 자연스럽게 상부로 당겨지며 균형을 잡게 됩니다. 이 과정을 통해 수술 후 6개월에 걸쳐 복부와 허리 라인이 점차 완성됩니다.

[후관리 및 추가적인 관리 계획]

360도 지방흡입은 수술 결과를 극대화하기 위해 정교한 후관리가 반드시 동반되어야 합니다. 정혜 씨에게 다음과 같은 후관리 계획을 제시했습니다.

1. 의료용 고주파 치료

조직 평탄화를 돕고 셀룰라이트를 감소시키기 위해 의료용 고주파 치료를 꾸준히 진행했습니다. 의료용은 홈케어 기기보다 고주파 파장이 깊고 강하게 작용해 조직 수축 효과를 극대화합니다.

2. 광선 치료 병행

복부 조직의 미세 순환을 개선하고 셀룰라이트를 완화하기 위해 고성능 광선 치료를 병행했습니다. 이는 지방흡입 후 피부의 탄력 개선에도 긍정적인 영향을 미쳤습니다.

3. 레이저 리프팅 및 실리프팅

수술 후에도 아랫복부의 탄력 개선이 더 필요할 경우, 추가적인 레이저 리프팅이나 코그실을 이용한 실리프팅을 통해 최적의 결과를 유지할 수 있도록 제안했습니다.

[결과 및 만족도]

수술 후 6개월이 지난 시점에서 정혜 씨는 놀라운 변화를 경험했습니다. 복부와 허리의 라인이 뚜렷해졌고, 처진 아랫배는 시간이 지나면서 자연스럽게 밀착되어 복부와 골반 라인이 매끄럽게 연결되었습니다. 옷을 입었을 때 도드라지던 부분이 사라지면서 정혜 씨는 예전보다 더 자신감 있는 생활을 할 수 있게 되었습니다.

이 사례는 지방흡입이 단순히 지방을 제거하는 것이 아니라, 체형을 종합적으로 분석하고 맞춤형으로 설계해야 성공적인 결과를 얻을 수 있음을 보여줍니다. 전문적인 기술과 정교한 후관리가 동반될 때, 지방흡입은 고객의 삶에 긍정적인 변화를 가져오는 강력한 도구가 될 수 있습니다.

사례 2: 40대 남성, 복부 지방흡입과 건강한 체형 복원

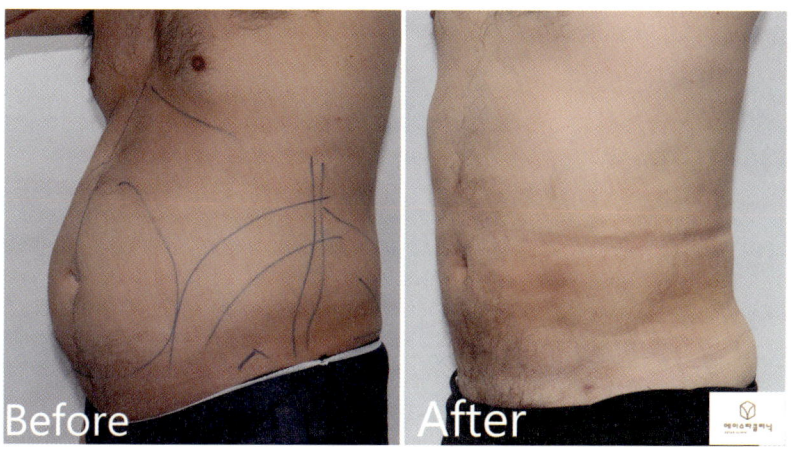

[고객 고민]

40대 초반의 직장인 김현수 씨(가명)는 20대와 30대 초반까지는 비교적 체형 관리가 수월했다고 말합니다. 운동과 식단 관리를 굳이 하지 않아도 납작한 복부를 유지해서 별다른 고민 없이 살아가던 현수 씨는, 40대에 접어들며 상황이 크게 달라졌습니다. 업무가 늘어나고 직장 회식이 잦아지면서 운동량은 자연스럽게 줄어들었고 식습관도 점점 불규칙해졌습니다.

특히 문제가 된 것은 아랫복부의 돌출이었습니다. 단순히 배가 나오는 수준을 넘어, 평소 옷을 입을 때에도 불편함을 느낄 정도로 복부가 두드러지며 점차 고민이 깊어졌습니다. 식단 조절과 운동을 시작했지만, 눈에 띄는 변화는 없었고 결국 전문가의 도움을 요청하기로 결심했습니다.

[전문가 진단]

현수 씨의 상태를 종합적으로 분석한 결과, 40대 남성에게서 흔히 나타나는 복부 비만의 구조적 변화가 관찰되었습니다. 20대와 30대 초반의 복부 비만은 주로 피하지방에 집중되어 있고, 이 시기의 피부는 비교적 탄력이 유지되어 있어 지방흡입만으로도 쉽게 결과를 얻을 수 있습니다. 그러나 40대 이후부터는 다음과 같은 특성이 나타나기 시작합니다.

1. 피부 탄력과 두께 감소
나이가 들면서 복부 피부의 탄력이 감소하고 두께가 얇아져 지방 제거 후에도 피부가 매끄럽게 수축되지 않을 가능성이 높아집니다.

2. 내장 지방의 발달
40대 남성의 복부 비만은 피하지방뿐 아니라 내장 지방이 점차 증가하며, 이는 복부 돌출의 주요 원인이 됩니다. 단순히 지방흡입만으로는 해결이 어렵기 때문에 내장 지방 관리도 병행해야 합니다.

3. 복부 비만의 위치 변화

현수 씨의 경우와 같이 아랫복부에 지방이 집중되는 경우, 치골 부근까지 지방흡입을 포함시켜 복부의 전체적인 윤곽을 잡아야 합니다. 이 과정에서 복부의 중앙선을 따라 복근의 라인을 드러내는 방식으로 접근해야 결과가 더욱 자연스럽고 효과적입니다.

수술 전 BMI 분석과 초음파를 활용한 지방층 평가를 통해, 김 씨에게 복부 및 허리 360도 지방흡입을 제안했습니다. 이는 복부 전반과 허리 주변부를 포함하여 몸 전체의 윤곽을 개선하는 방식으로, 남성 고객들에게 특히 효과적인 체형 교정 방법으로 꼽힙니다.

[수술 과정: 복부 + 허리 360도 지방흡입]

현수 씨의 수술은 복부와 허리를 아우르는 360도 지방흡입으로 진행되었습니다. 남성의 경우, 지방흡입 시 복근 라인을 드러내는 디테일한 작업이 중요하며, 이는 자연스럽고 건강한 몸매를 만드는 핵심 요소입니다. 수술 과정은 다음과 같이 계획되었습니다.

1. 복부와 허리 지방 제거

아랫복부와 허리를 포함한 전반적인 지방층을 정밀하게 제거했습니다. 특히 치골 부근까지 지방흡입을 진행해 아랫배의 돌출 문제를 효과적으로 해결하면서 남성 특유의 라인을 강조했습니다.

2. 복근 라인 형성

복부 중앙선을 따라 지방층을 섬세하게 제거해 복근 윤곽이 자연스럽게 드러나도록 했습니다. 이는 남성 고객이 선호하는 강인하고 건강한 이미지를 구축하는 데 중요한 과정입니다.

3. 피부 수축을 고려한 접근법

피부 탄력이 감소된 상태를 고려해 지방 제거 시 피부가 자연스럽게 수축될 수 있도록 캐뉼라 삽입 방향과 각도를 정밀히 조정했습니다.

[후관리 및 내장 지방 관리의 중요성]

수술 후 관리의 방향은 단순히 지방흡입의 결과를 유지하는 것을 넘어 내장 지방 관리와 운동을 통해 체형을 더욱 개선하는 데 중점을 두었습니다.

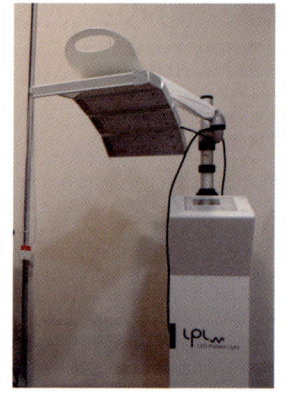

1. 엔더몰로지 및 광선 치료

피부 표면의 탄력을 회복하고 셀룰라이트를 감소시키기 위해 엔더몰로지와 광선 치료를 병행했습니다. 이 두 가지 치료는 지방흡입 후 피부의 매끄러운 수축을 돕고, 복부 라인을 더욱 돋보이게 만듭니다.

[더 알아보기] 엔더몰로지(Endermologie)

　엔더몰로지는 프랑스에서 개발된 비침습적 시술로, 피부와 피하 조직을 자극하여 셀룰라이트를 개선하고 피부 탄력을 회복시키는 데 효과적인 기술입니다. 이 시술은 롤러와 흡입 장치로 구성된 기기를 사용해 피부와 지방층을 부드럽게 당기고 풀어주는 방식으로 진행됩니다. 이 과정을 통해 혈액 순환과 림프 순환이 촉진되며, 지방세포가 자극을 받아 분해되고, 콜라겐과 엘라스틴 합성이 증가하여 피부가 보다 매끄럽고 탄력 있게 변화합니다. 특히 지방 제거뿐만 아니라, 조직 내 노폐물 배출을 돕는 효과도 있어 체형을 교정하고 건강을 증진시키는 데에도 유용합니다.

　엔더몰로지는 셀룰라이트 감소, 피부 탄력 강화, 그리고 지방층의 크기 감소에 효과적이며, 복부, 허벅지, 엉덩이 등 주로 고민이 많은 부위에 사용됩니다. 또한 지방흡입 후 회복 과정에서 발생할 수 있는 부종과 조직 뭉침을 완화하고, 피부 표면을 더욱 매끄럽게 만드는 데 자주 활용됩니다. 건강한 체형을 유지하는 데에도 도움이 되는 시술입니다. 이 시술은 시술 후 별도의 회복 기간이 필요 없으며, 비교적 안전한 방식으로 체형 관리와 피부 개선을 동시에 원하는 사람들에게 적합한 선택지입니다.

2. 내장 지방 관리 프로그램

현수 씨에게는 내장 지방 감소를 위한 맞춤형 프로그램이 제공되었습니다. 이는 식단 조절과 간헐적 단식을 포함한 영양 상담, 그리고 주기적인 체성분 분석을 통해 진행되었습니다. 내장 지방을 관리하면 복부 돌출이 완화될 뿐 아니라 전반적인 건강 개선 효과를 얻을 수 있습니다.

3. 운동과 근육 생성

남성은 여성보다 근육량이 많아 수술 후 복근 생성이 비교적 빠르게 이루어집니다. 현수 씨에게 복부 강화 운동과 유산소 운동을 병행할 것을 권장하며, 이를 통해 지방흡입 결과를 더욱 오래 유지할 수 있도록 했습니다.

[결과 및 건강한 체형의 회복]

수술 후 6개월이 지난 현재, 현수 씨는 복부와 허리 라인이 뚜렷하게 드러나며 건강한 이미지를 되찾았습니다. 운동과 내장 지방 관리를 병행하며 복근이 자연스럽게 형성되었고, 이전보다 자신감 있게 옷을 입을 수 있게 되었습니다.

이 사례는 40대 남성의 복부 지방흡입이 단순히 외형 개선을 넘어 건강한 체형 복원과 밀접하게 연결되어 있음을 보여줍니다. 체계적인 진단과 수술, 그리고 맞춤형 후관리 프로그램은 지방흡입의 성공적인 결과를 보장하며, 고객의 삶에 긍정적인 변화를 가져오는 데 기여합니다.

사례 3: 30대 여성, 힙딥 교정과 허벅지 라인 개선

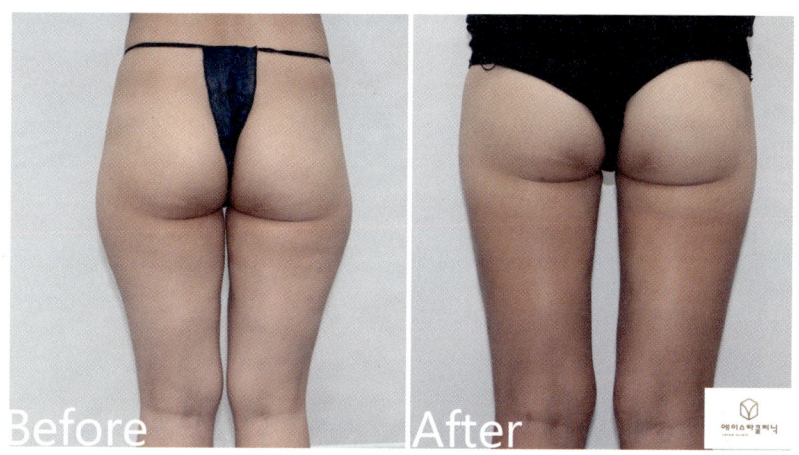

[고객 고민]

30대 후반의 윤지 씨(가명)는 최근 몇 년간 체형 변화로 큰 스트레스를 받고 있었습니다. 과거에는 허벅지와 엉덩이 라인이 탄탄해 바지나 치마를 입으면 옷태가 잘 나왔지만, 시간이 지나면서 엉덩이가 점점 납작해지고 처지기 시작했습니다. 특히, 소위 말하는 힙딥(Hip Dip) 현상으로 인해 엉덩이 옆부분이 꺼지면서 골반 라인이 부자연스러워졌습니다.

엉덩이 부피가 줄고 처지면서 하체의 무게중심이 허벅지로 쏠렸고, 허벅지에는 지방이 점점 더 쌓이는 반면, 엉덩이는 납작해지는 문제가 두드러졌습니다. 이로 인해 허리부터 허벅지까지의 라인이 불균형해졌고, 윤지 씨는 '거울 속의 모습이 내 몸 같지 않다'는 깊은 고민을 안고 병원을 찾았습니다.

[전문가 진단]

윤지 씨의 체형 변화를 분석한 결과, 힙딥과 엉덩이 처짐은 나이와 관련된 지방의 분포 변화와 깊은 연관이 있었습니다. 다음과 같은 점에 주목했습니다.

1. 지방 분포의 변화
여성의 몸은 나이가 들수록 골반 주변을 보호하기 위해 지방을 저장하는 경향이 있지만, 엉덩이 옆부분인 힙딥은 상대적으로 지방이 먼저 빠지는 부위입니다. 지방이 줄어들면서 엉덩이는 부피감을 잃고 처지게 되고, 이로 인해 엉덩이가 좁고 길어 보이는 형태로 변형됩니다.

2. 하체의 불균형
윤지씨의 경우, 허벅지에 지방이 과도하게 축적되어 하체의 전체적인 라인이 무거워 보이는 문제가 있었습니다.

3. 힙딥과 허벅지 라인의 상호 연관성
힙딥과 엉덩이 처짐은 단순히 엉덩이의 문제로 끝나는 것이 아니라 허벅지와 연결된 체형 전반의 균형을 무너뜨립니다. 따라서 단순히 지방 이식을 통해 힙딥을 채우는 방식으로는 만족스러운 결과를 얻기 어렵고, 허벅지 지방흡입과 엉덩이 지방이식을 병행하는 통합적인 접근이 필요했습니다.

[수술 과정: 허벅지 지방흡입과 엉덩이 지방이식의 통합적 접근]

윤지 씨의 문제를 해결하기 위해 허벅지 지방흡입, 엉덩이 지방흡입, 그리고 엉덩이 지방이식을 결합한 수술을 계획했습니다. 이 과정은 단순히 엉덩이를 크게 만드는 것을 넘어 체형의 전체적인 균형과 조화를 이루는 데 초점을 맞추고 있습니다.

1. 허벅지 지방흡입
허벅지의 과도한 지방을 제거함으로써 다리 라인을 일자로 곧게 조정했습니다. 허벅지 지방흡입은 엉덩이 라인과 자연스럽게 연결되도록 설계되어, 다리 길이를 시각적으로 더 길어 보이게 하는 효과를 줍니다.

2. 엉덩이 지방흡입과 길이 조정
엉덩이 전체의 부피감을 복원하기 위해 지방흡입과 지방이식을 동시에 진행했습니다. 엉덩이 지방흡입은 처진 엉덩이 아래의 불필요한 지방을 제거해 엉덩이의 길이를 시각적으로 단축시키는 효과를 주었으며, 이 과정에서 힙딥 부위의 꺼진 부분을 매끄럽게 채우기 위한 기반을 마련했습니다.

3. 엉덩이 지방이식

　허벅지와 복부에서 추출한 지방을 이용해 힙딥 부위를 채웠습니다. 지방이식은 단순히 꺼진 부분을 메우는 데 그치지 않고, 엉덩이의 볼륨을 자연스럽게 복원하여 전체적으로 풍성하고 탄력 있는 모양을 형성하는 데 중점을 두었습니다. 지방이식 시 엉덩이의 윤곽과 자연스러운 연결성을 고려해 체형의 조화와 비율을 최적화했습니다.

[후관리: 지방이식 생착률 향상을 위한 체계적 관리]

　수술 후 관리의 핵심은 지방이식의 생착률을 높이고, 엉덩이와 허벅지 라인을 더욱 안정적으로 유지하는 데 있습니다. 윤지 씨에게 다음과 같은 후관리 계획을 권장했습니다.

1. 감염 예방 및 모양 보호

　지방이식 후 초기 2~3주는 감염 관리와 엉덩이 모양 보호가 필수적입니다. 엉덩이에 무리가 가는 행동(오랜 시간 앉아 있기, 과도한 움직임 등)을 피하고, 압박복을 착용해 이식된 지방의 생착을 돕는 것이 중요합니다.

2. 고주파 및 광선 치료

　고주파 치료와 광선 치료를 병행해 피부의 탄력을 회복하고, 지방이식 부위의 모양을 더욱 매끄럽게 유지할 수 있도록 도왔습니다. 이는 지방이식 후 피부와 조직의 자연스러운 연결을 촉진해 만족도를 높이는 데 중요한 역할을 합니다.

3. 지방 생착률 관리
　지방이식의 결과는 지방이 생착하는 비율에 크게 좌우됩니다. 충분한 수분 섭취와 영양 관리를 병행하며, 지방 생착률이 안정적으로 유지되도록 정기적인 모니터링을 진행했습니다.

[결과 및 체형의 변화]

　수술 후 6개월이 지난 현재, 윤지 씨는 완전히 새로운 체형을 경험하고 있습니다. 처졌던 엉덩이는 풍성하고 탄력 있는 모양으로 복원되었으며, 힙딥 부위가 매끄럽게 채워져 골반 라인이 뚜렷해졌습니다. 허벅지 지방흡입을 통해 다리 라인도 개선되었고, 허벅지와 엉덩이의 연결이 자연스러워져 옷을 입었을 때 더 이상 체형에 대한 스트레스를 느끼지 않는다고 전했습니다.

　이 사례는 지방흡입과 지방이식을 결합한 체형 교정이 단순히 외형적인 변화를 넘어, 고객의 삶에 긍정적인 영향을 미친다는 점을 보여줍니다. 적절한 진단과 통합적인 접근이 동반될 때 지방흡입과 지방이식은 체형을 조각하는 효과적인 도구가 됩니다.

지방흡입, 단순 제거에서 체형 조각술로 진화하다

맞춤형 체형 교정, 나만의 몸매를 디자인하다

[지방흡입술의 과거와 현재]

현재 지방흡입술은 과거와 비교해 혁신적으로 발전하며, 단순히 지방을 제거하는 것을 넘어 체형을 조각하고 고객 맞춤형 솔루션을 제공하는 방식으로 진화하고 있습니다. 과거 지방흡입은 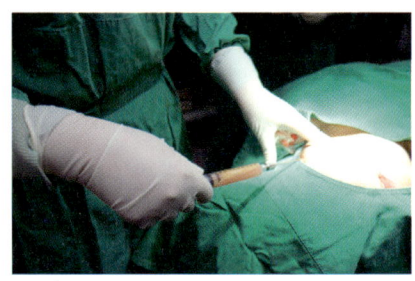 전신마취를 필요로 했으며, 수술 시간이 7~8시간에 이를 만큼 긴 과정을 요구했습니다. 당시 사용되던 기술은 위험도가 높아 지방색전증, 뇌사, 괴사, 사망 등의 부작용 확률이 현재보다 현저하게 많았습니다. 그러나 오늘날에는 최신 장비의 도입으로 이러한 한계를 극복하며 더욱 발전한 모습을 보이고 있습니다. 대표적인 장비로는 에바(EVA)와 엘사(LSSA)가 있습니다. 에바는 강력한 흡입력과 안정성을 제공하여 대량의 지방을 단시간에 제거할 수 있습니다. 반면, 엘사는 초음파 기술을 활용해 지방층을 정교하게 다듬며 자연스러운 체형을 만드는 데 뛰어난 성능을 발휘합니다.

이 두 기술은 각기 다른 장단점을 가지고 있습니다. 에바는 깊은 지방층까지 접근할 수 있지만, 과도하게 사용하면 피부 패임이나 출혈이 발생할 수 있습니다. 베이저는 표면 지방을 정교하게 제거하는 데 적합하지만, 깊은 층에는 접근이 어렵습니다. 이러한 이유로 두 장비를 병행 사용하여 시술의 안전성과 결과의 완성도를 높이고 있습니다. 이는 지방흡입이 단순한 기술적 절차가 아니라 고도의 경험과 감각이 요구되는 작업임을 보여줍니다.

[더 알아보기]

에바(EVA, Electronic Vacuum-Assisted Liposuction)

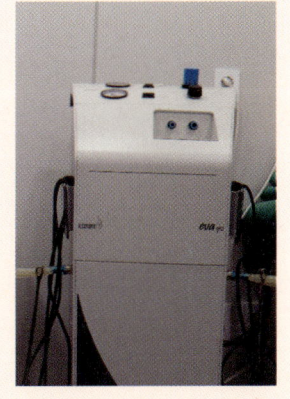

 에바는 전자식 진동을 이용한 지방흡입 장비로, 기존의 지방흡입 방식보다 더 효율적이고 정밀하게 지방을 제거할 수 있는 기술입니다. 진동 기전을 통해 캐뉼라(지방흡입관)가 지방층을 보다 부드럽게 분리하며, 주변 조직에 가해지는 손상을 최소화합니다. 이 방식은 특히 단단한 섬유 조직이나 피하지방이 많은 부위에 효과적이며, 수술 후 부종과 통증이 적어 회복 속도가 빠른 편입니다. 에바는 지방을 정교하게 제거할 수 있어 체형 조각에 적합하며, 복부, 허벅지, 팔, 턱선 등 다양한 부위에 적용이 가능합니다.

베이저(VASER, Vibration Amplification of Sound Energy at Resonance)

베이저는 초음파 에너지를 이용해 지방층을 유화(액체화)시키는 지방흡입 기술입니다. 초음파 진동을 통해 지방세포를 선택적으로 분리하며, 혈관이나 신경 같은 주변 조직에는 손상을 주지 않아 안전성이 높은 편입니다. 유화된 지방은 흡입이 수월해 시술 시간이 단축되며, 시술 후에는 피부가 보다 매끄럽게 수축되는 효과도 뛰어납니다. 베이저는 특히 복부, 허벅지, 엉덩이 등 지방층이 두껍거나 피부 탄력이 낮은 부위에서 효과적입니다.

지방흡입은 수술뿐 아니라 수술 후 관리에서도 차별화된 접근이 필요합니다. 예를 들어, 흉터 관리는 수술 과정의 중요한 연장선으로 여겨집니다. 많은 전문의가 수술 과정에서 프로텍터(Protector)를 사용하여 흉터를 최소화합니다. 프로텍터는 수술 도구와 피부 간의 마찰로 인해 발생할 수 있는 화상을 방지하고, 수술 부위의 흉터 크기를 줄이는 데 효과적입니다.

회복 기간에는 고주파와 LPL(Low Power Laser) 치료를 통해 부기와 통증을 줄이고 조직 회복을 촉진하는 프로그램이 시행되고 있습니다. LPL은 원래 대상포진 치료에 사용되던 기술로, 지방흡입 후 발생할 수 있는 신경 통증과 염증을 완화하는 데 효과적입니다. 이러한 회복 프로그램은 고객의 다운타임을 줄이고 결과를 더욱 자연스럽게 만들어 고객 만족도를 높이는 데 중요한 역할을 합니다.

현대 고객이 지방흡입을 선택하는 이유는 단순히 지방을 제거하는 데 그치지 않습니다. 자연스럽고 균형 잡힌 체형을 통해 자신감을 되찾고자 하는 기대가 큽니다. 지방흡입 후 몸무게 변화는 크지 않지만, 체지방률 감소와 체형 변화를 통해 시각적인 만족감이 극대화됩니다. 이는 지방흡입이 단순한 미용 시술을 넘어 개인의 삶의 질과 자존감을 높이는 중요한 수단임을 보여줍니다.

지방흡입의 발전은 기술적 혁신과 숙련된 전문가의 경험이 결합된 결과입니다. 과거의 방식에서 벗어나 더 안전하고 효과적인 솔루션으로 진화한 지방흡입은 앞으로도 고객의 기대에 부응하며 지속적으로 발전할 것입니다.

[체형 분석, 완벽한 결과의 첫걸음]

지방흡입 시술의 성공 여부는 수술 과정 그 자체보다도 '시작점'에서 크게 좌우됩니다. 바로 체형 분석입니다. 체형 분석은 단순히 체중이나 BMI 같은 기본적인 데이터를 확인하는 것에 그치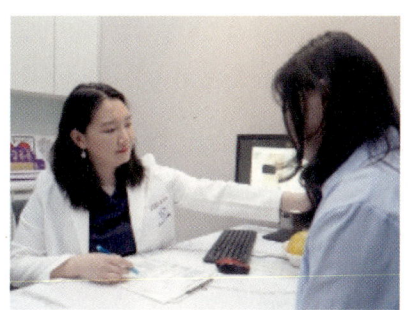

지 않고, 환자의 신체 구조와 체형적 특성을 세밀하게 이해하는 작업을 포함합니다. 지방의 분포, 피부의 탄력도, 근육 발달 상태, 그리고 개인이 가진 체형적 특징까지 종합적으로 분석해야만 진정으로 맞춤형 접근이 가능합니다.

현대 지방흡입술은 단순히 '얼마나 많은 지방을 제거할 수 있는가?'를 고민하던 과거와 달리, '어떻게 지방을 효과적으로 제거하면서도 이상적인 라인을 만들 것인가?'라는 질문으로 방향을 바꾸고 있습니다. 예를 들어, 허벅지 안쪽의 지방을 제거할 때 단순히 양을 줄이는 것만으로는 만족스러운 결과를 얻기 어렵습니다. 허벅지의 곡선을 고려하고 대칭을 유지하며, 주변 부위와의 조화를 만들어내는 것이 중요합니다. 이를 위해 체형 분석 단계에서부터 환자의 체형적 한계를 정확히 파악하고, 가능한 목표를 설정해야 합니다.

또한, 체형 분석은 환자와의 소통 과정에서도 필수적입니다. 환자는 자신의 체형적 문제를 명확히 인지하지 못하거나 비현실적인 기대를 가지는 경우가 많습니다. 이때, 초음파 검사와 같은 객관적 데이터를 활용해 지방층 두께를 직접 보여주거나, 환자와 함께 부위를 디자인하면서 현실적인 목표를 설정하는 것이 필요합니다. 체형 분석은 단순한 진단의 과정이 아니라, 환자와 의사가 이상적인 결과를 함께 그리는 첫 단계인 셈입니다.

마지막으로, 체형 분석은 성별, 연령, 체질에 따라 달라져야 합니다. 젊은 환자들은 피부 탄력이 높아 비교적 다양한 방법으로 체형을 교정할 수 있지만, 나이가 많거나 피부 탄력이 저하된 환자의 경우에는 리프팅과 같은 추가적인 시술이 필요할 수 있습니다. 이처럼 환자마다 다른 신체 조건과 목표를 반영한 체형 분석은 현대 지방흡입술의 핵심이라고 할 수 있죠.

[다양한 부위, 각각의 미학]

지방흡입은 몸의 다양한 부위에서 적용될 수 있지만, 부위별로 접근 방식과 목표가 달라져야 합니다. 단순히 지방을 제거하는 것이 아니라, 부위별로 각기 다른 미적 기준과 조화를 고려해야 하기 때문입니다. 복부, 허벅지, 팔뚝, 턱선 등 부위마다 독특한 특성이 있으며, 이를 제대로 이해하지 못하면 결과는 만족스럽지 않을 수 있습니다.

1. 복부 지방흡입: 전체적인 중심부를 디자인하다

복부는 지방흡입에서 가장 많이 요청되는 부위 중 하나입니다. 하지만 복부 지방흡입은 단순히 지방 제거량을 늘리는 것이 아니라, 상복부와 하복부, 옆구리의 지방 분포를 조화롭게 설계하는 것이 중요합니다. 특히 여성의 경우, 허리선과 골반 라인을 살려주는 접근이 필요하며, 남성은 선명한 복근 라인을 강조하는 방식이 선호됩니다. 지방흡입을 활용하면 지방 제거와 동시에 피부 탄력을 유지하면서 복부를 정교하게 디자인할 수 있습니다.

2. 허벅지 지방흡입: 곡선의 예술

　허벅지 지방흡입은 허벅지 안쪽, 바깥쪽, 그리고 엉덩이와의 연결부위를 다루는 세심한 기술이 필요합니다. 특히 허벅지 안쪽은 피부가 얇고 민감하기에 지방을 과도하게 제거하면 피부 처짐이 발생할 수 있습니다. 반대로 바깥쪽은 지방층이 두꺼운 경우가 많아 좀 더 적극적인 접근이 요구됩니다. 이 과정에서 허벅지와 엉덩이의 연결 곡선을 고려해 디자인하면 전체적인 체형의 균형을 살릴 수 있습니다.

3. 팔뚝 지방흡입: 얇고 섬세한 기술이 핵심

　팔뚝은 지방이 상대적으로 적지만, 피부 처짐이 쉽게 나타나는 부위입니다. 따라서 지방을 제거할 때 얇고 섬세한 기술이 필요하며, 바디 전용팁이 나와 있는 초음파 베이스 장비인 리니어지 같은 리프팅 장비를 병행해 피부 탄력을 유지하는 것이 중요합니다. 또한, 팔뚝은 자주 노출되는 부위이기 때문에 흉터를 최소화하고 자연스러운 라인을 만드는 데 중점을 둬야 합니다.

4. 턱선 지방흡입: 얼굴의 인상을 바꾸다

　턱선은 비교적 작은 지방 제거만으로도 큰 변화를 줄 수 있는 부위입니다. 하지만 턱선 지방흡입은 다른 부위보다 정교한 접근이 필요합니다. 지방 제거 후 턱선과 목선의 연결이 부자연스러워지지 않도록 미세한 조정이 필수적입니다. 특히, 얼굴의 지방 제거는 피부 처짐이 더 도드라질 수 있기 때문에 리프팅(실/레이저) 시술과의 병행이 중요합니다. 최근에는 엘사(ELSA)와 같은 정밀 장비를 활용해 턱선을 다듬으면서도 최소한의 흉터로 자연스러운 결과를 얻는 경우가 많습니다.

[더 알아보기] 엘사(LSSA, Extra Liposuction System for Advanced Sculpting)

엘사는 지방흡입과 체형 조각을 위한 고급 기술로, 지방층을 정밀하게 제거하면서도 주변 조직에 가해지는 손상을 최소화하는 시스템입니다. 이 장비는 일반적인 지방흡입보다 더 정교한 조각술을 가능하게 하며, 미세한 지방 제거와 부위별 균형 잡힌 체형 설계에 적합합니다. 엘사는 섬세한 진동과 흡입 방식을 통해 피부 탄력을 유지하면서 지방을 제거할 수 있기 때문에, 보다 자연스럽고 매끄러운 체형 조각 결과를 제공하는 것이 특징입니다. 특히 얼굴, 팔, 허벅지 등 디테일이 중요한 부위의 지방흡입에 효과적이며, 부종을 줄이고 회복 기간을 단축시키는 장점도 있습니다.

이처럼 지방흡입술은 단순히 지방을 제거하는 것이 아니라, 부위별 특성을 반영해 신체의 조화를 만들어내는 작업입니다. 이를 위해 각 부위의 특성과 고객의 체형적 목표를 정확히 이해하고, 맞춤형 접근을 설계하는 것이 지방흡입 성공의 핵심입니다.

[체형 조각술의 진화, 단순 제거에서 균형의 예술로]

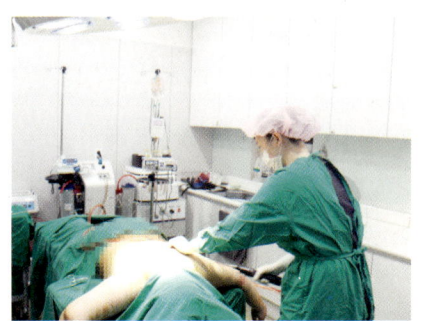

지방흡입은 과거 단순히 지방을 대량으로 제거하는 수술로 시작되었습니다. 당시의 목표는 '얼마나 많은 지방을 뺄 수 있는가?'에 초점이 맞춰져 있었고, 이는 고객들에게도 중요한 기준이었습니다. 그러나 현대의 지방흡입은 체형 조각술이라는 새로운 패러다임으로 진화하며, 단순한 양의 문제가 아닌 몸매의 아름다움과 균형을 추구하는 방향으로 발전했습니다.

체형 조각술은 환자의 몸을 하나의 캔버스처럼 바라보는 시각에서 출발합니다. 지방을 무작정 제거하는 것이 아니라, 남겨진 지방과 주변 부위의 조화를 이루는 것이 핵심입니다. 예를 들어, 복부에서 지방을 제거할 때 허리선과 엉덩이 라인의 연결을 고려해 조화를 이루지 않으면 부자연스럽거나 불균형한 결과를 초래할 수 있습니다. 허벅지 지방흡입 역시 마찬가지로, 허벅지 안쪽과 바깥쪽, 그리고 엉덩이와의 연결 부위를 균형 있게 조각해야 자연스러운 결과를 얻을 수 있습니다.

특히, 체형 조각술은 최신 기술과 정교한 접근 방식을 요구합니다. 예를 들어, 엘사 지방흡입은 초음파 에너지를 사용해 지방을 부드럽게 분리한 뒤 제거함으로써 주변 조직의 손상을 최소화하고 자연스러운 라인을 만들어냅니다. 이는 단순히 지방을 제거하는 것을 넘어, 섬세하게 다듬고 이상적인 체형을 디자인할 수 있는 가능성을 열어줍니다.

또한 체형 조각술은 고객 개개인의 미적 기준을 반영해야 합니다. 단순히 미디어에서 유행하는 체형을 따르는 것이 아니라, 환자의 신체 구조와 개인적인 취향, 그리고 건강 상태를 종합적으로 고려해야만 진정으로 만족스러운 결과를 얻을 수 있습니다. 현대 지방흡입술이 체형 조각술로 진화한 이유는 바로 이러한 맞춤형 접근과 섬세한 조화 덕분입니다.

[성별 맞춤 진단, 남성과 여성의 체형 차이를 반영하다]

지방흡입술에서 남성과 여성은 체형적 특성과 요구 사항에서 큰 차이를 보입니다. 따라서 성별에 따라 맞춤형 접근이 필수적이며, 이를 고려하지 않은 수술은 기대 이하의 결과를 초래할 수 있습니다.

1. 여성: 곡선미와 조화

여성 고객들은 대개 곡선미를 살리는 데 중점을 둡니다. 특히, 허리선과 엉덩이의 곡선을 강조하거나, 허벅지 안쪽과 바깥쪽을 정리해 전체적인 라인을 다듬는 것이 주요 목표입니다. 복부 지방흡입의 경우에도 완전히 평평한 배보다는 자연스러운 볼륨감을 남겨야 여성스러운 체형을 유지할 수 있습니다. 이러한 시술에는 엘사(LSSA)와 같은 정밀한 지방흡입 장비가 유용하며, 피부 탄력을 유지하면서도 섬세한 결과를 만들어낼 수 있습니다.

2. 남성: 선명한 라인과 근육 강조

반면, 남성 고객들은 복근 라인과 같은 선명한 윤곽을 강조하는 데 중점을 둡니다. 흔히 '하이 데피니션' 지방흡입으로 불리는 기법은 복부의 지방층을 세밀하게 제거해 근육을 드러내는 데 효과적입니다. 남성은 여성에 비해 피부가 두껍고 지방층의 밀도가 높아 좀 더 적극적인 접근이 필요할 때도 있습니다. 그러나 지방을 과도하게 제거하면 근육과 피부 사이의 자연스러운 연결이 손상될 수 있으므로 미세한 조정과 정교한 테크닉이 요구됩니다.

3. 성별 차이를 반영한 상담과 설계

성별에 따라 체형적 목표와 접근 방식이 달라지는 만큼, 수술 전 상담 단계에서 이를 명확히 반영해야 합니다. 남성은 선명하고 강렬한 라인을 선호하는 반면, 여성은 부드럽고 자연스러운 곡선을 원하기 때문에 상담 과정에서 환자의 기대치를 파악하고 이를 현실적으로 조율하는 것이 중요합니다. 이러한 맞춤형 접근은 환자와 의사 간의 신뢰를 강화하며, 결과에 대한 만족도를 높이는 데 큰 역할을 합니다.

[맞춤형 체형 교정의 미래, AI와 데이터의 결합]

지방흡입술이 체형 조각술로 진화하면서, AI와 데이터 분석 기술의 도입이 미래의 중요한 트렌드로 떠오르고 있습니다. AI는 환자의 체형 데이터를 기반으로 수술 계획을 자동으로 설계하거나 이상적인 지방 제거량과 라인을 제안하는 데 활용될 수 있습니다.

예를 들어, 환자의 체형 스캔 데이터를 AI가 분석해 지방 분포와 피부 탄력도를 정밀하게 계산하면, 의사는 이를 바탕으로 시술 계획을 더욱 구체화할 수 있습니다. 또한, AI가 다양한 시뮬레이션을 통해 예상 결과를 미리 보여주면, 환자는 수술 후 모습을 보다 명확히 이해하고 결정에 확신을 가질 수 있습니다. 이는 고객과 의사 간의 소통을 더욱 원활하게 하고, 수술에 대한 신뢰를 높이는 데 기여할 것입니다.

또한, 데이터 분석 기술은 지방흡입술의 안전성을 높이는 데도 큰 도움을 줄 수 있습니다. 예를 들어, 고객의 건강 상태와 과거 수술 데이터를 분석해 마취 깊이와 지방 제거량을 최적화하거나, 부작용 발생 가능성을 사전에 예측할 수 있습니다. 이러한 기술은 수술 결과를 더욱 정밀하고 안전하게 만들어 줄 수 있습니다.

맞춤형 체형 교정은 앞으로도 지방흡입술의 핵심 방향이 될 것입니다. AI와 데이터 분석 기술이 더해진다면, 환자의 체형적 목표와 건강 상태를 더욱 정확히 반영한 맞춤형 수술이 가능해질 것입니다. 이는 단순히 지방을 제거하는 것을 넘어, 진정으로 개별화된 미적 가치를 제공하는 시대로 나아가는 길이라고 할 수 있습니다.

미세 지방흡입의 시대, 정교하고 자연스러운 체형 교정

[미세 지방흡입술의 부상: 기술 혁신이 가져온 새로운 패러다임]

지방흡입은 과거 대량의 지방을 빠르게 제거하는 단순한 체중 감량 방식에서 이제는 체형의 미세한 디테일까지 고려하는 정교한 체형 조각술로 진화하고 있습니다. 이러한 변화는 기술의 발전과 미적 기준의 변화가 결합된 결과로, 특히 미세 지방흡입 기술의 부상은 현대 지방흡입 트렌드에서 빼놓을 수 없는 요소입니다.

미세 지방흡입은 대량 지방흡입의 한계를 극복하기 위해 등장했습니다. 과거의 지방흡입은 지방 제거량에 중점을 두면서도 부작용 위험이 높았습니다. 제거 과정에서 주변 조직이나 신경, 혈관에 손상을 입히거나 제거 후 피부가 울퉁불퉁하게 남는 등 미적인 만족도가 낮았습니다. 그러나 미세 지방흡입은 지방층을 정밀하게 제거하면서도 주변 조직을 최대한 보호해 이러한 부작용을 줄였습니다. 이 기술은 단순히 지방을 '제거'하는 것에서 '재배치'하거나 '다듬는' 것으로 패러다임을 변화시킨 것입니다.

특히, 얼굴이나 팔뚝, 허벅지 안쪽처럼 예민한 부위에서 미세 지방흡입 기술은 그 진가를 발휘합니다. 소량의 지방을 정교하게 제거함으로써 비대칭을 교정하거나 자연스러운 라인을 만드는 데 적합합니다. 이 과정에서 중요한 것은 수술의 세부적인 설계와 집도 의사의 숙련도입니다. 미세 지방흡입은 고도의 기술력을 요구하기 때문에 이를 제대로 수행하기 위해서는 고객의 체형과 피부 상태를 철저히 분석하고, 각 부위의 지방층 깊이나 두께를 정확히 파악해야 합니다.

미세 지방흡입의 부상은 지방흡입의 목적을 단순히 '체중 감량'에서 '미적 완성도'로 변화시켰습니다. 이제 지방흡입은 한 사람의 체형을 '디자인'하는 과정이며, 고객의 고유한 라인을 살리는 맞춤형 접근법이 필수적입니다. 이는 단순히 기술적 발전만의 이야기가 아니라, 의사와 고객 간의 소통, 체형에 대한 새로운 이해와 같은 요소들이 결합된 결과입니다.

이렇듯 자연스러운 결과에 대한 선호는 단순히 미용 트렌드의 변화로만 설명되지 않습니다. 현대인의 라이프스타일과 심리적 변화와도 깊은 관련이 있습니다. 과거에는 극적인 변화를 선호하는 경향이 강했지만, 이제는 '내추럴 뷰티'를 강조하며 과장된 미용 결과를 피하려는 경향이 뚜렷해지고 있습니다. 특히, SNS와 같은 플랫폼에서 자신의 이미지를 공유하는 시대에는 '자연스럽게 아름다움'을 강조하는 것이 개인의 브랜드와 신뢰성을 높이는 중요한 요소로 작용하고 있습니다. 이러한 환경 속에서 지방흡입도 '눈에 띄지 않으면서도 확실한 변화'를 추구하는 방향으로 발전했습니다.

지방흡입의 평가 기준이 '얼마나 많은 지방을 뺐는가'에서 '고객이 얼마나 만족하는가'로 바뀐 것은 고객과 의사가 함께 만들어낸 변화라 할 수 있습니다. 고객들이 자연스러운 결과를 요구하고, 의사들이 이를 기술적으로 구현하면서 지방흡입은 또 하나의 예술로 자리 잡았습니다. 자연스러운 결과와 디테일의 조화를 추구하는 이 새로운 트렌드는 지방흡입의 본질을 재정의하며 앞으로도 지속적으로 발전할 것입니다.

지방흡입은 이제 단순한 미용 수술이 아니라, 각자의 고유한 아름다움을 발견하고 이를 강화하는 과정으로 자리 잡았습니다. 이는 환자들에게 자신감을 제공하는 동시에, 삶의 질을 높이는 데도 기여하고 있습니다. 현대 지방흡입의 목표는 바로 조화와 디테일을 통해 환자 개개인의 고유한 아름다움을 완성하는 데 있습니다.

[고주파와 레이저 기술: 지방 제거와 피부 탄력을 동시에]

고주파와 레이저 기술은 지방흡입의 새로운 혁신으로, 단순히 지방을 제거하는 데 그치지 않고 피부 탄력 회복까지 가능하게 만드는 기술입니다. 지방층을 제거하면서도 피부와 주변 조직의 건강을 유지하는 것은 지방흡입 성공의 핵심 요소로 꼽힙니다. 고주파와 레이저 기술은 이 점에서 기존 방식과 차별화되며, 현대의 자연스러운 체형 교정 트렌드와도 잘 부합합니다.

1. 고주파 기술: 지방을 부드럽게 녹이고 피부 탄력을 높이는 방법

고주파 기술은 지방을 열에너지로 부드럽게 녹이는 방식으로 작동합니다. 기존의 물리적 흡입 방식에 비해 조직 손상이 적고, 지방 제거 후 남은 피부를 탄력 있게 유지하는 데 효과적입니다. 고주파 에너지는 피부의 콜라겐 생성을 촉진해 지방 제거 부위가 느슨해지거나 처지는 것을 방지합니다. 특히 복부와 허벅지처럼 지방량이 많아 피부 처짐이 우려되는 부위에서 고주파 기술은 필수적인 도구로 자리 잡고 있습니다.

이 기술은 깊은 지방층과 얕은 지방층 모두에 작용할 수 있어 환자 개개인의 체형과 목표에 따라 맞춤형으로 접근할 수 있습니다. 지방 제거와 피부 탄력 개선을 동시에 이루는 이 기술은 환자 만족도를 높이는 데 결정적인 역할을 합니다.

2. 레이저 기술: 지방을 녹이고 디테일을 완성하는 정밀 도구

레이저 기술은 지방흡입의 정밀도를 높이며 지방 제거 과정에서 필수적인 도구로 자리 잡았습니다. 이 기술은 특정 파장의 빛 에너지를 이용해 지방 세포를 녹이거나 분리하며, 녹아내린 지방은 더 쉽게 흡입됩니다. 또한, 주변 조직에 가해지는 물리적 압력을 줄여 회복 시간을 단축시키고 통증과 멍을 줄이는 결과를 가져옵니다.

특히 엘사와 같은 초음파 기반 레이저 기술은 지방층의 두께와 깊이를 정밀하게 조작할 수 있어 복부 근육을 강조하거나 허벅지의 매끄러운 곡선을 만드는 데 효과적입니다. 레이저 기술은 단순히 지방을 제거

하는 것을 넘어, 체형의 디테일을 완성하는 데 필요한 정교한 도구로 평가받고 있습니다.

3. 지방 제거와 피부 탄력의 동시 해결: 고주파와 레이저 기술의 조합
고주파와 레이저 기술은 각각의 장점을 결합할 때 최고의 효과를 발휘합니다. 예를 들어, 고주파로 피부를 탄력 있게 유지하면서 레이저로 지방층을 정교하게 다듬는 방식은 지방흡입 결과의 완성도를 높이는 데 필수적입니다. 이러한 기술의 조합은 소량 지방 제거와 피부 탄력이 동시에 요구되는 얼굴이나 팔뚝 같은 부위에서 특히 유용합니다.

4. 고객 만족도를 높이는 기술적 혁신
지방흡입은 이제 단순히 지방을 제거하는 것에 그치지 않고, 미적 완성도와 회복 속도까지 고려하는 시대로 접어들었습니다. 고주파와 레이저 기술은 이러한 요구를 충족시키는 핵심 도구로 자리 잡았습니다. 이 기술들은 지방 제거와 피부 탄력을 동시에 해결하며, 고객들에게 더 자연스러운 결과와 짧은 회복 시간을 제공합니다. 이러한 점에서 고주파와 레이저 기술은 지방흡입의 새로운 표준으로 평가받고 있습니다.

결론적으로, 고주파와 레이저 기술은 지방흡입의 트렌드를 변화시키며, 정교하고 자연스러운 체형 교정을 가능하게 만든 혁신적인 기술입니다. 이들은 단순히 지방을 제거하는 것을 넘어 고객 개개인의 체형과 목표를 정밀하게 맞출 수 있는 도구로, 현대 지방흡입의 발전에서 중요한 역할을 하고 있습니다.

빠른 회복과 관리 프로그램, 다운타임을 줄이는 혁신

[최소침습적 접근의 부상: 더 적은 부담, 더 빠른 회복]

지방흡입술은 과거부터 체형을 개선하고자 하는 사람들에게 강력한 선택지로 자리 잡아왔습니다. 그러나 초기의 지방흡입은 대량 지방 제거를 목표로 한 침습적인 방식이 주를 이루었습니다. 이로 인해 회복 시간이 길고, 심각한 부작용이 동반되는 경우가 많았습니다. 이러한 한계를 극복하기 위해 등장한 것이 바로 최소침습적 접근법입니다.

최소침습적 지방흡입은 기존 방식에 비해 훨씬 작은 절개와 정교한 기술을 활용하여 몸에 가해지는 부담을 최소화하는 데 초점을 맞춥니다. 과거 방법과 달리 부작용 발생률 및 정도를 많이 낮춰서 거부감을 많이 줄였습니다. 그리고 엘사와 같은 초음파 기술이나 레이저 지방흡입 장비는 지방층을 부드럽게 분리하면서 주변 조직의 손상을 줄이는 데 탁월한 효과를 보입니다. 이 기술들은 지방만 선택적으로 분해하고 흡입할 수 있도록 설계되어 혈관이나 신경과 같은 중요한 조직에 미치는 영향을 최소화합니다.

이 접근법의 가장 큰 장점은 회복 속도입니다. 최소침습적 방식은 절개 부위가 작고 출혈과 염증이 적어, 환자가 시술 후 빠르게 일상으로 복귀할 수 있도록 돕습니다. 또한, 멍과 부기의 발생률이 낮아 환자들이 결과를 더 빨리 확인할 수 있습니다. 기존 방식에서는 결과가 완전히 나타나기까지 수개월이 소요되는 경우가 많았지만, 최소침습적 기술은 시술 후 1~2주 이내에 눈에 띄는 변화를 제공할 수 있습니다.

최소침습적 접근법이 성공적으로 자리 잡을 수 있었던 배경에는 최신 장비의 발전과 함께 의사들의 숙련도가 크게 향상된 점도 중요하게 작용했습니다. 이 기술들은 정밀도가 요구되기 때문에, 이를 다루는 의료진의 전문성이 핵심입니다. 따라서 최소침습적 지방흡입은 단순히 기술적 혁신을 넘어, 환자와 의사 간의 신뢰를 기반으로 한 새로운 시대의 지방흡입 방식으로 자리 잡았다고 볼 수 있습니다.

[맞춤형 회복 관리 프로그램: 회복 속도를 높이는 비결]

지방흡입의 결과를 성공적으로 유지하고, 부작용을 최소화하기 위해서는 회복 관리가 필수적입니다. 시술 자체만큼이나 중요한 이 단계는 부기와 멍을 줄이고, 피부 탄력을 회복시키며, 최종 결과를 극대화하는 데 중대한 역할을 합니다. 최근에는 고객 개인의 상태와 목표에 맞춘 맞춤형 회복 관리 프로그램이 지방흡입 후 관리의 새로운 기준으로 자리 잡고 있습니다.

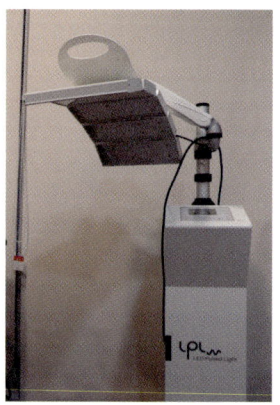

먼저, 압박복 착용은 가장 기본적이고 중요한 회복 관리 방법 중 하나입니다. 압박복은 수술 부위를 고정시키고, 부기와 염증을 줄이며, 피부가 지방 제거 부위에 고르게 밀착되도록 돕습니다. 일반적으로 수술 후 최소 2주에서 최대 6주 동안 착용하며, 이는 고객의 피부 상태와 시술 부위에 따라 조정됩니다.

또한, 림프 순환 마사지는 회복 과정에서 필수적인 관리 프로그램으로 자리 잡았습니다. 지방흡입 후에는 림프 순환이 원활하지 않아 부종이 오래 지속될 수 있는데, 전문적인 림프 순환 마사지는 체내의 노폐물 배출을 도와 부기를 빠르게 해소하는 데 큰 도움을 줍니다. 이와 함께, 레이저 치료나 고주파(RF) 장비는 피부 깊숙한 층을 자극해 콜라겐 생성을 촉진하고, 피부 탄력을 회복시키는 데 효과적입니다.

회복 관리 프로그램은 단순히 부기와 통증을 줄이는 데 그치지 않고, 고객이 자신의 체형 변화에 대해 더 큰 만족감을 느낄 수 있도록 설계됩니다. 예를 들어, 회복 기간 정기적인 체형 분석과 체중 관리 프로그램을 병행하면, 고객들은 수술 후 더욱 안정된 결과를 경험할 수 있습니다.

무엇보다 맞춤형 회복 관리 프로그램의 핵심은 고객의 개별적인 상태를 고려하는 데 있습니다. 모든 고객이 동일한 회복 과정을 거치는 것은 아닙니다. 수술 부위, 제거된 지방의 양, 고객의 생활 습관 등 다양한 요인을 고려하여 관리 방법을 설계해야 합니다. 이는 단순히 빠른 회복을 넘어, 지방흡입의 결과를 장기적으로 유지하는 데도 필수적인 요소입니다.

궁극적으로, 맞춤형 회복 관리 프로그램은 지방흡입술의 성공을 좌우하는 중요한 단계로, 고객의 신체적 부담을 줄이고 최상의 결과를 제공하기 위한 필수적인 과정입니다.

[시간에 민감한 고객을 위한 솔루션: 빠른 일상 복귀의 비밀]

현대인의 라이프스타일은 바쁩니다. 많은 사람들에게 시간은 가장 귀중한 자원 중 하나이며, 의료 시술을 고려할 때도 이 점은 매우 중요한 요소로 작용합니다. 지방흡입을 고민하는 고객 중 상당수는 직장, 가정, 혹은 사회적 활동으로 인해 긴 회복 기간을 부담스러워합니다. 이들에게 빠른 일상 복귀를 가능하게 하는 솔루션은 매력적인 선택지가 됩니다.

빠른 회복을 돕기 위해 첫 번째로 강조되는 요소는 최소침습적 접근법입니다. 기존의 지방흡입 방식은 비교적 큰 절개와 침습적인 절차를 포함했기 때문에 회복 시간이 길고 일상 복귀가 늦어지는 경우가 많았습니다. 하지만 미세침습 지방흡입과 같은 기술이 발전하면서 조직 손상을 최소화하고, 멍과 부기를 줄이며, 회복 시간을 대폭 단축할 수 있게 되었습니다. 이러한 기술들은 지방층만 선택적으로 분해하면서 주변 조직에 미치는 영향을 최소화하기 때문에 수술 후 불편함을 줄이고 결과가 빠르게 나타나는 특징이 있습니다.

또한, 맞춤형 관리 프로그램은 시간에 민감한 고객들에게 특별히 유용합니다. 예를 들어, 압박복 착용과 같은 기본적인 관리 외에도, 회복 과정을 촉진하는 림프 순환 마사지나 광선 치료를 병행하면 빠른 회복이 가능합니다. 일부 병원에서는 이러한 회복 관리를 포함한 패키지 프로그램을 제공하여 고객이 수술 후 즉각적인 효과를 경험하도록 돕습니다.

간단하고 실용적인 생활 습관 조정도 빠른 회복에 중요한 역할을 합니다. 예를 들어, 하루 15분에서 30분 정도의 가벼운 산책은 혈액 순환을 개선하고, 부기를 빠르게 줄이는 데 효과적입니다. 이러한 간단한 운동은 바쁜 일상에서도 실천할 수 있는 접근 가능한 방법으로, 많은 고객들이 회복 기간을 단축하는 데 도움을 받고 있습니다.

또한, 지방흡입술이 단순히 회복 속도뿐만 아니라 결과의 자연스러움과도 밀접하게 연관된다는 점을 강조할 필요가 있습니다. 빠른 회복은 결과를 더 빨리 확인할 수 있는 기회를 제공하며, 고객들에게 심리적 만족감도 함께 제공합니다. 실제로 많은 사례에서 고객들이 수술 후 짧은 기간 안에 업무나 사회생활로 복귀하면서도 긍정적인 결과를 경험한 예가 보고되고 있습니다.

시간에 민감한 고객들을 위한 솔루션은 빠르게 진화하고 있으며, 의료 기술과 맞춤형 관리가 이를 뒷받침하고 있습니다. 이를 통해 고객들은 더 적은 부담으로 지방흡입의 혜택을 누리며, 바쁜 일상 속에서도 자신감을 회복할 수 있게 됩니다.

[유지 관리의 중요성: 회복 후 결과를 오래 유지하는 전략]

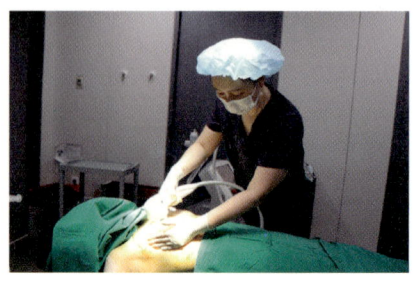

지방흡입은 단순히 수술로 끝나는 과정이 아닙니다. 언제나 이야기하는 것이지만, 지방흡입은 시작입니다. 수술 후 회복과 유지 관리는 지방흡입의 결과를 오랫동안 지속하는 데 필수적인 역할을 합니다. 많은 고객이 수술 후 빠른 변화에 만족하지만, 시간이 지남에 따라 관리 부족으로 인해 원래 상태로 돌아가는 경우가 종종 발생합니다. 이런 요요 현상을 방지하기 위해서는 체계적인 유지 관리가 필요합니다.

유지 관리의 핵심은 식단 조절과 꾸준한 운동입니다. 지방흡입은 지방 세포의 수를 물리적으로 줄이는 수술이지만, 남아 있는 지방 세포는 여전히 크기가 커질 가능성이 있습니다. 따라서 지방흡입 후에도 건강한 식습관을 유지하는 것이 중요합니다. 예를 들어, 고염식이나 고지방식을 피하고, 단백질과 채소를 적절히 포함한 균형 잡힌 식단을 추천합니다. 이러한 식단은 체형을 유지하는 데 도움이 될 뿐만 아니라, 전반적인 건강 상태를 개선하는 효과도 있습니다.

운동은 지방흡입 후 체형을 유지하는 또 다른 핵심 요소입니다. 수술 후 초기에는 가벼운 산책이나 스트레칭으로 시작하여 점차 유산소 운동과 근력 운동을 병행하는 것이 좋습니다. 특히, 복부나 허벅지와 같은 주요 수술 부위의 근육을 강화하면 체형 유지에 더 큰 효과를 볼 수 있습니다. 지방흡입 후 약 3개월 동안 꾸준히 운동을 지속하면 몸이 새로운 상태에 적응하게 되어 요요 현상을 방지하는 데 유리합니다.

또한, 정기적인 검진도 중요합니다. 수술 후 초기에는 1주~수주, 시간이 지난 후에는 몇 달 간격으로 병원을 방문하여 체형 분석과 상태 점검을 받으면, 초기 이상 징후를 발견하고 적절히 대처할 수 있습니다. 예를 들어, 수술 부위에 미세한 불균형이 나타날 경우, 추가적인 관리나 보완 시술을 통해 이를 교정할 수 있습니다.

지속적인 피부 관리 역시 유지 관리의 중요한 부분입니다. 지방흡입 후에는 피부가 탄력을 잃거나 느슨해질 가능성이 있기 때문에 콜라겐 생성을 자극하는 레이저 치료나 탄력 강화 프로그램을 병행하면 도움이 됩니다. 이는 수술 부위를 보다 탄력 있고 자연스럽게 유지하는 데 기여합니다.

결과를 오래 유지하기 위해서는 고객 스스로의 노력과 의사의 지속적인 관리가 조화를 이루어야 합니다. 지방흡입은 강력한 체형 개선 도구이지만, 유지 관리를 통해야만 그 효과를 극대화할 수 있습니다. 단순히 '수술 후 끝'이 아니라, 고객의 일상 속 건강한 습관이 지방흡입의 성공을 결정짓는 중요한 요소임을 강조하고 싶습니다.

[인터뷰]
현대인의 체형 관리, 지방흡입에서 답을 찾다

몸매 관리와 삶의 질, 두 마리 토끼를 잡다

지방흡입은 단순히 지방을 제거하는 수술 그 이상입니다. 많은 사람들에게 지방흡입은 자신감을 회복하고 새로운 삶을 시작할 수 있는 전환점이 되어줍니다. 특히, 체형 변화가 가져다주는 심리적 만족감은 신체적 변화와 맞물려 인생 전반에 긍정적인 영향을 미칩니다. 한때 체형 관리가 단순히 미적인 문제로만 여겨졌다면, 이제는 건강과 삶의 질을 개선하는 중요한 요소로 자리 잡았습니다. 박영민 원장과의 인터뷰에서는 지방흡입 전문가가 들려주는 지방흡입술의 변화와 트렌드, 그리고 이를 통해 고객들의 삶이 어떻게 변화하는지에 대한 이야기를 구체적으로 들려줍니다.

한국, 지방흡입 기술의 중심지로 떠오르다

K-뷰티의 중심지로 알려진 한국은 지방흡입 분야에서도 세계적인 명성을 얻고 있습니다. 한국 의사들의 뛰어난 손기술과 정교한 시술 접근법은 많은 외국 고객들이 한국을 찾는 이유입니다. 단순히 지방을 제거하는 것이 아니라 고객 개개인의 체형에 맞춘 '조각술'을 통해 자연스러우면서도 균형 잡힌 결과를 도출

합니다. 이러한 섬세함은 외국에서 보기 드문 장점으로, 특히 미국과 유럽의 환자들에게 큰 호응을 얻고 있습니다. 인터뷰에서는 한국이 지방흡입 분야에서 세계적인 중심지로 자리 잡은 이유를 전문가의 시각에서 살펴봅니다.

환자의 신뢰와 소통이 만든 새로운 트렌드

과거 지방흡입은 단순히 "얼마나 많은 지방을 제거할 수 있는가"에 초점이 맞춰져 있었다면, 이제는 고객의 체형과 건강을 고려한 맞춤형 시술로 변화했습니다. 고객과의 소통은 그 어느 때보다 중요해졌으며, 수술 전후의 관리와 현실적인 기대 설정이 성공적인 결과를 좌우합니다. 오늘날 지방흡입술이 어떻게 고객의 신뢰와 소통을 기반으로 발전하고 있는지, 그리고 최신 기술들이 어떤 변화를 가져왔는지 등을 구체적으로 알아봅니다.

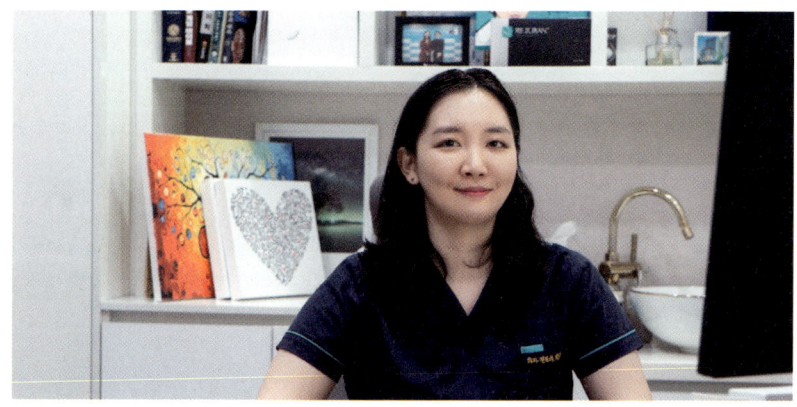

지방흡입술을 전문으로 하시게 된 계기가 무엇인가요?

저는 원래 비만과 미용 분야에 관심이 많았습니다. 레지던트 시절부터 체형 개선 수술과 관련된 경험을 쌓으며 점점 이 분야에 매력을 느끼게 되었죠. 특히, 비만 수술을 진행하면서 환자들의 외적인 변화뿐만 아니라 그로 인해 자신감을 되찾고 삶의 질이 개선되는 모습을 보며 깊은 보람을 느꼈습니다.

처음 외과를 선택했을 때는 다양한 분야를 경험하면서 진로를 고민했지만, 미용과 외과 수술이 결합된 분야는 제게 큰 흥미를 주었습니다. 특히, 첫 환자였던 한 분이 수술 후 완전히 달라진 모습으로 돌아왔을 때 '내가 이런 변화의 계기를 만들어 줄 수 있구나'라는 깨달음을 얻었습니다. 단순히 지방을 빼는 것이 아니라, 체형을 조각하고 고객의 자존감을 회복시켜주는 데 기여할 수 있다는 점이 너무 매력적으로 다가왔습니다. 이 경험이 저를 지방흡입술의 길로 이끌었고, 지금까지 이어지게 했습니다.

지금까지 수술했던 환자 중 가장 기억에 남는 사례는 무엇인가요?

가장 기억에 남는 고객은 대학교 입학을 앞둔 고등학교 3학년 때 처음 저를 찾았던 170cm, 120kg의 여성분입니다. 그녀는 체형에 대한 심리적 부담이 매우 컸지만, 주사 공포증이 심해서 병원에 오는 것조차 두려

위했어요. 처음 방문했을 때, 단순히 혈액검사를 위해 주사를 놓으려고 했는데 병원이 떠나가라 울 정도로 공포심이 컸습니다.

처음에는 수술이 불가능하다고 판단했지만, 가족의 설득과 저희의 지속적인 상담 끝에 마침내 수술을 진행할 수 있었습니다. 수술 후에는 부기와 멍 때문에 힘들어했고, 심지어 부모님께 "이래서 수술 안 한다고 했잖아!"라며 화를 내기도 했죠. 하지만 부모님의 지극정성 덕분에 회복 과정을 잘 이겨냈습니다. 매일 산책을 하며 부기를 빼고, 식단 관리와 운동을 병행하면서 체형이 점차 변하기 시작했어요.

몇 달 후, 처음에는 4~5XL 사이즈의 옷을 입던 그녀가 XL 사이즈를 입고 병원을 방문했을 때, 제 마음도 매우 벅찼습니다. 그 후로도 그녀는 운동과 식단 관리를 통해 건강한 삶을 이어갔고, 그 변화는 제게 '이 일이 단순한 수술 그 이상'이라는 깨달음을 주었습니다.

지방흡입술의 주요 트렌드는 어떻게 변화했나요?

과거 지방흡입술은 단순히 많은 지방을 제거하는 데 중점을 두었습니다. 고객들이 원하는 것도 단순했습니다. '얼마나 많이 뺄 수 있는가?'가 가장 중요한 기준이었죠. 그러나 이제는 체형 조각술이라는 개념이 대두되면서 트렌드가 크게 바뀌었습니다.

오늘날 지방흡입은 단순히 지방 제거를 넘어, 몸의 라인을 살리고 자연스러운 결과를 추구합니다. 예를 들어, 예전에는 허벅지나 복부에서 가능한 많은 지방을 제거하는 것이 목표였다면, 이제는 허벅지의 곡선을 살리거나 복부에 약간의 지방을 남겨 더 자연스러운 몸매를 만드는 것이 선호됩니다.

또한, 고객들이 인터넷 커뮤니티나 SNS에서 서로 정보를 교환하며 더 많은 지식을 공유하게 되었습니다. 이로 인해 의사와 고객 간의 소통이 더욱 중요해졌죠. 고객들이 이전보다 더 많이 공부하고 오기 때문에 단순히 기술을 제공하는 의사에서 벗어나, 고민을 함께 의논하고 방향을 공유하면서, 체형 디자이너로서의 역할을 맡아야 하는 시대가 되었습니다.

과거의 지방흡입 방식과 현재 방식이 가장 크게 달라진 점은 무엇인가요?

과거에는 '많이 제거하면 성공적인 수술이다'라는 인식이 강했습니다. 당시 지방흡입은 단순히 체중 감량을 목표로 했고, 수술 후 생기는 흉터나 피부 처짐 같은 부작용은 크게 고려되지 않았습니다. 고객들도 이러한 부작용을 감수하면서라도 지방을 빼기를 원했죠.

하지만 지금은 지방흡입이 체형 조각술로 발전하면서 미세한 디테일과 균형 잡힌 라인을 만드는 데 중점을 둡니다. 특히 최신 기술이 이를 가능하게 했습니다. 예를 들어, 엘사나 레이저 기술을 추가하면 피부와 지방층 사이의 미세한 균형을 유지하며 자연스러운 결과를 만들 수 있습니다.

고객과의 소통이 지방흡입술의 결과나 트렌드에 미친 영향은 무엇인가요?

고객과의 소통은 지방흡입술의 성공 여부에 매우 중요한 영향을 미칩니다. 오늘날 고객들은 다양한 정보 채널을 통해 지방흡입에 대해 미리 공부한 상태로 병원을 찾습니다. 이는 한편으로는 긍정적이지만, 잘못된 정보나 과장된 기대를 가지고 오는 경우도 많습니다.

이럴 때, 저는 고객들에게 "의학적으로 가능한 범위 내에서 최선을 다하겠다"는 점을 강조합니다. 고객이 원하는 결과가 비현실적이라면 구체적인 데이터와 설명을 통해 현실적인 목표를 설정하도록 돕습니다. 예를 들어, 초음파 검사로 지방층의 두께를 직접 확인하거나 체형적 한계를 그림으로 보여주는 방식으로 소통합니다.

결국, 소통은 고객과 의사 간의 신뢰를 쌓는 가장 중요한 도구입니다. 이를 통해 고객은 현실적인 기대를 가지게 되고, 의사는 안전하고 효과적인 시술을 진행할 수 있습니다.

VASER, 워터젯, 레이저 지방흡입 등의 여러 종류 수술 방법 중 가장 효과적이라고 생각하는 기술은 무엇인가요?

VASER 지방흡입은 현재 떠오르는 기술 중 하나입니다. 초음파 에너지를 이용해 지방을 부드럽게 분리하여 제거하는 방식으로, 기존의 지방흡입보다 주변 조직에 가하는 손상이 적고 회복도 빠릅니다. 특히, 지방층의 세밀한 부분을 다듬는 데 탁월해 자연스러운 체형 조각을 원하는 고객들에게 적합합니다.

반면, 워터젯 지방흡입은 물줄기의 힘으로 지방을 분리하는 기술이지만, 효과가 미미하다는 점에서 저는 권장하지 않습니다. 이 기술은 주로 지방흡입이 아닌 다른 의료적 목적으로 사용되는 경우가 많습니다. 예를 들어, 섬유조직 유화 같은 특수 상황에서만 제한적으로 사용됩니다.

레이저 지방흡입은 지방을 녹이는 데 사용되지만, 실제로는 VASER나 엘사(ELSA) 같은 정교한 장비로 더 미세한 조작이 가능합니다. 특히, 지방층이 얇은 부위를 다듬거나 피부 탄력을 유지하는 데 유용합니다. 저는 고객의 상태와 목표에 따라 이러한 기술들을 조합하여 가장 적합한 방법을 선택합니다. 기술 자체보다는 이를 다루는 의사의 숙련도가 결과에 더 중요한 영향을 미친다는 점도 강조하고 싶습니다.

지방흡입 장비가 다른 의료 장비에 비해 발전이 더딘 이유가 무엇인가요?

지방흡입 장비는 근본적으로 지방을 제거하는 기본적인 원리가 이미 완성된 기술에 가깝기 때문입니다. 예를 들어, 피부 레이저 장비는 끊임없이 새로운 기술이 개발되고 업그레이드되지만, 지방흡입 장비는 과도한 혁신이 필요하지 않습니다. 이는 지방흡입의 목적이 단순히 지방 제거뿐만 아니라 정교한 체형 조각에 있기 때문입니다.

또한, 지방흡입 장비는 외과 의사의 숙련도와 경험에 크게 의존합니다. 예를 들어, 같은 원리의 레이저일지라도 기계 자체의 성능에 따라 결과가 달라지는 게 많지만, 지방흡입은 의사의 기술력에 따라서 결과가 많이 달라질 수 있는 수술입니다. 따라서 장비의 변화 속도보다는 수술 장비를 세부적으로 다듬고, 안전성을 강화하는 방향으로 발전해 왔습니다.

이는 단점이라기보다는 장점으로 작용하기도 합니다. 현재 사용되는 지방흡입 장비들은 안정성과 신뢰성을 이미 충분히 검증받았기 때문에 고객과 의사가 결과를 예측하고 신뢰할 수 있는 환경을 제공합니다.

체형 분석과 고객의 목표를 설정할 때 가장 중요한 요소는 무엇인가요?

체형 분석과 목표 설정은 지방흡입의 성공 여부를 결정짓는 가장 중요한 단계입니다. 저는 우선 고객의 체질량지수(BMI), 지방층 두께, 근육 발달 정도를 객관적으로 측정합니다. 초음파를 사용해 지방층의 두께를 시각적으로 보여주며, 고객에게 현재 상태를 명확히 이해시키는 것이 중요합니다.

그다음으로 고객의 기대치를 듣습니다. 어떤 부위를 얼마나 개선하고 싶은지, 그리고 그 목표가 현실적으로 가능한지에 대해 충분히 논의합니다. 예를 들어, 모델이나 배우처럼 미세한 체형 차이를 개선하고 싶어 하는 고객은 대량 지방흡입 대신 엘사(LSSA) 같은 정밀한 기술이 필요합니다.

가장 중요한 요소는 고객의 건강 상태와 체형적 한계를 고려하는 것입니다. 지방흡입은 미용적 목적도 있지만, 고객의 신체에 과도한 무리가 가지 않도록 하는 것이 최우선입니다. 고객이 비현실적인 기대를 가지고 있다면 이를 솔직히 설명하고, 현실적인 목표를 공유할 때 최상의 결과가 나옵니다.

체지방이 많지 않은 경우나 미세한 체형 개선을 원하는 경우, 어떤 접근 방식을 사용하시나요?

그럴 경우에는 맞춤형 접근이 필수적입니다. 우선, 초음파로 지방층 두께를 정확히 측정해 실제 지방이 얼마나 존재하는지를 확인합니다. 이 과정에서 지방층이 거의 없거나 근육 두께의 차이로 인해 생긴 불균형이라면 지방흡입 대신 근육 보톡스 등 대체 시술을 추천할 때도 있습니다.

지방이 소량 존재하는 경우, 엘사(LSSA)와 같은 미세 지방흡입 장비를 사용합니다. 이 기술은 대량 지방흡입 장비로는 처리하기 어려운 얇은 지방층을 정교하게 제거할 수 있습니다. 예를 들어, 팔뚝이나 허벅지 안쪽 같은 민감한 부위에서 피부와 근육 사이의 미세한 균형을 유지하면서 지방을 제거할 수 있죠.

미세한 체형 개선을 원하는 고객들은 종종 흉터나 회복 기간에 민감하기 때문에 최소한의 절개와 섬세한 접근이 필요합니다. 수술 전후 과정에서 고객에게 기대치를 명확히 전달하고, 결과가 과장되거나 왜곡되지 않도록 하는 것도 중요합니다.

지방흡입 후 추천하는 회복 관리 프로그램은 어떤 것이 있나요?

지방흡입 후 회복 관리는 수술 결과를 극대화하고 부작용을 최소화하는 데 필수적입니다. 저는 고객들에게 다음과 같은 프로그램을 추천합니다.

부기와 멍 관리
수술 후 1~2주 동안은 부기와 멍이 생기기 쉽습니다. 이를 줄이기 위해 압박복을 착용하고, 병원에서 제공하는 림프 순환 마사지나 레이저 치료를 병행합니다. 이러한 관리는 부기를 효과적으로 줄이고 피부 탄력을 유지하는 데 도움을 줍니다.

운동 및 활동
수술 후 초기에는 가벼운 산책 정도로 활동을 제한하지만, 2주 차부터는 점진적으로 활동량을 늘려 부기를 빼고 빨리 제자리로 돌아갈수 있도록 합니다. 특히, 고객들에게 하루 30분 이상의 꾸준한 걷기를 권장합니다.

식단 관리
수술 후에는 고염식이나 고지방 음식을 피하고, 단백질과 비타민이 풍부한 식단을 유지하는 것이 중요합니다. 이는 부기를 빨리 빼는 데 도움을 줘서 회복 속도를 높이고 피부 탄력을 회복하는 데 도움을 줍니다.

피부 탄력 유지

지방흡입 후 피부 처짐을 방지하기 위해 탄력 강화 레이저 치료나 피부 관리 프로그램을 추천합니다. 특히, 지방을 대량으로 제거한 경우 피부 탄력이 저하될 가능성이 높으므로 추가적인 관리가 필요합니다.

정기 검진

수술 후 6개월까지는 정기적으로 병원을 방문해 상태를 점검합니다. 고객이 수술 부위의 변화를 스스로 확인할 수 있도록 인바디 검사를 제공하거나 필요시 후속 관리 프로그램을 추천합니다.

이러한 관리 프로그램은 지방흡입술의 결과를 유지하고 고객이 최상의 만족감을 느끼도록 돕는 데 중요한 역할을 합니다.

지방흡입술의 부작용으로 가장 우려되는 부분은 무엇인가요?

지방흡입술에서 가장 우려되는 부작용은 마취 사고와 괴사(조직 손상)입니다. 마취 사고는 고객의 안전과 직결되며, 특히 수면 마취를 사용하는 경우 심호흡 정지가 발생할 위험이 있습니다. 이는 마취 깊이가 과도하거나 고객이 신체적으로 마취에 민감할 때 발생할 수 있습니다.

괴사는 지방을 과도하게 제거하거나 혈액 순환이 원활하지 않은 경우 발생합니다. 특히, 지방을 한꺼번에 많이 제거하면 피부와 조직에 산소와 영양 공급이 부족해져 조직이 죽을 수 있습니다. 이를 예방하려면 적정량의 지방을 제거하고, 수술 후에도 피부 상태를 지속적으로 모니터링해야 합니다.

이 외에도 유착 현상도 우려되는 부작용 중 하나입니다. 유착은 지방을 제거한 후 조직들이 서로 달라붙는 현상으로, 이후 재수술 시 어려움을 초래할 수 있습니다. 이는 고객마다 다르게 나타나며, 특히 단기간에 여러 번 수술을 받을 경우 위험이 커집니다.

마취 사고를 예방하기 위해 가장 중요하게 여기는 점은 무엇인가요?

마취 사고를 예방하기 위해 저는 수술 중 환자의 상태를 지속적으로 관찰하는 것을 가장 중요하다고 생각합니다. 일반적인 수술실에서는 마취과 의사가 마취 수치를 모니터링하지만, 외과 의사인 저는 모니터링을 하면서 동시에 직접 고객의 얼굴 색, 호흡, 맥박 등을 수시로 확인합니다. 이는 고객의 상태가 수치로 나타나기 전에 먼저 다른 징조로 변화가 나타날 수 있기 때문입니다.

또한, 수면 마취 깊이의 조정도 매우 중요합니다. 저는 마취를 너무 깊게 하지 않는 편이며, 고객이 얕은 수면 상태를 유지하도록 신경 씁니다. 마취 깊이가 깊으면 고객은 수술 중 깨어나지 않아 편하지만, 만약 문제가 발생하면 대처 시간이 늦어질 수 있습니다. 반대로 얕은 마취는 고객의 상태를 더 빨리 파악하고 조치를 취할 수 있는 장점이 있습니다.

마지막으로, 응급 상황에 대한 철저한 준비가 필수적입니다. 산소 공급 장비, 응급 약물, 그리고 심폐소생술 장비 등을 항상 준비해 두고, 수술실에서 발생할 수 있는 모든 가능성을 대비합니다.

고객이 원하는 결과와 의학적으로 적합한 결과가 다를 경우, 이를 어떻게 조율하시나요?

솔직하고 구체적인 설명이 필요합니다. 저는 항상 고객에게 '건강이 가장 중요하다'는 점을 강조합니다. 고객이 지나치게 많은 지방 제거를 원하거나 비현실적인 목표를 가지고 있다면, 초음파 검사나 체형 분석 결과를 통해 과학적인 데이터를 보여줍니다.

예를 들어, 고객이 "복부 지방을 완전히 제거해 평평한 배를 만들고 싶다"고 요청한다면, 이를 현실적으로 달성할 수 없는 경우를 설명합니다. "지방은 몸에 필요한 역할을 하기 때문에 완전히 제거하는 것은 불가능하며 건강에 해로울 수 있습니다"라는 점을 공유하며, 고객의 기대를 조정합니다.

또한, 체형적 한계를 시각적으로 보여주는 방식도 효과적입니다. 목표 부위를 네임펜으로 표시한 후, 어느 정도 개선이 가능한지 설명하거나 비슷한 사례를 들어 고객이 현실적으로 이해할 수 있도록 돕습니다.

재수술을 요청하는 고객이 처음 수술 사실을 숨겼을 때, 이를 어떻게 대처 하시나요?

이전에 받았던 지방흡입술 사실을 숨기고 처음인 것처럼 수술을 받았 다면, 이는 신뢰에 큰 영향을 미칩니다. 추가비용을 피하기 위해 숨기는 경우가 가장 많습니다. 수술 중에 경험 있는 의사라면 유착 현상이나 조 직 상태를 통해 재수술 여부는 쉽게 파악할 수 있습니다. 이런 경우, 저 는 수술 후 고객에게 솔직히 상황을 묻습니다. "수술 중 유착 현상을 알 았는데, 이전에 수술을 받은 적이 있으신가요?"라고 물으면 대부분의 고객들은 이 단계에서 재수술 사실을 고백합니다.

만약 고객이 계속 부인한다면, 수술 기록을 통해 직접 증거를 제시하 거나 추가 검사를 통해 유착의 원인을 분석합니다. 중요한 것은 이 과 정에서 고객을 비난하지 않고, 상황을 이해하려는 태도를 유지하는 것 입니다. 신뢰가 깨졌더라도, 우선 고객이 안전한 재수술을 받을 수 있 도록 최선을 다합니다. 하지만, 재수술의 한계를 고객에게 명확히 설명 합니다.

지방흡입 후 피부 처짐을 방지하기 위해 가장 효과적인 관리 방법은 무엇 인가요?

지방흡입 후 피부 처짐은 고객들에게 가장 걱정스러운 부분 중 하나 입니다. 이는 주로 제거된 지방층 아래의 피부가 탄력을 잃고 느슨해지는 데서 비롯됩니다. 이를 방지하기 위해 저는 압박복 착용을 가장 먼저 권장합니다. 압박복은 수술 후 피부를 지지해 주고, 부기와 피부 처짐을 줄이는 데 큰 도움이 됩니다.

추가적으로, 부기가 가라앉은 후에는 바디 전용 리프팅 장비를 사용하여 피부의 탄력 세포 자극을 촉진합니다. 이 장비들은 피부 깊숙한 층을 자극해 탄력을 회복시키는 데 탁월한 효과를 보입니다. 특히, 복부나 엉덩이처럼 처짐이 두드러지기 쉬운 부위에서 활용도가 높습니다. 다만, 이러한 장비는 필수는 아니며 피부 상태에 따라 고객과 충분히 상의한 후 진행합니다.

피부 처짐 방지에서 가장 중요한 것은 고객의 회복 과정에서의 노력입니다. 꾸준한 산책이나 가벼운 운동은 피부와 조직의 혈액 순환을 개선해 회복 속도를 높이고, 처짐을 최소화하는 데 큰 도움이 됩니다.

울쎄라, 써마지 같은 리프팅 장비는 어떤 고객에게 추천하시나요?

리프팅 장비는 피부 처짐이 심하지 않은 고객들에게 적합합니다. 지방흡입 후 약간의 탄력 저하만 보이는 고객들은 이러한 장비를 통해 효과적으로 피부를 정돈할 수 있습니다. 예를 들어, 복부나 엉덩이처럼 지방 제거량이 많아 피부 처짐이 예상되는 부위에서 사용하면 좋은 결과를 얻을 수 있습니다.

하지만 피부 처짐이 매우 심하거나 나이가 많아 이미 탄력을 상당 부분 잃은 고객들에게는 리프팅 장비의 효과가 제한적일 수 있습니다. 이 경우 실리프팅과 같은 다른 방법을 병행하기도 합니다. 실리프팅은 피부를 물리적으로 끌어올려주는 방식으로, 탄력 개선 효과가 즉각적이지만 모든 고객에게 필요한 시술은 아닙니다.

결국, 각 고객의 피부 상태와 기대치를 충분히 이해한 후, 가장 적합한 방법을 추천하는 것이 중요합니다. 고객마다 다른 결과를 낳기 때문에 저는 항상 맞춤형 접근을 지향합니다.

지방흡입 후 술과 담배가 회복 과정에 미치는 영향은 무엇인가요?

술과 담배는 지방흡입 후 회복 과정에 치명적인 영향을 미칩니다. 특히, 담배는 혈액 순환을 방해하여 조직에 산소와 영양 공급을 어렵게 만듭니다. 이는 상처 치유를 지연시키고, 피부가 본래의 색으로 돌아오지 못하게 합니다. 담배를 피우는 고객들에게서는 피부가 까맣게 변하거나 색이 고르지 않게 돌아오는 사례가 종종 보입니다.

술 역시 체내 염증을 악화시키는 주요 원인 중 하나입니다. 수술 후 몸이 회복하려면 면역체계가 원활히 작동해야 하는데, 술은 염증을 증가시켜 회복을 더디게 만듭니다. 실제로 수술 후 3~4일 만에 술을 마신 고객들은 그렇지 않은 고객들보다 회복 속도가 눈에 띄게 느리며, 부기나 통증이 더 오래 지속되는 경향이 있습니다.

그래서 저는 모든 고객에게 최소 한 달간 금연과 금주를 엄격히 권장합니다. 안타깝게도 이를 지키는 고객은 10% 정도에 불과하지만, 회복 결과의 차이가 매우 크기 때문에 계속해서 강조하고 있습니다.

회복 기간 고객들에게 반드시 권장하는 생활 습관이나 운동 방법은 무엇인가요?

회복 초기에는 과격한 운동보다는 가벼운 산책과 같은 활동을 추천합니다. 하루에 15분에서 30분 정도 걷기는 혈액 순환을 개선하고, 부기를 빠르게 줄이는 데 매우 효과적입니다. 산책은 간단하지만, 꾸준히 실천하면 큰 변화를 가져옵니다.

부기가 어느 정도 가라앉은 2주 이후부터는 활동량을 조금씩 늘리는 것이 좋습니다. 고객의 몸 상태에 따라 가벼운 스트레칭이나 유산소 운동을 병행할 수 있습니다. 다만, 고객 스스로 몸 상태를 잘 살펴야 합니다. 예를 들어, 땀이 나거나 조금 숨이 찰 정도로 운동하면 효과적이지만, 과도한 운동은 회복 속도를 저해할 수 있습니다.

즉 자신의 몸 상태를 주의 깊게 살피는 것이 가장 중요합니다. 의사의 지침을 따르되, 자신의 회복 속도에 맞는 운동량을 스스로 조절하는 것이 최선입니다.

수술 후 요요 현상을 방지하려면 어떤 노력을 기울여야 하나요?

지방흡입은 체형을 개선하는 강력한 도구이지만, 결과를 유지하려면 노력이 필수적입니다. 가장 중요한 것은 식단 관리와 규칙적인 운동입니다. 하지만 저는 지나치게 극단적인 다이어트를 권장하지 않습니다. 이는 지속 가능하지 않기 때문입니다.

대신, 평소 식단에 약간의 변화를 주는 것을 권합니다. 예를 들어, 고염식이나 고지방식을 줄이고, 단백질과 채소를 적절히 섭취하는 식단을 추천합니다. 이와 함께, 필요에 따라 다이어트 약을 병행할 수도 있습니다. 다이어트 약은 식욕 중추를 억제해 식사량을 자연스럽게 줄이는 데 도움을 줄 수 있습니다. 다만, 이는 고객 상태에 따라 신중히 처방해야 하며 과다 복용은 피해야 합니다. 운동 역시 요요 방지에 중요한 역할을 합니다. 수술 후 약 3개월간 꾸준히 운동하며 체형을 유지하면, 몸이 새로운 상태에 적응하게 됩니다. 이 시기를 잘 넘기면 요요 현상을 예방하는 데 훨씬 유리합니다.

다이어트 약의 역할과 효과적인 사용 방법에 대해 설명해 주세요.

다이어트 약은 식욕 중추를 억제해 식사량을 줄이는 데 도움을 줍니다. 지방흡입 후에는 식습관을 바꾸는 것이 중요한데, 다이어트 약은 고객들이 새로운 식단에 적응하는 데 큰 도움을 줍니다. 예를 들어, 평소보다 적은 양을 먹더라도 배고픔을 덜 느끼게 해줍니다.

다만, 다이어트 약은 중독성이 있을 수 있기 때문에 최소한의 용량으로 단기간 사용하는 것이 원칙입니다. 저는 보통 세 달 정도 처방하며, 이 기간에 식습관을 안정적으로 바꾸도록 돕습니다. 이후에는 약을 끊고도 식사량을 조절할 수 있도록 고객에게 동기부여를 합니다.

뉴스에서 보도된 무분별한 약물 사용 사례가 걱정을 초래하기도 하지만, 올바른 처방과 관리 하에 사용하면 효과적이고 안전한 도구가 될 수 있습니다. 약물 사용은 단기적인 보조 수단으로만 활용하고 지속가능한 건강 관리를 목표로 해야 합니다.

현재 지방흡입 기술이 앞으로 발전할 가능성은 어떻게 보시나요?

지방흡입 기술은 이미 상당히 정교한 수준에 도달했지만, 앞으로의 발전 가능성은 여전히 열려 있습니다. 현재 사용되는 장비들, 예를 들어 VASER나 엘사(LSSA) 같은 미세 지방흡입 장비는 세밀한 체형 조각을 가능하게 했습니다. 하지만 이러한 장비의 발전은 큰 기술 혁신보다는 소규모 업그레이드와 사용 편의성 개선에 집중될 가능성이 높습니다.

예를 들어, 현재 지방흡입 장비의 작동 방식은 기본적으로 물리적 흡입과 초음파 기술을 결합한 형태로 안정적이고 효과적입니다. 하지만 미래에는 더 적은 통증과 빠른 회복을 목표로 하는 기술들이 개발될 수 있습니다. 특히, AI를 이용한 정밀한 지방 분포 분석이나 고객별 맞춤형 흡입 플랜을 자동으로 설정하는 시스템이 등장할 가능성도 있습니다.

또한, 지방흡입과 피부 탄력 회복을 동시에 해결할 수 있는 복합 장비가 주목받을 것입니다. 예를 들어, 지방 제거 후 남은 피부를 자동으로 리프팅하거나 콜라겐 생성을 유도하는 기술이 포함된 장비들이 출시될 것으로 기대됩니다.

다만, 지방흡입 기술의 발전보다 중요한 것은 의사의 숙련도와 경험입니다. 아무리 좋은 장비가 있어도 이를 잘 활용하지 못하면 결과는 만족스럽지 않을 수 있습니다. 그래서 기술의 발전과 함께 의사의 트레이닝과 실력도 함께 발전해야 한다고 생각합니다.

한국이 K-뷰티와 지방흡입 분야에서 세계적으로 인정받는 이유는 무엇이라고 생각하시나요?

가장 큰 이유는 의사의 손기술과 섬세함이라고 생각합니다. 외국에서는 한국 의사들의 섬세한 시술 결과를 두고 '신의 손'이라 부르는 경우도 있습니다. 이는 단순히 기술적인 면만이 아니라, 미세한 디테일까지 놓치지 않는 한국 의사들의 노력과 열정에서 비롯된 결과입니다.

같은 지방흡입을 하더라도 한국 의사들은 체형의 전체적인 균형과 아름다움을 고려합니다. 예를 들어, 단순히 지방을 제거하는 데 그치지 않고, 환자 개개인의 체형에 맞춘 디자인을 통해 최적의 결과를 도출합니다. 이러한 디테일한 접근은 다른 나라에서는 흔치 않은 방식이죠.

또 하나의 중요한 요인은 최신 장비와 기술의 빠른 도입입니다. 한국은 새로운 장비와 기술이 등장하면 이를 빠르게 채택해 고객들에게 최상의 결과를 제공하려는 경향이 강합니다. 더불어, 고객과의 소통을 중요하게 생각하는 문화도 큰 역할을 합니다. 고객이 원하는 결과를 듣고, 이를 현실적으로 구현할 수 있는 방법을 제시하는 능력은 한국 의사들이 특히 뛰어난 부분입니다.

마지막으로, K-뷰티의 전반적인 인기와 한국 의료 시스템의 높은 신뢰도도 큰 요인입니다. 외국인 고객들이 한국을 찾는 이유 중 하나는 '최고의 결과를 기대할 수 있다'는 믿음입니다. 특히 지방흡입처럼 몸매와 직결된 수술에서는 이런 신뢰가 큰 영향을 미칩니다.

지방흡입을 고민하는 사람들에게 조언해 주신다면 어떤 점을 강조하시겠습니까?

제가 가장 강조하고 싶은 점은 충분한 사전 준비와 현실적인 기대입니다. 지방흡입은 체형을 개선하는 강력한 도구지만, 이것이 모든 문제를 해결해 주는 마법 같은 방법은 아닙니다. 따라서 수술을 고려하기 전에 자신의 현재 상태와 목표를 명확히 해야 합니다.

먼저, 운동과 식단 조절을 최대한 시도해 보기를 권합니다. 저는 고객들에게 "한 달 동안 꾸준히 노력해보고 1~2kg 이상의 감량이 보인다면 수술을 고려할 수 있다"고 조언합니다. 이는 수술 후에도 결과를 유지할 수 있는 고객의 노력이 필요하기 때문입니다. 만약 기본적인 관리조차 어렵다면 지방흡입 후 요요 현상이 올 가능성이 큽니다.

또한, 의사를 신중히 선택하는 것이 중요합니다. 수술을 결정하기 전에 충분히 상담하고, 의사의 경험과 철학, 그리고 고객 리뷰를 검토해야 합니다. 지방흡입은 단순히 지방을 제거하는 것이 아니라, 고객의 건강과 미적 목표를 모두 만족시키는 과정입니다.

마지막으로, 현실적인 기대를 가지는 것이 필요합니다. 수술 후 결과는 개인의 체형과 피부 상태, 회복 과정에 따라 달라질 수 있습니다. 너무 과도한 기대는 실망으로 이어질 수 있으니, 의사와 충분히 논의해 합리적인 목표를 설정하는 것이 중요합니다.

CURRICULUM VITAE

김진오 / Jino Kim M.D., PhD
성형외과 전문의

1. 경력 및 이력
· 뉴헤어모발성형외과의원 대표원장

· 연세대학교 의과대학 졸업
· 세브란스병원 성형외과 외래교수
· 대한성형외과의사회 상임이사
· 대한레이저피부모발학회 상임이사
· 최소침습성형연구회(MIPS) 학술의원
· ICLAS 상임이사
· 미국모발이식자격의(ABHRS)
· 세계모발이식학회(ISHRS)정회원
· 대한성형외과학회 학술위원(전)
· 대한미용성형외과학회 학술위원(전)
· 대한모발이식학회 상임이사(전)

2. 진료철학
진료의 핵심은 단순히 외적인 아름다움이 아닌, 한 사람의 얼굴과 삶, 감정과 기억이 조화를 이루며 자연스럽게 이어지도록 섬세하게 설계하는 데 있습니다. 특히 모발은 단순한 외모적 요소를 넘어 개인의 정체성과 깊이 연결된 감정의 영역입니다. 리프팅이나 성형수술 후 헤어라인이 흐트러졌을 때 환자가 겪는 불편함은 외모의 변화 때문만이 아니라, 자신에게 익숙했던 '얼굴의 언어'가 낯설어졌다는 당혹감에서 비롯됩니다.
저는 진료가 기술적 완성에서 끝나선 안 된다고 생각합니다. 환자의 삶과 마음을 세심하게 헤아리는 감각, 그리고 디자인 이상의 공감이 어우러져야만 진정한 만족과 아름다움이 완성됩니다.

· 홈페이지: https://newhairps.com/
· 인스타그램: @jinokims
· 카카오톡채널: https://pf.kakao.com/_BxdxlPxd
· 유튜브(김진오의 뉴헤어 프로젝트): https://www.youtube.com/@newhair_pjt
· 네이버블로그: https://blog.naver.com/newhair_blog

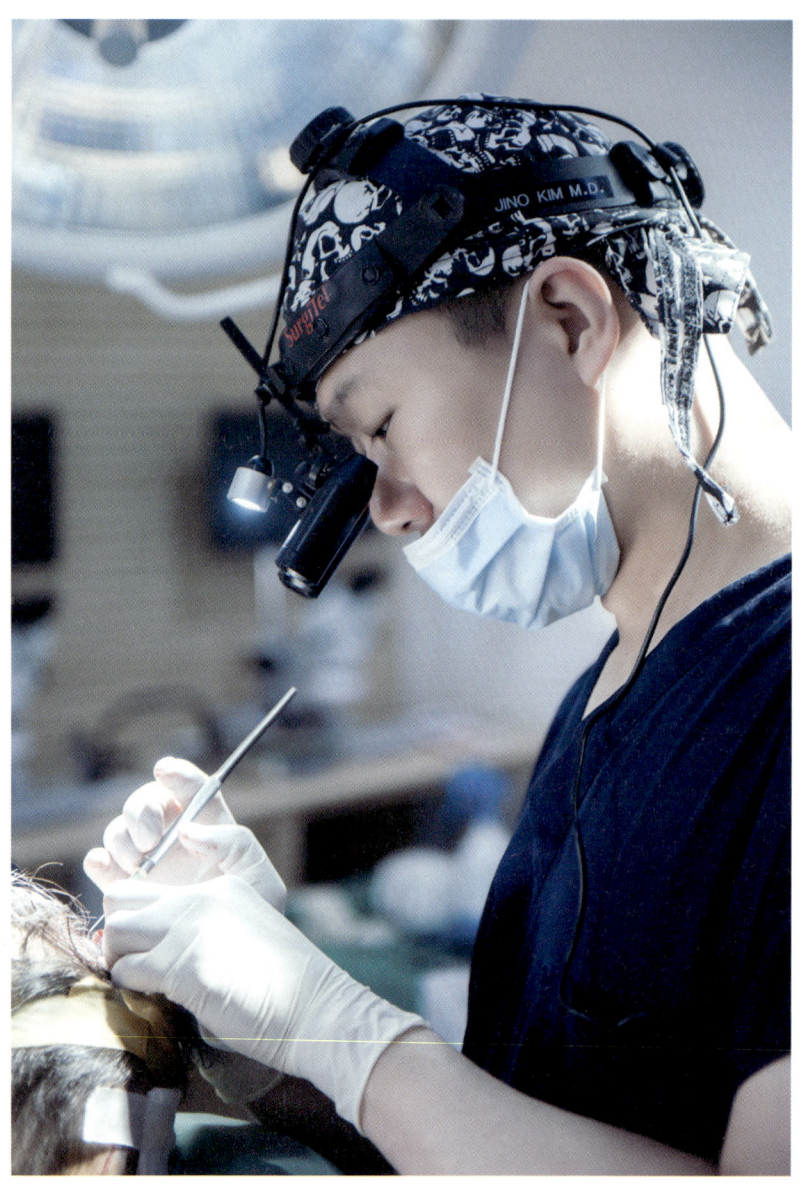

뉴헤어모발성형외과 김진오 원장

review

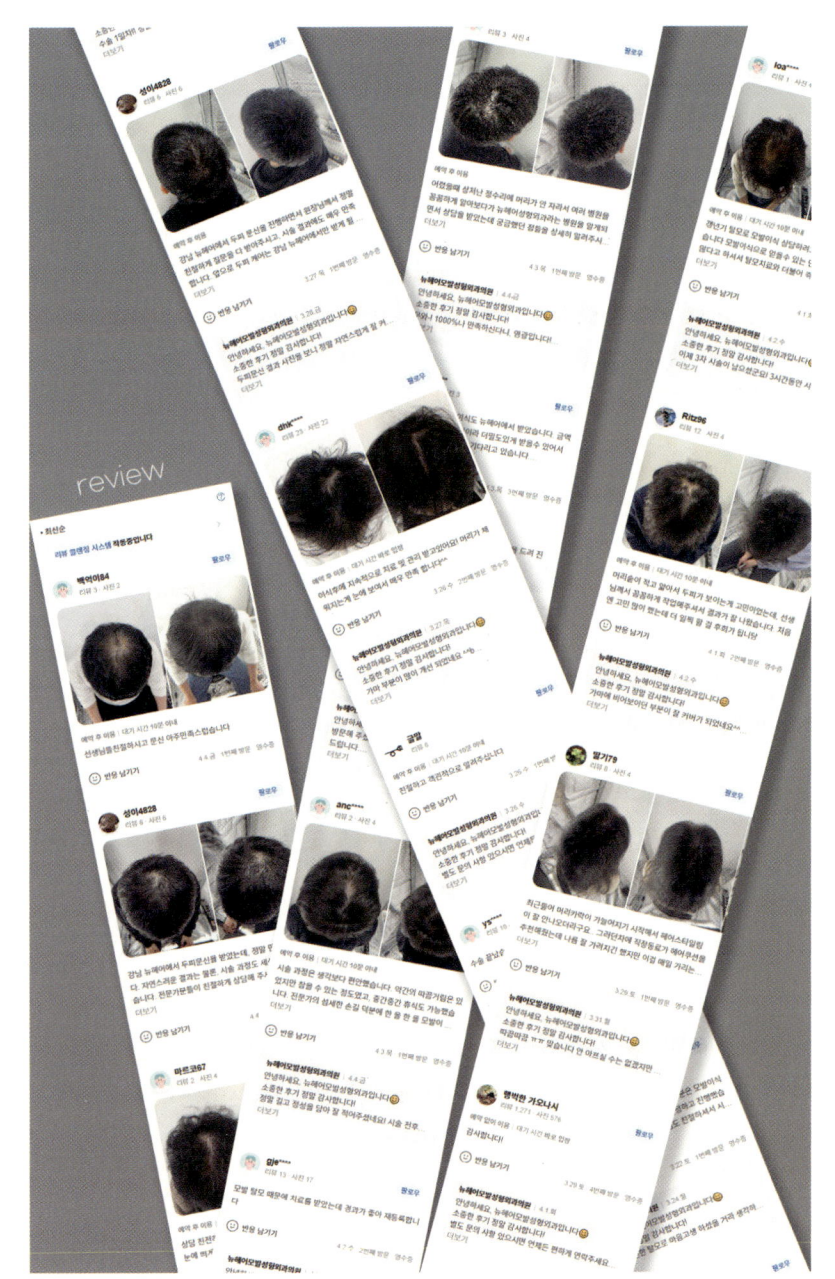

모발이식, 자신감을 새롭게 디자인하다

 탈모와 헤어라인에 대한 인식은 과거에 비해 크게 달라졌습니다. 불과 몇 년 전만 해도 모발이식은 중장년 남성의 전유물처럼 여겨졌지만, 최근에는 젊은 층부터 여성, 그리고 수술 흉터를 가리는 목적에 이르기까지 그 수요와 목적이 다양해지고 있습니다. 뉴헤어모발성형외과 김진오 원장은 20대 초반의 탈모 환자부터 50대 초반의 거상술 흉터 환자, 그리고 이마 콤플렉스로 고민하는 여성까지 폭넓은 고객층의 모발 상태와 심리적 니즈를 분석해 왔습니다. 이를 통해 발견한 중요한 사실은 모발이식이 단순히 '머리숱을 늘리는 시술'을 넘어, 탈모 치료, 미용 교정, 수술 흉터 복원 등 다양한 기능을 수행하며, 고객의 삶에 긍정적인 영향을 미칠 수 있다는 점입니다.

 김진오 원장이 진료 현장에서 직접 체감한 변화 중 하나는 연령과 성별의 다양성입니다. 전통적으로 모발이식은 '50대 이상의 남성 탈모'를 해결하는 대표 시술로 알려져 있었지만, 최근에는 20대 초반부터 탈모가 시작돼 적극적으로 치료를 원하는 남성이 늘고 있으며, 심지어는 가족력이나 스트레스성 탈모로 빠르게 모발 밀도가 떨어지는 사례가 잇따르고 있습니다. 반면, 탈모가 아닌 '이마가 넓다'거나 '헤어라인이 울퉁불퉁하다'는 미용적 고민을 해결하기 위해 찾는 여성 고객도 급증하고 있습니다.

또 다른 특징은 수술 흉터, 피부 질환, 사고 흉터 같은 특수 상황에서 모발이식이 적극적으로 고려된다는 점입니다. 예컨대 안면거상 후 남은 귀 주변 흉터가 스트레스가 된 환자들에게는 머리카락을 심어 자연스럽게 흉터 부위를 덮는 복원 시술이 효과적인 대안이 될 수 있습니다. 이는 모발이식이 신체 여러 부위에서 발생하는 콤플렉스를 극복하기 위한 복합적 솔루션으로 쓰이고 있음을 보여주는 사례입니다.

의료기술과 장비의 발달도 모발이식의 접근성을 높이는 데 크게 기여하고 있습니다. 과거에는 한 번의 모발이식으로 대량의 모낭을 옮기기가 쉽지 않았고, 이식 후의 흉터나 통증이 걱정되어 망설이는 사람들이 많았습니다. 그러나 절개와 비절개(FUE) 방식이 각각 발전하고, 모낭주사나 영양제, 레이저 치료를 병행하는 통합적 접근이 늘어나면서 수술 성패를 좌우하던 생착률도 유의미하게 향상되는 추세입니다. 또한, 회복 기간과 흉터 부담이 줄어들며 일상으로의 복귀가 훨씬 빨라졌습니다.

김진오 원장은 이러한 변화를 바탕으로, 고객의 연령과 목적, 모발과 두피 상태를 종합적으로 고려하는 맞춤형 솔루션이 모발이식의 성패를 결정한다고 강조합니다. 20대 초반의 탈모는 공격적인 치료와 예방이 동시에 필요하고, 여성 헤어라인 교정은 '얼굴형에 맞춘 디자인'이 핵심이며, 흉터 부위 이식은 일반적인 탈모와 달리 생착 환경을 면밀히 점검해야 한다는 것입니다. 그리고 모발이식 결과를 극대화하기 위해서는 수술 전후 관리와 장기적 모니터링이 필수적입니다. 이는 탈모가 진행되는 속도를 늦추고, 새롭게 이식된 모발을 건강하게 유지해 주는 가장 중요한 방법이기 때문입니다.

다음은 김진오 원장이 만난 세 가지 대표 사례 '20대 초반 남성 탈모 이식', '20대 후반 여성 헤어라인 교정', 그리고 '50대 초반 남성의 거상 흉터 부위 이식'을 중심으로, 모발이식이 가져오는 신체적·심리적 변화를 생생하게 보여줍니다. 우리는 각 사례를 통해 모발이식이 어떻게 젊은 탈모 환자의 자존감을 회복시키고 여성들의 미용 고민을 해소하며, 수술 흉터를 자연스럽게 가리는 데까지 확장되는지를 확인할 수 있습니다.

사례 1 : 20대 초반 남성의 모발이식 + 모낭주사 병행 치료

[고민] 군 복무 전부터 찾아온 탈모의 불안감

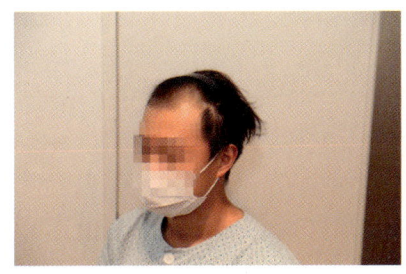 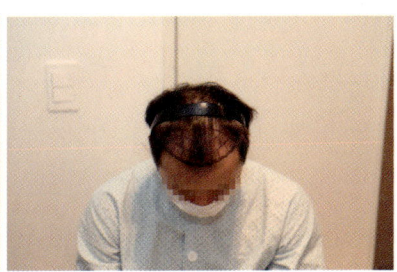

　20대 초반의 대학생인 김우진(가명) 씨는 몇 년 전부터 자신의 이마 선이 조금씩 뒤로 밀려간다고 느끼기 시작했습니다. 처음엔 '설마 이렇게 젊은 나이에 탈모가 올까?' 하는 생각에 대수롭지 않게 넘겼지만, 거울을 볼 때마다 머리카락이 점점 얇아지고 숱도 적어지는 모습이 확연히 느껴졌습니다. 군대에서 복무하는 동안에도 탈모 증상은 멈추지 않았고, 가족 중에 유전 탈모를 겪은 사례가 있다는 사실이 우진 씨의 불안감에 더욱 불을 지폈습니다.

　군 복무를 마친 뒤, 진지하게 탈모 관리를 시작해야겠다고 결심한 그는 이미 탈모약 복용과 미녹시딜 도포 등 기본적인 홈케어 방법을 꾸준히 해오고 있었습니다. 하지만 거울에 비친 자신의 머리카락은 여전히 듬성듬성해 보였고, 이마 라인 근처와 정수리 부근의 밀도는 상당히 떨어져 있었죠. 사회에 복학하기 전, 더 심해지기 전에 적극적으로 치료하자는 마음으로 병원을 찾게 되었습니다.

[진단] 예상보다 빠른 탈모 진행과 넓어진 탈모 범위

　상담을 통해 두피와 모발 상태를 면밀히 확인해 본 결과, 탈모가 이미 눈에 띌 정도로 진행된 상태라는 진단이 나왔습니다. 젊은 나이임에도 불구하고 이마 라인이 크게 뒤로 물러나 있고, 정수리 쪽도 모발 밀도가 눈에 띄게 저하되어 있었습니다.

(1) 가족력: 아버지나 친가 쪽에 탈모 이력이 있는 경우, 일반적으로 탈모 발현 시기가 빨라지고 범위도 넓어질 수 있습니다.
(2) 탈모약·미녹시딜 사용 이력: 이미 약물치료와 외용제를 병행하고 있었지만, 공격적인 진행형 탈모로 인해 숱과 밀도 회복이 충분치 못했습니다.
(3) 심리적 불안: 어릴 때부터 느낀 탈모에 대한 두려움이 사회생활을 앞두고 더 큰 스트레스로 작용하고 있었습니다.

　이 모든 요소를 고려해볼 때, 단순히 약물과 미녹시딜만으로는 이미 빠진 모발을 되살리기에 역부족이라는 결론에 이르렀습니다. 뉴헤어모발성형외과는 모발이식을 통해 탈모 부위를 보완하고, 모낭주사와 영양제 등 여러 보조치료를 병행하여 떨어진 모발 밀도를 확실히 높이는 전략을 제안했습니다.

[수술 과정] 절개 모발이식 2,000모낭과 빠른 일정 진행

(1) 수술 준비와 디자인

　수술 유형 결정: 우진 씨의 경우, 탈모 범위가 넓고 전체 모발 밀도가 상당히 낮아 '절개 모발이식' 방식을 선택했습니다. 절개 수술은 한 번에 많은 모낭을 확보하기에 유리해 2,000모낭 이식을 목표로 했습니다.

　디자인: 이마 라인을 너무 낮추지 않으면서도 자연스러운 곡선으로 복원하는 것이 핵심이었습니다. 정수리와 앞머리의 연결 부위도 고려해 전체적으로 균형 잡힌 모발선을 만드는 데 집중했습니다.

(2) 수술 당일 절차

　절개 모발 채취: 뒷머리(후두부)에서 두피를 절개해 모낭 단위로 분리·정제합니다. 고른 밀도를 위해 가능한 건강한 모발을 최대한 선별하며, 모낭 손상을 최소화하는 것이 성공 포인트입니다.

　이식 과정: 디자인된 이마 라인 부분부터 정수리쪽까지 모낭을 고르게 심습니다. 피부 손상이 적고 염증이 생기지 않도록 모낭이 들어갈 각도와 방향을 미세 조정합니다.

　수술 시간: 2,000모낭 진행 시, 개인차가 있지만 대략 6~8시간 정도 소요됩니다.

[후관리] 모낭주사와 영양제로 공격적 시너지 노리기

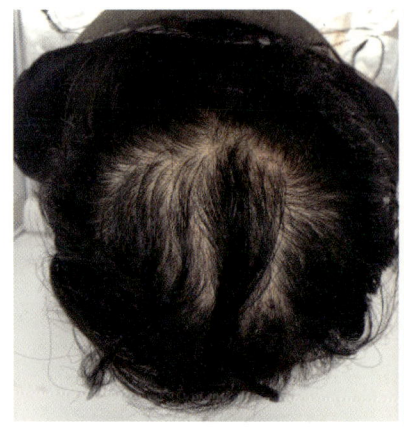

모낭주사 치료 전 모습

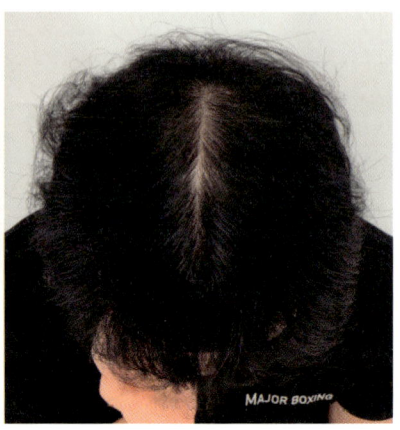

12회 모낭주사 치료 후

모낭주사를 24회(1~2주 간격) 받도록 권장했습니다. 모낭주사는 고객 맞춤형 성분으로 배합하는데, 주사 안에 비타민, 성장인자, 두피 진정 성분 등을 적절히 혼합해 새로 이식된 모발의 생착률과 기존 모발의 건강을 모두 끌어올리는 역할을 하죠. 그러나 우진 씨는 개인 사정으로 12회까지만 주사를 맞았습니다. 절반 정도만 진행했음에도 정수리 전체적인 밀도가 좋아졌고, 모발에 힘이 생기는 걸 직접 체감했다고 합니다.

(1) 영양제와 탈모약 병행

이식 부위의 빠른 회복과 전체 모발 상태 개선을 위해 영양제와 기존에 복용하던 탈모약은 꾸준히 병행했습니다. 비오틴, 아연, 오메가3 등 두피 건강에 도움을 주는 영양소를 적절히 공급함으로써 모낭 손상을 최소화하고 탈모 진행 속도를 억제했습니다.

(2) 일정 관리

수술 후 1~2주 차: 붓기와 가려움이 흔히 발생하는 시기로, 청결 유지가 중요합니다.

수술 후 1개월 차: 이식된 모발이 일시적으로 빠져 '쉐딩 현상'이 올 수 있으나 정상적인 회복 과정입니다.

모낭주사 주기: 본래 1~2주 간격으로 진행했어야 했지만, 12회만 진행하였음에도 상당한 효과를 보였습니다.

[결과] 1년 후 확연히 달라진 이마 라인과 정수리 밀도

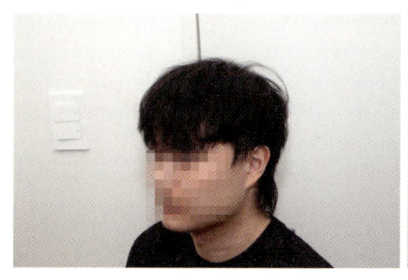
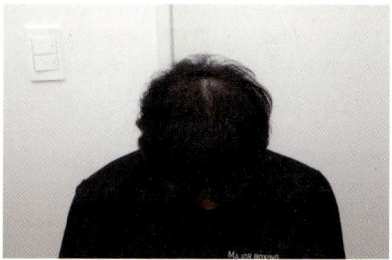

수술 1년 경과 시점에서 우진 씨가 병원을 다시 찾았을 때, 많은 변화가 감지되었습니다. 군대 전역 때와 비교해 이마 선이 확실히 낮아지고 촘촘해진 모습이었죠. 머리를 올백으로 스타일링해도 이마가 드러나는 부분에 대한 고민이 크게 줄었습니다. 또 가장 크게 고민하던 정수리 부근이 모낭주사와 이식 효과로 한층 두터워졌습니다. 실제로 모발을 만졌을 때 손가락 사이로 느껴지는 모발 양이 이전과는 비교할 수 없을 정도라고 했습니다. 이는 우진 씨의 심리적 자신감 상승으로 이어졌습니다. 모자를 항상 쓰고 다니던 습관에서 벗어나 스타일링의 폭이 넓어진 것이죠. 탈모가 가져다준 스트레스에서 벗어나면서 학업과 사회생활에도 확신과 자신감을 더할 수 있게 되었습니다.

물론 아직도 유전적·호르몬적 탈모가 완전히 사라진 것은 아니기에 꾸준한 약물치료와 정기 검사, 적절한 영양제 섭취가 이어져야 합니다. 하지만 20대 초반에 이미 빠져나가던 모발을 되살린 점, 그리고 모낭주사로 모발 굵기와 질감 개선을 병행했다는 점에서 매우 의미 있는 결과로 평가할 만합니다.

김우진 씨의 사례는 어릴 때 시작된 탈모라도 적절한 시기에 올바른 방법으로 적극 대응한다면 충분히 개선이 가능하다는 점을 잘 보여줍니다. 단순히 약만 복용해서는 해결되지 않던 문제를 모발이식 + 모낭주사 + 영양제로 '멀티 어프로치' 한 것이 주효했고, 무엇보다 이식 전/후 철저한 관리가 좋은 결과를 이끌어냈습니다.

사례 2: 20대 후반 여성의 헤어라인 교정

[고민] 넓은 이마로 인한 오랜 콤플렉스

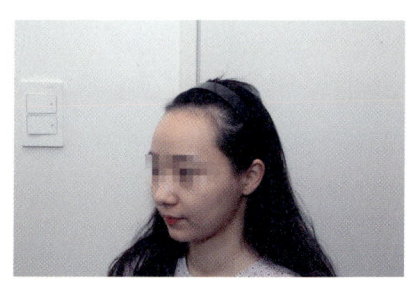

20대 후반의 초등학교 교사인 최수진(가명) 씨는 어릴 때부터 '이마가 유독 넓다'는 이야기를 듣고 자랐습니다. 친구들 사이에서는 농담 반, 진담 반으로 '황비홍'이라는 별명을 들을 정도였답니다. 학창 시절에는 앞머리를 기르거나 머리띠로 이마를 살짝 가리는 식으로 고민을 감췄지만, 운동을 하거나 땀이 많이 날 때는 거울 속에 보이는 넓은 이마가 계속 신경 쓰였습니다.

문득 '방학 동안 시간을 내서 이 문제를 확실히 해결해보자'는 결심이 들었을 때, 가장 먼저 떠오른 것은 헤어라인 교정이었습니다. 이마가 넓다고 해서 꼭 탈모가 있는 것은 아니었지만, 미용적 헤어라인 개선으로도 콤플렉스를 해소할 수 있다는 정보를 접한 뒤 병원을 찾게 되었죠.

[진단] 미용 목적 헤어라인 보정의 중요성

상담 결과, 수진 씨의 경우 탈모가 아니라 선천적으로 이마·관자놀이가 넓은 편이라는 판정을 받았습니다. 때문에 이마 중앙을 일부 낮추고,

옆부분(관자놀이)까지 볼륨감을 채우는 것이 목표였습니다. 헤어라인 교정은 단순히 앞머리 쪽에 모발을 '줄 세우듯' 심는 게 아니라, 얼굴형에 맞춰 자연스러운 디자인을 만드는 게 핵심이었습니다.

(1) 얼굴 비율 분석: 수진 씨의 이마 높이와 전체 얼굴 비율(눈·코·입, 광대, 구레나룻 라인 등)을 종합적으로 살폈습니다.
(2) 레이저 포인팅을 통한 맞춤 디자인: 이마 라인을 어디까지 낮출지, 구레나룻 부위를 얼마만큼 메울지 등을 미리 점검했습니다. 수진 씨가 구레나룻 부분도 조금 더 보완해달라고 요청해 실제 시술 전 디자인을 여러 번 수정했습니다.

[수술 과정] 절개 모발이식으로 풍부한 이식량 확보

수진 씨는 처음에는 비절개(FUE) 방식을 희망했지만, 넓은 이마를 최대 2cm 정도 좁히고 측면까지 채우려면 적어도 2,000모낭이 필요한 상황이었습니다. 비절개방식이 큰 흉터 없다는 장점이 있지만, 절개방식이라도 흉터의 티가 잘 나지 않고, 적지 않은 수의 모낭 채취와 더불어 조금이라도 생착에 유리하게 하기 위해 절개법을 선택했습니다.

· 디자인 확정: 수술 전날 마지막으로 디자인을 점검해 좌우 대칭과 구레나룻 길이를 다시 확인했습니다.
· 후두부 절개: 뒷머리에서 두피를 절개해 모낭 단위로 분리·정제합니다.

· 이식 과정: 이마 라인을 2cm 정도 낮추는 데 필요한 앞머리 및 측면 부위에 모낭을 골고루 심어주었습니다. 이 과정에서 라인이 부자연스러워지지 않도록 모발이 자라는 방향, 각도 등을 세심히 조율했습니다.

[후관리] 방학을 활용한 휴식과 흉터 관리

교사라는 직업 특성상, 수진 씨는 수술 직후 약 2주간 방학 기간을 이용해 휴식과 회복에 전념할 수 있었습니다. 이 시기에 두피 관리와 흉터 케어를 적극적으로 해야 수술 부위가 부드럽게 아물고 좋은 생착률을 유지할 수 있습니다.

· 주의사항: 절개 부위의 실밥 제거 시점(보통 10~14일 후)을 놓치지 않고, 과도한 운동이나 강한 샴푸질을 피해야 합니다.
· 가벼운 활동: 가벼운 스트레칭이나 산책 정도는 가능하나 머리에 직접적인 충격이나 과도한 땀 배출을 일으킬 수 있는 운동은 자제했습니다.

절개 방식이지만, 뒷머리의 흉터가 머리카락으로 가려지도록 모발 방향을 설계했기 때문에 일상생활에는 크게 지장이 없었습니다. 다만, 장기적으로 머리를 짧게 자를 경우 절개 자국이 드러날 수 있으므로, 흉터 연고나 레이저 치료를 병행할 수도 있다는 안내를 받았습니다.

[결과] 자연스러운 라인으로 넓은 이마 콤플렉스 해소

수술 후 1년 경과 시점에서 수진 씨는 자신의 새로운 헤어라인에 매우 만족해했습니다. 헤어라인이 앞으로 내려오고 양옆 관자놀이 부위가 채워지면서 얼굴형이 한층 둥글고 부드러워 보였죠.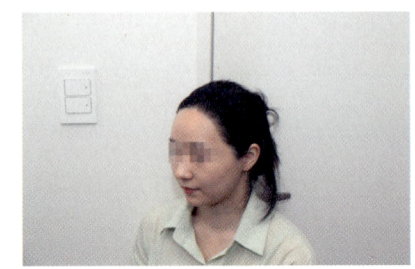
외관상 '넓은 이마' 콤플렉스가 거의 느껴지지 않는 수준이었습니다. 이전에는 앞머리로 이마를 가려야 한다는 강박이 있었지만, 이제는 땀이 많이 나는 체육 수업 때도 앞머리를 시원하게 올려 묶어도 부담이 없다고 합니다. 또 사람들 앞에서 발표나 강의를 할 때 자신감이 생겼고, 스타일링에 변화를 주는 즐거움도 누리고 있다고 했습니다.

이처럼 미용 목적의 헤어라인 교정은 단순히 '머리카락을 심는다'는 개념을 넘어, 개인의 얼굴형과 비율을 보완해주고 대인관계 및 심리적 만족도를 높여주는 시술로 자리매김하고 있습니다.

사례 3: 50대 초반 남성의 거상 흉터 모발이식

[고민] 안면거상 후 남은 귀 주변 흉터 스트레스

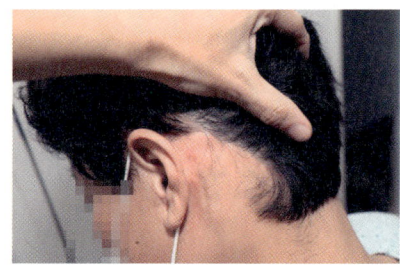
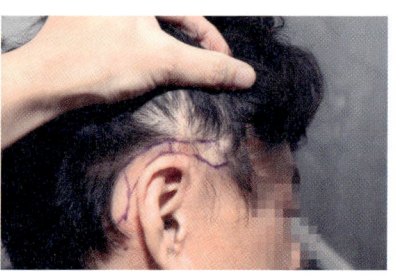

50대 초반 직장인 박정호(가명) 씨는 몇 년 전 노화로 인해 늘어진 얼굴선을 개선하고자 안면거상술을 받은 경험이 있었습니다. 그러나 수술 후 관자놀이부터 귀 뒤쪽까지 이어지는 흉터가 생각보다 크게 남았고, 이는 또 다른 스트레스 요인이 되었습니다.

인터넷 검색을 해보니, 흉터 부위에 모발을 심어 흉터를 가릴 수 있다는 정보를 발견하고 상담을 받았지만, 흉터 부위 모발이식은 생착률이 낮을 수 있다는 이야기를 들어 망설였습니다. 그러다 병원의 유튜브 영상을 보고 직접 방문해 상담을 진행하게 되었습니다.

[진단] 흉터 조직에서 모발 생착률은 70% 전후

일반 피부와 달리 흉터 조직은 혈관 분포가 고르지 않고 조직이 단단하기 때문에 심어진 모낭이 살아남는(생착) 비율이 상대적으로 낮습니다. 환자마다 다르지만, 박정호 씨는 최대 70% 정도의 생착률을 예상했습니다.

(1) 흉터 확인: 관자놀이에서 귀 뒤쪽으로 이어지는 길고 얇은 흉터였고, 흉터 자체가 볼록하거나 울퉁불퉁하진 않았지만 조직 탄력이 떨어지고 혈류가 원활치 않을 가능성이 있었습니다.
(2) 환자의 걱정: 만약 많은 모낭을 이식했는데 제대로 자라지 않으면 어떡하나 하는 불안감이 있었습니다.
(3) 전문의 설명: 몇 차례로 나누어 모발이식을 진행할 수도 있으나 먼저 비절개 방식으로 1,000모낭을 옮겨보고 결과를 지켜보자고 제안했습니다.

[수술 과정] 비절개 1,000모낭 이식으로 흉터 가리기

(1) 비절개(FUE) 방식 선택

채취 부위: 뒷머리에서 모낭을 하나씩 뽑아내는 비절개(FUE) 방식입니다. 채취한 모낭은 건강 상태를 확인한 뒤 이식 가능한 모낭만 선별합니다.

이식 부위: 흉터 선을 따라 관자놀이와 귀 위쪽부터 뒷머리 부분에 고르게 분포시켜 심습니다.

절개보다는 시간이 조금 더 걸렸지만, 흉터가 이미 있는 부위에 또다시 절개를 하면 흉터가 중첩될 수 있어 비절개가 더 유리하다고 판단되었습니다. 박정호 씨는 이미 다른 병원에서 흉터 모발이식이 쉽지 않다는 말을 들어 걱정이 컸습니다. 수술 전·후에 걸쳐 충분히 긴 시간 상담을 통해, 과정과 리스크, 기대 효과를 낱낱이 공유함으로써 심리적 부담을 줄였습니다.

[후관리] 흉터 조직과 신규 모낭의 합리적 관리

(1) 초기 회복: 비절개 방식이지만, 이식 직후 흉터 주변에 붓기와 홍반이 나타났습니다. 며칠 간 샴푸 시 각별히 주의하고, 소염제와 연고를 처방받아 꾸준히 발랐습니다.
(2) 생착 관찰: 일반 모발이식과 달리 흉터 조직에는 혈액 공급이 원활치 않아 1~3개월 차까지 모낭이 제대로 정착되는지 세밀한 관찰이 필요합니다.
(3) 레이저나 재생 크림: 필요 시 흉터 조직을 부드럽게 하기 위해 레이저 시술이나 피부 재생 크림을 사용할 수도 있습니다. 정호 씨는 피부 재생 크림을 주로 발라주며 꾸준히 관리했습니다.

[결과] 예상보다 높은 생착률로 흉터가 말끔해진 1년 후

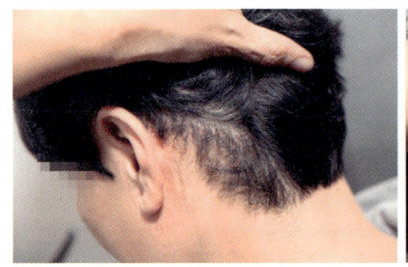
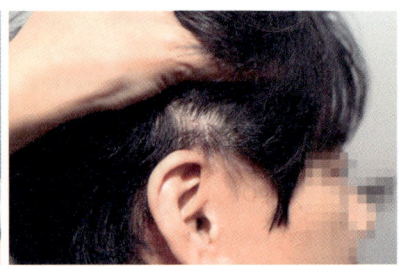

수술 후 1년, 정호 씨는 본인이 예상했던 것 이상으로 이식된 모발이 잘 자란 모습을 확인했습니다. 흉터가 완전히 사라지진 않았지만, 모발이 덮어주면서 눈에 띄지 않을 정도가 되었죠. 이를 통해 스트레스가 크게 줄었다고 합니다. 최초 상담 때 생착률이 70% 안팎이라고 했지만, 실제로는 그보다 다소 높은 수준의 모발이 자라 환자 본인도 만족스러워했습니다. 안면거상으로 젊어졌지만, 흉터로 인해 계속 모자를 쓰거나 헤어스타일을 제한해야 했던 부담이 사라졌습니다. 50대임에도 내적·외적 자신감을 함께 얻었다고 합니다.

흉터 부위 모발이식은 일반 모발이식보다 상대적으로 난이도가 높지만, 정확한 진단과 맞춤형 접근이 이뤄진다면 생각보다 성공적인 결과를 얻을 수 있다는 것을 잘 보여준 사례입니다.

탈모치료의 혁명, 모발이식에서 비수술적 치료까지

여성과 젊은 층의 수요 증가, 맞춤형 솔루션이 필요하다!

최근 탈모가 더 이상 중장년 남성만의 전유물이 아니라, 여성과 젊은 층에게도 빠르게 확산되면서 치료 대상층이 급격히 넓어지고 있습니다. 스트레스, 호르몬 변화, 식습관과 환경적 영향 등 다양한 원인이 동시에 작용하며 탈모를 유발하기 때문에 이제는 보다 정교하고 개인화된 접근이 필수가 되었죠.

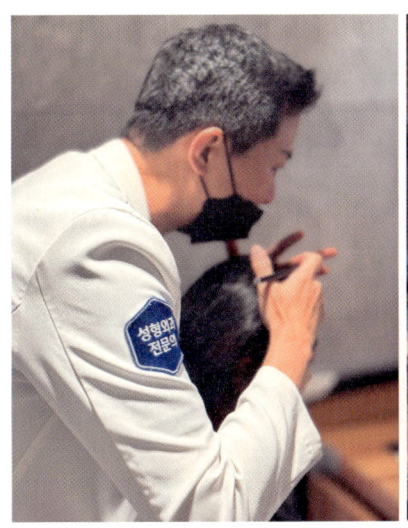 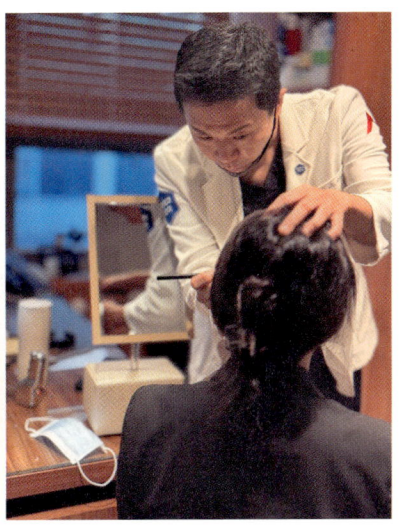

김진오 원장이 상담을 진행하고 있다.

[달라진 탈모 치료의 풍경, 여성·젊은 층의 급증과 조기 관리]

불과 몇 년 전만 해도 여성 탈모는 주로 폐경기 이후에 집중되는 문제로 여겨졌으나, 오늘날에는 20~30대 젊은 여성들에게서도 탈모가 흔히 발견됩니다. 이는 급격한 호르몬 변동, 무리한 다이어트, 과도한 스트레스와 같은 복합 요인이 작용한 결과입니다. 특히 여성 탈모는 가르마나 정수리 부위가 희미해지는 '크리스마스트리 패턴'으로 서서히 진행되는데, 눈에 잘 띄지 않아 조기 발견이 어려운 경우가 많습니다. 처음에는 단순히 모발이 가늘어지거나 가르마가 조금 넓어지는 정도에 그치지만, 이를 방치하면 모발 밀도가 급격히 떨어져 치료가 까다로워질 수 있기 때문에 주의가 필요합니다.

한편, 20~30대 남성 탈모 역시 빠르게 증가하고 있습니다. 군 복무 시기나 대학교·직장 생활에서 받는 압박감이 탈모 진행 속도를 높이고, 가족력이 있는 경우에는 '곧 머리가 다 빠지지 않을까' 하는 불안 때문에 심리적 부담이 더욱 커지는 양상이 흔히 관찰됩니다. 이런 현실은 탈모가 더 이상 특정 연령이나 성별에 국한된 고민이 아님을 보여줍니다. 예전처럼 남성형 탈모 치료약에만 집중하던 시대는 지났고, 여성·젊은 층을 아우르는 세분화된 솔루션이 필수적인 시대가 되었습니다.

[맞춤형 솔루션의 시대, 증상별·원인별·연령별 접근]

탈모의 유발 요인은 다양합니다. 남성형 탈모는 DHT(디하이드로테스토스테론)의 영향이 큰 반면, 여성의 경우 호르몬 불균형이나 임신·출산·폐경기 등으로 인한 변동이 주요 원인이 되기도 합니다. 이에 따라 치료 전략 역시 성별과 연령, 두피 상태에 맞춰 달라질 수밖에 없습니다.

예를 들어, 남성형 탈모가 비교적 초기 단계라면 5알파 환원효소 억제제(피나스테리드 등)와 미녹시딜을 병행하는 치료가 효과적입니다. 여성 탈모 환자에게는 안드로겐 차단제인 스피로노락톤이나 미녹시딜이 유용할 수 있으며, 출산 전후나 폐경기에는 호르몬 변화가 크기 때문에 이에 대한 보완적 관리가 함께 이뤄져야 합니다. 모발 주사치료를 이용해 PDRN, 비타민·아미노산 등을 두피에 직접 주입하거나, MTS·마이크로젯으로 성장인자를 활성화하는 방식도 각각의 두피 상태에 맞춰 세부적으로 적용할 수 있는 것이죠.

또한, 의학 기술이 발전함에 따라 다양한 장비와 시술법이 등장했습니다. 일정 온도로 두피를 냉각해 휴지기 모낭을 성장기로 전환시키는 냉동치료나 콜드 플라즈마를 활용해 두피 염증을 억제하고 콜라겐 합성을 높이는 기법 등이 대표적입니다. PRP(Platelet-Rich Plasma) 치료를 통해 자가혈에서 추출한 성장인자를 탈모 부위에 주입해 모낭 재생을 유도하거나 저준위 레이저(LLLT)를 사용해 두피 혈행을 개선하는 방법도 갈수록 자리를 잡아가고 있습니다. 이미 모낭이 소멸된 부위라면 모발이식이 확실한 해결책이 되며, 최근에는 절개·비절개 방식 모두 기술이 크게 발달해 자연스러운 헤어라인 연출이 가능해졌습니다.

결국, 탈모 치료는 단일한 방법에 의존하기보다 각 환자의 상태와 생활습관에 맞는 '맞춤형 조합'을 구상하는 것이 무엇보다 중요합니다. 저준위 레이저로 모낭을 자극하면서 모발 주사로 영양을 공급하거나 약물치료와 콜드 플라즈마를 병행해 두피 건강을 유지하는 식으로 치료법을 다양하게 섞을 수 있어야 효율적인 결과를 기대할 수 있습니다.

[더 알아보기] 탈모의 다양한 치료법

1. 약물치료
 (1) 5알파 환원효소 억제제(피나스테리드 등): DHT 생성을 억제해 남성형 탈모에 효과적.
 (2) 안드로겐 차단제(스피로노락톤 등): 여성형 탈모나 호르몬 불균형이 원인일 때 고려 가능
 (3) 미녹시딜(Minoxidil): 외용제로 널리 알려져 있으며, 혈관 확장 효과를 통해 모발 성장을 촉진. 최근에는 경구용 미녹시딜 처방 사례도 점차 늘어나는 추세

2. 모낭 주사·성장인자 활용
 (1) PDRN, 비타민·아미노산, 태반 추출물, 보툴리눔 톡신 등 다양한 성분을 두피에 직접 주사해 모발 성장과 두피 건강을 개선

(2) MTS(미세침)·마이크로젯: 두피에 미세한 상처를 내고, 엑소좀·성장인자 등을 도포해 상처 치유 과정을 통해 새로운 모발 성장을 유도

3. 냉각치료·콜드 플라즈마

(1) 정밀 냉각치료: 일정 온도로 두피를 냉각해 휴지기 모낭을 성장기로 전환시키고, 혈류 변화를 통한 모낭 활성화 기대

(2) 저온 플라즈마(콜드 플라즈마): 두피염을 완화하고 콜라겐 합성을 촉진해 모낭의 환경을 개선

4. PRP(Platelet-Rich Plasma)·고압산소치료

(1) PRP 치료: 자가혈에서 추출한 혈소판 농축액을 탈모 부위에 주입해 재생 효과를 높임

(2) 고압산소치료: 2기압 환경에서 100% 산소를 공급해 조직 내 산소 농도를 높이고, 혈류 개선과 염증 완화를 통해 모낭 생존력을 증진

5. 저준위 레이저 치료(LLLT)

(1) 특정 파장의 빛을 이용해 두피 혈행을 개선하고 모낭 줄기세포를 자극

(2) 헬멧 형태의 가정용 제품이 출시되어 있어 자가 관리가 용이해진 편

6. 모발이식

(1) 이미 모낭이 소멸된 부위에는 영구 해결책으로 꼽히며, 절개(FUT)와 비절개(FUE) 방식 모두 기술이 발전해 헤어라인 디자인이 더욱 자연스러워짐

(2) 약물·주사치료로 회복이 어려운 부위를 효과적으로 보완해줄 수 있어, 중·고도 탈모 환자들에게 필수적인 옵션

[심리·생활습관 케어, 탈모 치료의 필수 조건]

탈모가 심해질수록 대인관계 기피나 자존감 저하, 우울감 같은 심리적 문제로 이어지기 쉽습니다. 특히 젊은 층이나 여성 환자들은 사회적 시선과 취업·학업 스트레스를 함께 받는 경우가 많아 우울감을 호소하는 사례도 드물지 않죠. 탈모 치료가 약물·시술만으로 완결되지 않는 이유는 바로 이런 심리적 요소와 밀접하게 맞닿아 있기 때문입니다.

따라서 전문가들은 탈모 치료 과정에서 심리적 안정을 위한 상담이나 스트레스 관리 방안을 함께 제시할 것을 권장합니다. 충분한 수면과 균형 잡힌 영양 섭취도 매우 중요한데, 극단적인 다이어트나 만성적인 수면 부족은 두피와 모발에 치명적인 영향을 줄 수밖에 없습니다. 또한, 지루성 두피염이나 미세 염증이 있는 상태를 방치하면 탈모가 더욱 악화되므로, 전문 의료진의 진단을 통해 두피 질환을 조기에 관리하는 것이 좋습니다.

결국, 탈모 치료는 환자의 삶 전반을 개선하는 과정과 맞물려야 합니다. 스트레스가 높아지면 탈모가 악화되고, 그 결과 자신감이 떨어져 다시 스트레스가 가중되는 악순환에 빠질 수 있기 때문입니다. 이러한 악순환을 끊기 위해서는 전문 의료진과 충분히 상의해 자신에게 맞는 치료법을 찾고 생활습관과 심리 상태를 함께 관리하는 것이 필수적입니다.

탈모는 더 이상 중장년 남성만의 문제에 그치지 않고, 여성과 젊은 층에서까지 폭넓게 나타나는 시대가 되었습니다. 과거와 달리 치료 기법도 다양해지고 정교해졌지만, 핵심은 언제나 '맞춤형' 접근에 달려 있습니다. 자신의 성별·연령·두피 상태·호르몬 요인 등 복합적 요소를 정확히 파악한 뒤, 의학적 시술과 생활습관·심리적 케어를 종합적으로 병행할 때 비로소 만족스러운 성과를 기대할 수 있습니다.

무삭발 이식의 인기, 자연스러운 결과와 짧은 회복 시간

[모발이식에서 '무삭발'이 주목받는 이유]

모발이식은 보통 절개(FUT) 방식과 비절개(FUE) 방식으로 구분됩니다. 절개 방식은 후두부 두피를 일정 폭으로 절개해 모낭을 채취하고, 비절개 방식은 '마이크로펀치'를 이용해 모낭을 하나씩 뽑아내는 특징이 있습니다. 이때 비절개 방식을 적용하면 좁은 점 형태의 흉터가 분산되어 흉터가 덜 눈에 띈다는 장점이 있지만, 채취 과정에서 머리를 짧게 깎아야 한다는 부담이 따르기도 했었죠.

최근에는 이런 단점을 보완한 무삭발 비절개 기법이 빠르게 부상하고 있습니다. 후두부를 통째로 밀지 않고도 모낭을 하나씩 정교하게 채취할 수 있어, 수술 직후에도 외관상의 변화가 거의 없다는 이점이 가장 크게 작용합니다. 중요한 사회생활을 이어가야 하는 직장인이나 스타일을 유지하려는 젊은 층, 긴 머리를 고수하고 싶은 여성들이 무삭발 방식을 선호하는 대표적인 이유이기도 합니다. 실제로 수술 뒤 일상복귀가 빠르고, 모발이식을 했다는 사실을 쉽게 감출 수 있다는 점이 매력적으로 작용해 수요가 꾸준히 늘고 있습니다.

두 기법 모두 후두부에서 탈모 유전자의 영향을 덜 받는 건강한 모낭을 채취해 이식한다는 원리는 동일합니다. 따라서 잘 정착된 모발은 호르몬에 의한 탈락 위험이 크게 줄어들어 반영구적 효과를 기대할 수 있습니다.

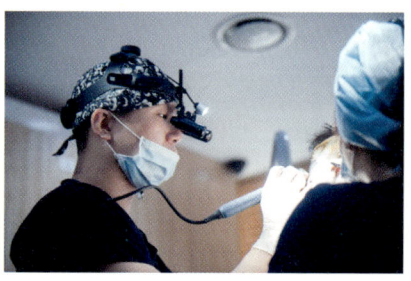

김진오 원장이 모발이식 수술을 하고 있다.

다만, 절개 방식(FUT)은 두피를 띠 모양으로 절개한 뒤 봉합선을 남기므로 머리를 짧게 자르면 흉터가 보일 수 있고, 비절개 방식(FUE)은 점 형태의 미세한 흉터가 분산되는 대신 삭발이 필연적으로 요구되는 경우가 많았습니다. 무삭발 방식은 바로 이 비절개 방식을 한 단계 더 발전시켜, 머리카락을 거의 자르지 않고도 비절개 이식을 가능하게 한 기술이라고 할 수 있습니다.

[무삭발 비절개 이식의 다양한 기법과 미용적 장점]

(1) 채취 방식에 따른 세 가지 무삭발 기법
　무삭발 비절개 이식은 채취 과정에서 얼마나 모발을 커팅하느냐에 따라 크게 세 가지 방식으로 나누어 볼 수 있습니다.

　첫째, '채취할 모발만 미리 커팅'하는 방법은 시술 전에 선택된 모낭 주위만 짧게 자른 뒤 펀치를 적용합니다. 모낭 손상을 줄이면서 채취 흔적을 주변 모발이 가려줄 수 있어, 무삭발에 가까운 효과를 낼 수 있습니다.

　둘째, '채취할 때 커팅'하는 방식은 별도의 사전 작업 없이 펀치 칼날이 모발을 바로 잘라내며 모낭을 꺼내는 형태입니다. 수술 시간 단축이 가능하지만, 채취 과정이 까다로워 숙련된 기술을 요합니다.

　셋째, '롱헤어 비절개'는 아예 머리카락을 자르지 않은 상태에서 모낭을 정교하게 분리해 내는 고난도 기법으로, 시술 직후 스타일 변화가 거의 없어 흉터나 이식 흔적을 완벽히 감출 수 있습니다.

(2) 미용적 만족도와 짧은 회복 기간

　무삭발 비절개 이식이 사랑받는 가장 큰 이유는 '머리를 밀어야 한다'는 부담감을 대폭 줄였다는 점입니다. 절개 방식을 택하면 상처가 아무는 동안 휴식이 필요하고, 전체 삭발이나 부분 삭발을 하면 한동안 모자를 쓰거나 휴직 등을 고민해야 하는 경우가 많았습니다. 반면 무삭발 방식은 뒷머리를 거의 깎지 않으니, 수술 직후에도 주변 사람들이 눈치채기 어려우며 통증과 흉터 노출 부담 역시 크게 줄어들게 되죠.

　이러한 특징은 헤어스타일에 민감한 젊은 직장인이나 긴 머리를 오래 고수해온 여성, 사회생활을 길게 쉬기 어려운 환자에게 특히 유리합니다. 수술 뒤 회복 속도도 빠른 편이라, 곧바로 일상생활로 복귀하기 쉬운 것도 장점입니다. 그리고 헤어라인 교정이나 눈썹·수염 이식처럼 외관 노출이 잦은 부위를 교정할 때도 채취 흔적이 잘 보이지 않는 무삭발 비절개 기법이 점차 확대 적용되는 추세입니다.

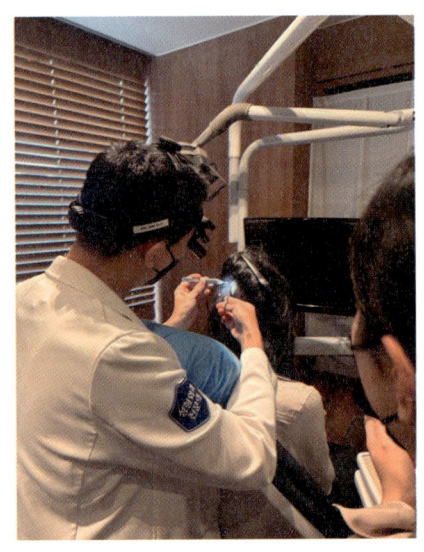

주사 치료

[숙련된 의료진이 만드는 자연스러운 결과]

무삭발 비절개 이식은 수술 과정이 까다로운 만큼, 숙련된 의료진의 노하우와 정밀한 장비가 필수적입니다. 모발 길이가 유지된 상태에서 채취를 진행하면 모낭을 찾고 각도를 조절하는 일이 더욱 어려워집니다. 이를 잘못 다루면 모낭 손상이나 생착률 저하가 발생할 수 있으므로, 시술 전 반드시 병원의 기술력과 경험을 꼼꼼히 확인하는 것이 좋습니다.

앞으로는 모발이식 기술이 더욱 세분화되고 장비 역시 고도화됨에 따라, 무삭발 비절개 이식이 모발 이식의 새로운 기준으로 자리 잡을 가능성이 큽니다. '수술 직후에도 티 나지 않는' 장점은 직장생활이나 개인 일정을 소화해야 하는 현대인들에게 상당한 매력을 지니기 때문입니다. 헤어라인 교정부터 눈썹·수염 이식까지 이미 활용 범위가 넓어지고 있으며, 절개 방식이 필요했던 경우들도 점차 무삭발 이식으로 대체되는 추세가 이어질 것으로 전망됩니다.

결국 무삭발 비절개 이식은 '자연스러운 결과'와 '짧은 회복 시간'이라는 두 마리 토끼를 동시에 잡고자 하는 사람들에게 매우 매력적인 선택지라 할 수 있습니다. 기존 절개 방식에서 느꼈던 흉터나 스타일 제약이 크지 않고 부분 삭발조차 최소화할 수 있으므로, 스케줄에 여유가 없는 이들에게 최적의 해법으로 자리 잡고 있습니다. 기술적 난도는 높지만, 전문가의 정확한 진단과 체계적인 시술 계획을 통해 충분히 성공적인 결과를 기대할 수 있는 시대가 되었습니다.

헤어라인 디자인, 얼굴형에 맞춘 자연스러움의 추구

[헤어라인 디자인의 중요성과 이상적인 얼굴 비율]

머리카락은 얼굴 전체 인상을 결정짓는 데 매우 중요한 역할을 합니다. 실제로 사람을 기억할 때 헤어스타일을 기준으로 떠올리는 경우가 많을 정도로, 눈·코·입 못지않게 외모 전반의 이미지를 형성하는 핵심 요소로 꼽힙니다. 특히 헤어라인은 이마의 높낮이와 형태를 좌우해 얼굴이 작아 보이거나 커 보이게 만들 수 있는 결정적 요인이 되기도 하죠.

이마 선이 높은 이른바 M자 이마나 넓은 이마를 지닌 사람들은 꼭 탈모가 아니더라도 얼굴이 길어 보이거나 각지게 보이는 문제를 호소하기도 합니다. 이런 경우 헤어라인 교정을 통해 모발을 이식하면 이마 윤곽이 부드럽게 바뀌면서 인상이 한층 밝아지고 조화로워집니다.

일반적으로 여성은 약 6.5cm, 남성은 약 7cm 내외의 이마 높이가 흔하지만, 사람마다 눈·코·미간 길이가 다르므로 절대적인 기준은 아닙니다.

대체로 미용학에서는 1 : 1 : 1의 비율을 이상적이라고 봅니다. 이는 이마-미간-코끝-턱끝에 이르는 길이가 균형을 이룰 때, 얼굴이 자연스럽고 매력적인 인상을 줄 수 있음을 의미합니다. 남성은 다소 각진 라인을 선호하는 반면, 여성은 부드러운 곡선을 선호하는 등 성별에 따른 헤어라인 스타일도 분명히 다릅니다. 따라서 수술 전 상담에서 원하는 이미지를 구체적으로 표현하고, 의사가 제안하는 전문적 관점을 충분히 들어본 뒤 얼굴형과 조화를 이루는 디자인을 설정하는 것이 매우 중요합니다.

[넓은 이마 교정과 관자놀이 디자인]

(1) 넓은 이마 교정 시 고려해야 할 요소

  넓은 이마를 좁히는 과정은 단순히 모발을 많이 심는 문제만은 아닙니다. 이마 높이를 대폭 줄일수록 필요한 모낭의 수도 증가하고, 디자인이 부자연스러우면 수술 후 티가 확 날 수 있기 때문입니다. 그래서 먼저 어느 정도까지 이마를 내릴지, 그리고 관자놀이 부위를 앞으로 얼마나 가져올지 같은 세부 설계가 선행되어야 하죠.

  헤어라인이 너무 직선적이면 가발처럼 보일 위험이 있어 약간의 불규칙성을 두어 자연스럽게 연출하는 전략이 필요합니다. 고밀도 이식이 필수일 때는 2차 수술 가능성을 염두에 두고, 경험 많은 의료진을 선택하는 것이 좋습니다.

(2) 관자놀이(Temple Peak) 디자인의 시각적 효과

  관자놀이 부위는 정면에서 봤을 때 얼굴이 옆으로 퍼져 보이느냐, 혹은 갸름하게 느껴지느냐를 결정하는 핵심 부분입니다. 이곳을 메워주거나 피크 형태로 디자인해주면 좌우 폭을 좁히는 효과를 얻어 얼굴 전체

가 갸름해 보이는 장점을 기대할 수 있습니다. 동양인 특유의 넙적한 두상을 보완하는 데도 유용하며, 필요한 모발량이 많지 않아 적은 이식만으로도 큰 효과를 낼 수 있습니다.

> **[더 알아보기] 관자놀이 부위가 주는 얼굴형의 변화**
>
> **(1) 단두형(brachycephaly)을 가진 동양인:** 좌우 폭이 넓고 앞뒤가 짧은 두상이 많아 옆머리를 앞으로 당겨주는 모발이식이 이미지를 개선하는 데 유리합니다.
> **(2) 소량 이식으로 큰 변화:** 관자놀이 부위는 상대적으로 적은 모발이 들어가도 시각적으로 이마 폭을 좁혀주는 효과가 크므로 효율적입니다.
> **(3) 시각적 효과의 예시**
>   1) 상하 폭이 같은데, 좌우 폭만 다른 경우: 좌우 폭이 좁아질수록 이마가 작아 보입니다.
>   2) 이마 높이가 같은데, 관자놀이만 메꿔주는 경우: 옆 부분이 좁아져 '얼굴이 갸름하다'는 인상을 줄 수 있습니다.
>
> 이처럼 관자놀이 피크를 잘 디자인하면 넙데데한 얼굴을 보완하는 중요한 포인트가 됩니다.

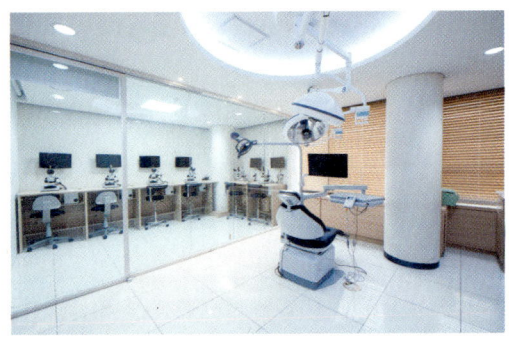
수술실과 모낭분리실

[정교한 시술 기법과 심미적 만족도]

(1) 각도·방향·밀도를 고려한 세밀한 이식

　최근에는 비절개(FUE)와 무삭발 이식 등으로 모발이식 기술이 눈에 띄게 발전했습니다. 펀치 직경이 작아지면서 흉터를 최소화할 수 있고, 모발 굵기나 두피 상태에 맞춰 개인화된 접근이 가능해졌죠. 모발을 심을 때는 기존 머리카락과 각도·방향을 일치시켜야 하며, 헤어라인 앞쪽에는 밀도를 살짝 낮게 심어 그라데이션을 주어야 자연스러운 마감이 가능합니다. 이마를 크게 낮춰야 하는 상황이라면 높은 밀도 이식이 필요해 수술 난이도가 상승하지만, 제대로만 이뤄진다면 극적인 이미지 변화를 기대할 수 있습니다.

(2) 만족스러운 결과와 심리적 자신감

　헤어라인 교정으로 불균형하거나 넓어 보이던 이마가 자연스럽게 개선되면 인상이 전체적으로 부드러워지고 얼굴이 작아 보이는 효과를 얻을 수 있습니다. 특히 결혼식이나 취업 면접을 앞둔 젊은 층에게 인기가 높으며, '얼마나 이미지가 달라질 수 있을까'라는 기대가 충족되면 자존감 상승으로 이어지는 경우가 많습니다.

이전에는 모자나 앞머리로 이마를 가리는 데 급급했던 사람들이 시술 후에는 다양한 헤어스타일을 시도하며 자신감을 되찾는 모습도 흔히 볼 수 있습니다. 눈썹·관자놀이·구레나룻 등 부분 모발이식만으로도 얼굴선이 정리되어, 한결 세련된 이미지를 완성할 수 있습니다.

결국, 헤어라인 디자인은 단순한 '모발 심기'가 아니라 고객 고유의 이목구비와 조화를 이루도록 신중히 설계하는 고난도 예술 작업과도 같습니다. 경험 많은 전문의를 찾아 충분한 상담과 시뮬레이션을 거친다면 얼굴형과 절묘하게 어우러지는 '내 것 같은 헤어라인'을 완성할 가능성이 훨씬 높아집니다. 기술적 발전으로 과거보다 훨씬 섬세하고 자연스러운 연출이 가능해진 지금, 이마 모양이나 M자 라인으로 고민하는 이들에게 헤어라인 교정은 한층 매력적인 해결책이 되고 있습니다.

[인터뷰]
자신감을 되찾는 모발이식, 자연스러운 헤어라인을 완성하다

탈모 치료, 이제는 전 세대의 삶의 질을 높이는 선택으로

탈모 치료와 모발이식은 흔히 중장년층이 선택하는 고가의 미용 시술로만 인식되어 왔습니다. 하지만 이번 인터뷰를 통해 확인한 바에 따르면, 탈모는 더 이상 특정 세대만의 고민이 아닙니다. M자 탈모가 시작되거나 머리카락이 얇아지기 시작한 20~30대의 젊은 층부터, 오랜 기간 탈모로 인해 자신감을 잃은 40~50대, 나아가 사회적 관계 회복을 원하는 중장년층까지 모든 연령대에서 모발이식과 탈모 치료를 적극적으로 고려하고 있습니다.

특히 흥미로운 점은 초기 탈모 단계의 젊은 세대가 약물치료와 비수술적 관리를 통해 탈모 예방 효과를 체감하며, 점점 적극적으로 병원을 찾고 있다는 사실입니다. 이는 과거와 달리 탈모 치료가 단순한 미용 목적을 넘어 자신감 회복과 사회생활 개선을 위한 효과적인 솔루션으로 인정받고 있음을 잘 보여줍니다.

탈모 치료, 비용보다 중요한 것은 삶의 질

많은 사람들이 탈모 치료와 모발이식을 망설이는 이유로 비용 부담을 꼽습니다. 하지만 환자들이 입을 모아 이야기하는 것은 "비용 이상의 가치를 느낀다"는 것입니다. 탈모 치료는 머리카락이 풍성해지는 것 이상의 의미를 갖습니다. 외모로 인한 스트레스 해소, 자신감 향상, 더 나아가 인간관계와 사회생활 전반에 긍정적 변화를 이끌기 때문입니다.

실제로 환자들의 사례를 보면, 극심한 탈모로 사회생활에 어려움을 겪던 환자가 모발이식 후 삶의 태도까지 긍정적으로 변하는 경우가 많습니다. 이는 결국 비용이 주는 심리적 만족감이 비용 자체를 넘어서는 경험이라는 의미입니다. 또한, 초기 탈모 단계에서는 비교적 합리적인 비용으로 약물치료나 두피 관리 등을 통해 큰 효과를 볼 수 있어, 탈모 치료가 꼭 고비용 치료만은 아니라는 사실도 확인할 수 있습니다.

국내 탈모 치료, 정교한 맞춤형 시대 열리다

모발이식과 탈모 치료 분야는 최근 빠르게 발전하고 있습니다. 특히 주목할 점은 일괄적인 치료 방식에서 벗어나 개인의 상태와 필요에 맞춘 맞춤형 솔루션이 등장하고 있다는 것입니다. 같은 M

자형 탈모라도 모낭 상태, 탈모 진행 속도, 두피 환경에 따라 권장되는 치료법이 다릅니다. 초기 탈모에서는 약물치료와 생활 습관 관리로 효과를 보고, 진행된 경우 모낭주사나 레이저 치료를 병행하며, 더욱 심각한 경우에는 모발이식을 통해 복원하는 등 환자 개인에게 최적화된 맞춤 치료가 이루어지고 있습니다.

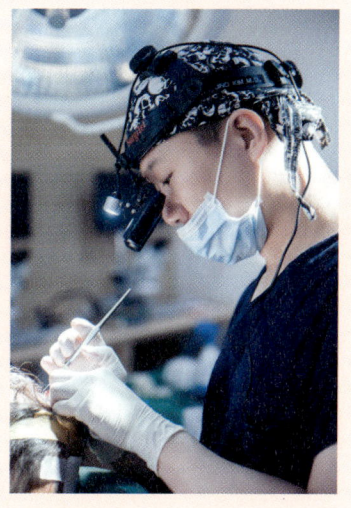

수술 중인 김진오 원장

뿐만 아니라 AI와 로봇 기술이 결합된 정밀 모발이식이 점점 보편화되면서 더 세밀하고 자연스러운 결과를 얻을 수 있는 환경이 마련되고 있습니다. 향후에는 줄기세포 및 유전자 치료와 같은 혁신적인 치료가 상용화되어 더욱 높은 치료 효과를 기대할 수 있을 것으로 보입니다.

결국, 모발이식과 탈모 치료는 단순히 외모 개선을 넘어 삶의 질을 근본적으로 향상시키는 '맞춤형 솔루션'으로 자리 잡고 있습니다. 이는 탈모 치료에 대한 기존의 부정적 인식을 바꾸고, 전 연령대 누구나 적극적으로 고민할 수 있는 분야로 발전하고 있음을 보여줍니다.

모발이식과 탈모 치료 분야를 전문으로 하게 된 계기는 무엇인가요?

어릴 때부터 외모가 인생에 미치는 영향을 직접 경험했습니다. 그래서 처음 성형외과 의사가 되겠다고 했을 때, 가족들은 놀라워했지만 저는 확신이 있었습니다. 외모가 달라지면 삶도 달라질 수 있다고 믿었기 때문입니다. 그러나 막상 성형외과에서 만난 환자들은 이미 충분히 아름다웠던 사람들이 더 예뻐지기 위해 오거나 외모에 대한 강박과 신체 이형 장애를 겪는 경우가 적지 않았습니다.

반면에 모발이식 환자들은 달랐습니다. 그들은 신체 이형 장애와 무관했으며, 외모로 특별한 이득을 얻기 위해서가 아니라 탈모로 인한 불이익을 해소하고자 병원을 찾았습니다. 치료 이후의 만족도 역시 훨씬 높았습니다. 바로 이 점에서 진정으로 환자들에게 도움을 줄 수 있고, 저 자신도 보람을 느낄 수 있는 분야라고 생각하여 더욱 깊이 연구하게 되었습니다.

지금까지 시술한 사례 중 가장 기억에 남는 성공 사례를 소개해주세요.

특히 기억에 남는 환자가 있습니다. 그는 심한 탈모로 인해 사회생활에도 큰 어려움을 겪고 있었습니다. 첫 상담 당시 그분은 자신감을 완전히 잃었고, 탈모가 진행될수록 대인관계를 점점 피하고 있었죠. 그런데 모발이식 후 1년이 지난 어느 날, 진료실로 들어온 그분은 완전히 다른 사람 같았습니다. 스스로 머리를 만지면서 밝게 웃고 있었고, 적극적으로 대화를 이끌며 삶이 정말 많이 바뀌었다고 말했습니다. 그 순간 저는 모발이식이 단순히 외모를 바꾸는 수술이 아니라, 삶의 태도와 자신감까지 회복시켜 주는 치료라는 것을 다시 한번 실감했습니다.

가장 인상적이었던 것은 경과를 보러 왔을 때 여자친구를 함께 데리고 왔다는 것입니다. 이전에는 이성을 만날 엄두조차 내지 못했던 환자였기 때문에 더욱 감동적이었습니다.

모발이식과 탈모 치료를 전문으로 하며 가장 보람을 느꼈던 순간은 언제인가요?

역시 가장 큰 보람은 치료 후 환자들이 삶에 자신감을 되찾고 변화하는 모습을 볼 때입니다. 사회생활에서 위축되었던 분들이 모발이식을 통해 잃었던 자신감을 되찾고, 보다 적극적으로 대인관계를 맺으며 밝아지는 모습은 의사로서 느낄 수 있는 최고의 만족감입니다.

또한 모발이식을 받은 환자들은 수술 후 관리 목적으로만 병원을 방문할 뿐, 다른 미용 성형 분야처럼 무분별하게 추가 시술을 원하지 않는다는 점에서도 보람을 느낍니다. 이는 모발이식이 본질적으로 환자들의 실질적인 삶의 질을 높이는 치료이기 때문이라고 생각합니다.

모발이식 기술은 어떻게 발전했나요?

초창기 모발이식은 소량의 모발만 이식 가능했고, 절개법(FUT)이 유일한 방법이었습니다. 그래서 수술 자체에도 제한이 많았습니다. 하지만 기술이 발전하면서 비절개법(FUE)이 등장했고, 흉터에 대한 부담 없이 더욱 많은 양의 모발을 자연스럽게 이식할 수 있게 되었습니다.

최근 들어서는 고밀도 이식이 가능해지면서 헤어라인 디자인이 훨씬 더 정교해졌고, 전체적인 볼륨과 자연스러움이 크게 개선되었습니다. 또한 회복 속도도 매우 빨라졌습니다. 앞으로는 AI와 로봇을 활용한 정밀 모발이식 기술이 더욱 발전하여 개개인의 특성에 맞춘 맞춤형 디자인과 더 정교한 시술이 가능해질 것으로 기대합니다.

비절개 모발이식과 절개 방식의 차이는 무엇이며, 최근 선호되는 방식은 어떤 것인가요?

절개 방식(FUT, Follicular Unit Transplantation)은 후두부에서 두피를 띠 모양으로 절개해 모낭을 채취하는 방식입니다. 한 번에 많은 모발을 이식할 수 있다는 장점이 있지만, 선형의 흉터가 남는다는 단점이 있습니다. 머리카락을 길게 기르는 분들은 크게 신경 쓰지 않아도 되지만, 짧은 헤어스타일을 선호하는 분들은 흉터가 눈에 띌 수 있습니다. 대신 모낭 주변의 조직량이 풍부해 생착률이 더 안정적이라는 장점도 있습니다.

비절개 방식(FUE, Follicular Unit Excision)은 모낭을 하나씩 채취하는 방식입니다. 점 모양의 작은 흉터가 흩어져 남기 때문에 흉터가 거의 눈에 띄지 않고 회복 기간도 빠르며 통증도 적습니다. 최근 들어서는 많은 환자분들이 이런 이유로 FUE 방식을 더 선호하고 있습니다.

헤어라인 디자인이 중요해지고 있습니다. 자연스러운 헤어라인을 만드는 핵심은 무엇인가요?

헤어라인 디자인에서 가장 중요한 것은 개인의 얼굴형과 자연스러운 모발 밀도를 고려하는 것입니다. 너무 직선적인 헤어라인은 인위적인 느낌을 줄 수 있어 잔머리를 적절히 활용하여 자연스러운 흐름을 만들어야 합니다. 또한, 각 모낭의 이식 방향과 깊이를 섬세하게 조절해야 이식한 모발이 자연스럽게 자랍니다. 헤어라인 디자인은 일괄적인 방식으로는 좋은 결과를 얻기 어렵습니다. 얼굴이 길거나 넓적한 얼굴 등 개인의 얼굴형과 특성에 맞춰 맞춤형 디자인을 진행해야 합니다.

약물 치료와 레이저 치료의 병행이 탈모 관리에 어떤 영향을 미치나요?

약물 치료(미녹시딜, 피나스테리드)는 탈모의 진행을 늦추고 기존에 있는 모발을 강화하는 역할을 합니다. 반면 레이저 치료는 두피의 혈류를 증가시켜 모낭의 성장기를 연장하는 효과가 있습니다. 두 가지 치료법을 병행하면 탈모 예방 효과가 높아지고, 치료의 지속성을 유지할 수 있어 결과적으로 더 좋은 효과를 기대할 수 있죠.

여성 탈모 치료와 남성 탈모 치료에서 접근 방식의 차이는 무엇인가요?

남성 탈모는 이마가 넓어지면서 M자형이나 정수리 부분이 얇아지는 O자형과 같은 뚜렷한 패턴을 보이는 경우가 많습니다. 따라서 남성 탈모는 모발이식을 적극적으로 고려할 수 있습니다. 반면 여성 탈모는 주로 모발 전체의 밀도가 점진적으로 감소하는 형태로 나타나기 때문에 바로 수술보다는 약물 치료와 두피 관리 같은 비수술적인 방법을 우선적으로 적용하게 됩니다.

젊은 층에서 탈모 예방을 위한 초기 치료 수요가 증가하고 있습니다. 이들을 위한 추천 솔루션은 무엇인가요?

젊은 층에서 탈모를 효과적으로 예방하려면 초기 단계부터 관리가 필요합니다. 가장 먼저 신경 써야 할 부분은 두피 건강입니다. 두피의 피지를 적절히 조절하고 청결한 상태를 유지하며, 비오틴이나 아연 같은 영양소를 충분히 공급해주는 것이 탈모 예방의 첫걸음입니다.

또한, 약물 치료를 초기에 시작하는 것도 효과적입니다. 탈모 초기부터 미녹시딜이나 피나스테리드 같은 약물을 사용하면 탈모의 진행을 눈에 띄게 늦출 수 있기 때문입니다.

마지막으로, 비수술적 치료를 병행하면 더 좋은 결과를 기대할 수 있습니다. PRP 치료(혈소판 풍부 혈장 치료)나 저준위 레이저 치료(LLLT) 같은 시술은 모낭을 건강하게 유지하고, 모발이 두꺼워지도록 도와줘 초기 탈모 예방에 큰 도움이 됩니다.

탈모나 모발이식을 고민하는 고객들이 가장 자주 묻는 질문은 무엇인가요?

(1) 모발이식 후 머리는 언제 다시 나나요?

모발이식을 받은 뒤 일반적으로 3~4개월이 지나면 이식된 모발이 서서히 자라기 시작합니다. 최종적인 결과를 확인하려면 약 1년 정도의 시간이 필요합니다. 초기에는 이식한 모발이 빠지는 '쉐딩 현상'이 나타나기도 하지만, 이는 정상적인 과정으로 시간이 지나면서 다시 자라납니다.

(2) 모발이식의 효과는 평생 유지되나요?

모발이식 시 공여부(주로 후두부)에서 채취한 모낭은 탈모를 유발하는 호르몬(DHT)의 영향을 거의 받지 않아 일반적으로 평생 유지되는 반영구적인 효과를 기대할 수 있습니다. 하지만 원래 있던 모발은 지속적으로 탈락할 수 있어 약물 치료와 꾸준한 두피 관리가 병행되어야 장기적인 결과를 유지할 수 있습니다.

(3) 모발이식은 많이 아픈가요?

모발이식은 국소마취 하에 진행되므로 수술 중 큰 통증은 없습니다. 다만 마취 주사를 놓을 때 약간 따끔한 느낌이 들 수 있으며, 수술 후에는 경미한 불편감이나 당기는 느낌 정도를 경험할 수 있습니다. 일반적으로 수술 후 2~3일이 지나면 통증이나 불편감은 대부분 사라지고, 필요에 따라 가벼운 진통제를 사용하여 충분히 조절할 수 있습니다.

고객의 기대치와 현실적인 결과 사이에서 균형을 맞추는 방법은 무엇인가요?

모발이식을 고민하는 고객들은 보통 단기간에 풍성한 머리숱이나 완벽하게 자연스러운 헤어라인 같은 높은 기대치를 가지고 병원을 방문합니다. 하지만 실제 모발이식 결과는 개인의 탈모 진행 정도, 공여부 모발의 밀도와 상태, 이식 가능한 모낭 수 등에 따라 달라질 수밖에 없습니다.

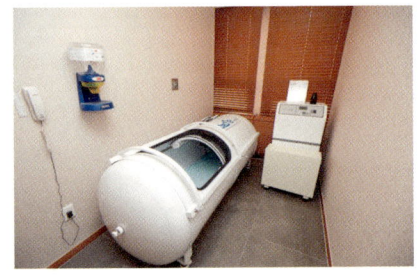

산소 치료실

이 때문에 상담 과정에서 고객이 현실적인 기대를 가질 수 있도록 생착률, 이식 후 예상 밀도, 회복 과정 등을 충분히 설명하는 것이 매우 중요합니다. 예를 들어, 탈모가 심하고 공여부 모낭의 수가 제한적인 환자의 경우, 단 한 번의 시술로 완벽한 밀도를 얻기 어렵다는 점과, 경우에 따라 추가 시술이 필요할 수 있다는 점을 명확하게 안내해야 합니다.

또한, 모발이식 후에도 기존의 원래 모발은 지속적으로 탈락할 가능성이 있으므로, 시술만으로 끝나지 않고 약물 치료나 두피 관리가 꾸준히 병행되어야 최상의 결과를 오랫동안 유지할 수 있음을 강조해야 합니다. 환자의 장기적인 만족도를 높이기 위해서는 단순히 수술만이 아니라, 장기적인 관리 계획까지 함께 설계하는 것이 매우 중요합니다.

모발이식 후 생착률을 높이기 위한 관리법이나 병원에서 제공하는 관리 프로그램은 무엇인가요?

모발이식의 성공을 좌우하는 중요한 요소 중 하나는 수술 후 이식된 모낭의 생착률을 높이고 빠른 회복을 돕는 것입니다. 이를 위해 병원에서는 다양한 사후 관리 프로그램을 제공하며, 환자의 상태에 따라 맞춤형 솔루션을 제안하고 있습니다.

(1) 생착 스프레이를 통한 초기 생착과 빠른 회복 지원
모발이식 후에는 이식된 모낭이 두피에 잘 정착될 수 있도록 충분한 영양과 수분을 공급하는 것이 필수입니다. 병원에서는 이를 위해 특별

히 개발된 생착 스프레이를 제공합니다. 생착 스프레이는 두피에 보습과 영양을 공급하고, 항염 성분과 혈류 개선 성분이 포함되어 있어 염증과 부종을 감소시키면서 모낭이 안정적으로 자리 잡도록 돕습니다. 대부분 수술 후 약 1~2주 동안 하루 수차례 꾸준히 사용하면 생착률을 높이는 데 큰 도움이 됩니다.

(2) 고압산소 치료를 활용한 생착 촉진 및 회복 가속화

모발이식 직후 회복 과정에서 모낭과 두피 조직에 충분한 산소를 공급하는 것도 매우 중요합니다. 최근 많은 병원에서는 생착률 향상과 빠른 회복을 위해 고압산소 치료(하이퍼바릭 산소 치료)를 제공합니다. 고압산소 치료는 일반적인 환경보다 높은 압력 상태에서 순도 높은 산소를 공급하여 이식된 모낭의 세포 재생을 촉진하고, 두피의 혈액순환을 원활하게 만들어 빠른 회복을 돕습니다. 또한 염증을 줄이고 수술 후 발생할 수 있는 부종과 통증 완화에도 효과적입니다. 보통 수술 후 3일간 집중적으로 치료를 진행하며, 1회 치료에 60~90분이 소요됩니다.

(3) 그 외 병원에서 제공하는 관리 프로그램

정기적인 두피 상태 점검을 통해 이식된 모낭의 상태와 생착 과정을 지속적으로 관리하고 점검합니다. 개인별 맞춤형 관리 프로그램을 제공하여 환자 개개인의 두피와 모발 상태에 최적화된 관리가 이루어지도록 지원합니다. 올바른 두피 세정 방법 및 관리법 교육을 통해 두피에 자극을 최소화하면서 건강한 모발이 자라날 수 있도록 돕습니다.

이러한 맞춤형 사후 관리는 단순히 수술 자체만이 아니라, 모발이 건강하게 자리를 잡고 장기간 유지될 수 있도록 지원하는 매우 중요한 과정입니다.

탈모 초기 단계와 진행 단계에서 각각 어떤 치료를 권장하시나요?

탈모는 진행 단계에 따라 그에 맞는 적절한 치료법을 선택하는 것이 매우 중요합니다.

먼저 초기 탈모 단계는 M자형 탈모가 시작되거나 가르마가 점점 넓어지는 시기입니다. 이 단계에서 중요한 점은 탈모의 진행을 최대한 늦추고 모낭을 보호하는 것입니다. 이를 위해 피나스테리드나 두타스테리드와 같은 약물을 사용하여 탈모를 유발하는 호르몬을 억제하고, 미녹시딜을 통해 모발 성장을 촉진하여 모발 손실을 최소화하는 것이 좋습니다. 또 비오틴이나 아연과 같은 모발 영양제를 섭취하여 두피와 모발 건강을 꾸준히 관리하고, 스트레스 관리 및 규칙적인 수면 습관과 같은 생활 습관 개선도 병행하면 더욱 효과적입니다.

중기 탈모 단계는 모발의 밀도가 눈에 띄게 감소하고 탈모 부위가 점차 넓어지는 시기입니다. 이 단계에서는 약물 치료만으로 부족할 수 있어 병원에서 제공하는 적극적인 관리 치료를 병행하여 모낭을 활성화하는 것이 좋습니다. 예를 들어 PRP 치료(혈소판 풍부 혈장 치료)나 메조테라피 같은 모낭주사로 성장 인자와 영양 성분을 직접 주입하여 모낭 활성화를 촉진하고, 저준위 레이저 치료(LLLT)를 통해 두피의 혈류를 개선하며 모발 성장을 촉진할 수 있습니다. 또한 주기적인 두피 스케일링을 통해 피지와 각질을 제거하고 염증을 예방해 두피 환경을 건강하게 유지하는 것이 중요합니다.

마지막으로, 심한 탈모 단계는 두피 노출이 심해지고, M자형 또는 O자형 탈모가 상당히 진행된 시기입니다. 이 단계에서는 기존의 약물치료나 관리치료만으로는 회복이 어렵기 때문에 보다 적극적인 치료가 필요합니다. 가장 효과적인 방법으로는 건강한 모낭을 이식하는 모발이식(FUE나 FUT 방식)을 통해 자연스러운 밀도를 복원하는 것입니다. 만약 모발 밀도가 충분히 높지 않을 경우 두피 문신(SMP)을 병행하여 시각적인 밀도감을 높이는 방법도 효과적입니다.

결국, 탈모 치료는 초기 단계부터 적극적으로 관리하고, 진행 단계에 따라 개인 맞춤형 치료를 적용하는 것이 최상의 결과를 얻는 비결입니다.

모발이식과 탈모 치료에서 가장 중요하게 생각하는 철학이나 원칙은 무엇인가요?

모발이식과 탈모 치료에서 가장 중요한 원칙은 환자의 삶의 질을 높이는 것입니다. 탈모는 단순히 외모의 문제가 아니라 개인의 자신감과 정신 건강에도 큰 영향을 미칩니다. 따라서 치료의 목표는 단지 머리카락을 심는 것이 아니라, 환자들이 자신감을 회복하고 원하는 삶을 누릴 수 있도록 돕는 데 있습니다.

모발이식과 탈모 치료를 통해 고객들에게 궁극적으로 전달하고 싶은 메시지는 무엇인가요?

탈모 치료는 필수가 아닌 개인의 선택입니다. 탈모는 병이 아니기에 반드시 치료받아야 하는 것은 아닙니다. 그러나 탈모로 인해 스트레스를 받거나 삶의 질이 저하된다면 적극적으로 치료를 고려할 필요가 있습니다. 많은 분들이 혼자 힘으로 탈모 샴푸나 민간요법을 시도하다가 소중한 시간을 놓치고 뒤늦게 병원을 찾습니다. 탈모는 혼자 해결하기 어려운 문제이며, 치료가 필요하다고 판단된다면 적절한 시점에 전문가와 상의하여 올바른 치료를 선택하는 것이 현명한 방법입니다.

탈모 치료와 모발이식의 대중화를 위해 병원이 노력해야 할 점은 무엇인가요?

탈모 치료의 대중화를 위해서는 다음과 같은 세 가지 노력이 필요합니다.

첫째로, 탈모 치료에 대한 사회적 인식을 개선하는 것입니다. 한국 사회에서는 탈모 치료를 부끄러워하거나 병원 방문을 꺼리는 경향이 있어,

병원을 찾기 전에 평균적으로 4회 이상 스스로 자가 치료를 시도하는 것으로 나타났습니다. 이는 다른 나라보다 높은 수치이며 탈모 치료에 대한 사회적 인식이 아직 폐쇄적이라는 것을 보여줍니다. 따라서 병원은 환자들이 편안하게 방문할 수 있도록 문턱을 낮추고, 탈모 치료를 보다 자연스럽고 긍정적으로 받아들일 수 있는 환경을 만들어야 합니다.

둘째로, 신뢰할 수 있고 접근하기 쉬운 정보를 적극적으로 제공해야 합니다. 잘못된 정보나 편견이 많기 때문에 병원들이 나서서 검증된 탈모 치료 정보와 효과적인 관리 방법을 환자들이 쉽게 접할 수 있도록 해야 합니다. 이는 환자들이 잘못된 치료법으로 시간과 비용을 낭비하지 않고, 혼란 없이 본인에게 가장 효과적인 치료를 선택할 수 있도록 돕는 길입니다.

마지막으로, 환자 개인별 맞춤형 치료 프로그램을 개발해야 합니다. 환자마다 탈모의 상태나 진행 속도가 다르기 때문에 일괄적인 치료를 권유하는 것이 아니라, 환자의 상태와 필요에 따라 약물 치료, 병원 내 관리 프로그램, 모발이식 등을 적절히 조합한 종합적이고 장기적인 치료 계획을 수립하는 것이 중요합니다. 이러한 맞춤형 접근은 치료의 만족도를 높일 뿐 아니라 환자의 삶의 질을 실질적으로 향상시키는 데 크게 기여할 것입니다.

탈모 치료나 모발이식이 비용이 고가라는 인식이 있습니다. 비용 대비 만족도는 어떤가요?

모발이식이나 탈모 치료가 비용 측면에서 부담스럽다고 느껴질 수는 있지만, 실제로는 비용 대비 만족도가 매우 높은 치료입니다. 특히 탈모는 단순히 외모 문제로 끝나지 않고 자신감이나 사회생활 전반에 큰 영향을 미치기 때문에 치료 후 환자들이 느끼는 심리적 만족감과 삶의 질 향상은 상당히 큽니다. 많은 환자들이 비용 이상의 가치를 얻었다고 평가합니다.

장기적으로 보면 탈모 치료는 오히려 경제적입니다. 효과가 불확실한 탈모 샴푸나 영양제, 민간요법에 꾸준히 돈을 쓰다가 결국 치료를 선택하게 되는 경우가 많습니다. 이 과정에서 소모되는 시간과 비용을 생각하면 초기에 확실한 치료를 선택해 탈모 진행을 막는 것이 훨씬 효율적이고 경제적인 선택입니다.

또한 환자 개개인의 상태와 예산에 따라 비용 조절이 가능합니다. 탈모 초기 단계에는 약물 치료나 병원 내 간단한 관리 프로그램으로 비교적 저렴하게 관리할 수 있으며, 모발이식의 경우에도 환자의 상태와 예산에 맞춰 다양한 경제적인 옵션을 선택할 수 있습니다.

앞으로 모발이식과 탈모 치료 분야가 어떤 방향으로 발전할 것으로 예상하시나요?

모발이식과 탈모 치료 분야는 앞으로 기술의 발전과 개인 맞춤형 치료를 중심으로 더욱 빠르게 성장할 것으로 예상됩니다. 특히 더욱 정교한 기술들이 도입되고 치료 접근성이 개선되면서 치료 효과와 환자들의 만족도 역시 높아질 것으로 보입니다.

먼저 AI와 로봇 기술을 활용한 정밀 모발이식이 본격적으로 확대될 것입니다. 현재도 일부 병원에서는 로봇을 이용한 비절개 모발이식(FUE)을 도입하고 있지만, 앞으로는 AI가 환자의 공여부 상태를 정밀하게 분석하고 모낭의 생착률까지 미리 예측하여 가장 효과적인 이식 위치와 밀도를 설계하게 됩니다. 여기에 로봇이 더욱 섬세하고 정교하게 시술을 수행하면서 기존보다 훨씬 자연스럽고 만족스러운 결과를 얻을 수 있는 시대가 열릴 것으로 기대됩니다.

비수술적 탈모 치료 기술 역시 지속적으로 발전할 것으로 보입니다. 현재 널리 쓰이는 약물 치료(미녹시딜, 피나스테리드 등)를 넘어 더욱 혁신적인 치료제와 기술이 등장할 가능성이 높습니다. 특히 줄기세포 치료, 유전자 치료, 세포 재생 치료 등의 연구가 이미 활발히 진행 중이며, 머지않아 손상된 모낭을 직접 재생시키는 기술들이 상용화될 것으로 예상됩니다. 또한 현재 사용되고 있는 저준위 레이저 치료(LLLT)나 PRP·메조테라피 같은 모낭주사 요법도 더욱 효과적이고 정교한 방식으로 발전하여 모발이식과 함께 탈모 치료의 핵심적인 방법으로 자리 잡을 것입니다.

더 나아가 환자 맞춤형 치료 프로그램이 더욱 세분화되고 발전할 것입니다. 탈모는 환자 개개인의 유전적 특성, 탈모 진행 속도, 두피 및 모발 상태에 따라 양상이 매우 다양하기 때문에 약물 치료·병원 내 관리 프로그램·모발이식 등을 환자 상태에 맞춰 최적으로 결합한 개인 맞춤형 통합 치료 프로그램이 더욱 보편화될 것입니다. 이를 통해 환자들이 자신의 상태에 꼭 맞는 치료를 받을 수 있게 되어 만족도와 치료 효과가 크게 높아질 것입니다.

마지막으로, 탈모 치료의 대중화와 접근성 향상도 중요한 흐름이 될 것입니다. 최근에는 탈모를 고민하는 연령대가 점점 낮아지고 있는 만큼 조기에 예방하고 관리하는 추세가 자리 잡을 것입니다. 병원의 온라인 상담 시스템과 원격 진료 서비스, 가정에서도 손쉽게 사용할 수 있는 개인용 탈모 치료기기의 보급이 확대되면서 누구나 쉽게 탈모 치료를 받을 수 있는 환경이 마련될 것입니다. 또한 모발이식과 탈모 치료 비용도 점차 합리적인 수준으로 조정되어 많은 사람들이 경제적 부담 없이 치료를 선택할 수 있을 것으로 기대됩니다.

결론적으로, 앞으로 모발이식과 탈모 치료 분야는 더 정교한 기술과 개인 맞춤형 치료로 진화하면서 접근성 또한 크게 개선될 것입니다. 장기적으로는 탈모 예방 수준을 넘어 손상된 모낭을 재생시키고 모발 자체를 복원하는 혁신적인 시대가 열릴 가능성이 매우 큽니다.